Bender

Körperpflegekunde

Sabine Bender

Körperpflegekunde

von Sabine Bender, Seeheim-Jugenheim

4., überarbeitete und erweiterte Auflage

Mit 56 Abbildungen und 6 Tabellen

Wissenschaftliche
Verlagsgesellschaft
Stuttgart

Anschrift der Autorin

Sabine Bender
Schloßstr. 9C
64342 Seeheim-Jugenheim

Alle Angaben in diesem Buch wurden sorgfältig geprüft. Dennoch können die Autorin und der Verlag keine Gewähr für deren Richtigkeit übernehmen.

Bibliografische Information der Deutschen Nationalbibliothek
Die Deutsche Nationalbibliothek verzeichnet diese Publikation in der Deutschen Nationalbibliografie; detaillierte bibliografische Daten sind im Internet unter http://dnb.d-nb.de abrufbar.

4., überarbeitete und erweiterte Auflage 2014
ISBN 978-3-8047-3170-7 (Print)
ISBN 978-3-8047-3321-3 (E-Book, PDF)

Birkenwaldstraße 44, 70191 Stuttgart
www.wissenschaftliche-verlagsgesellschaft.de
Printed in Germany

Satz: abavo GmbH, Buchloe
Druck und Bindung: AZ Druck- und Datentechnik GmbH, Berlin
Umschlagabbildung: Jecek Chabraszewski – fotolia.com
Umschlaggestaltung: deblik, Berlin

Vorwort

Der rasant wachsende Kosmetikmarkt hat sich inzwischen fest in den Apotheken etabliert. Zu Recht, denn was ist Kosmetik ohne qualifizierte Beratung? Gerade PTA und Apotheker sind aufgrund ihrer Kenntnisse auf den Gebieten der Anatomie, Physiologie, Pharmakologie und Galenik prädestiniert, sich auf hohem Niveau mit dem Thema Körperpflege und Kosmetik auseinander zu setzen. Mit der neuen Ausbildungs- und Prüfungsordnung für Pharmazeutisch-Technische Assistenten, die 1998 in Kraft trat, wurde dieser Entwicklung Rechnung getragen und das Fach Körperpflegekunde an den PTA-Schulen eingeführt. Die Schüler haben das Fach mit großem Interesse angenommen. Es ermöglicht ihnen später ein praxisorientiertes Arbeiten.

Dieses Buch soll dazu beitragen, Kenntnisse auf allen Gebieten der Körperpflege zu vermitteln. Hierzu zählen neben der Anatomie der Haut und ihrer Anhangsgebilde sowie der Galenik von Kosmetika vor allem die Wirkungen, aber auch die Risiken von Wirk- und Hilfsstoffen. Ergänzt wird dies durch die Besprechung einiger ausgewählter Erkrankungen an Haut, Haaren und Nägeln sowie deren Therapie. Da diese Beschwerden sowohl medizinisch als auch kosmetisch behandelt werden können, sind die Kenntnisse für die Selbstmedikation von großer Bedeutung. Dabei richtet sich das Buch nicht nur an PTA-Schüler, sondern ist auch als Nachschlagewerk für PTA und Apotheker in der Praxis konzipiert.

Selbstverständlich sind in der Neuauflage zahlreiche neue Erkenntnisse der Körperpflegekunde und Kosmetik enthalten. Neu aufgenommen wurden die Hauterkrankung Rosazea sowie die Couperose. Erweitert wurde das Kapitel der Anti-Aging-Wirkstoffe. Zur schnelleren Umsetzung im Beratungsgespräch wurden jetzt gut sichtbare Kästen mit Praxistipps integriert. Für eine einfache Orientierung ist wie auch in den vorangegangenen Auflagen eine Übersicht mit Kurzbeschreibung der gebräuchlichsten Kosmetikinhaltsstoffe sortiert nach ihren INCI-Bezeichnungen enthalten.

Mein Dank gilt den Kosmetikherstellern für die Unterstützung mit Informationsmaterial und für die Überlassung von Abbildungen. Hervorheben möchte ich die stets nette und konstruktive Zusammenarbeit mit dem Lektorat Pharmazie der Wissenschaftlichen Verlagsgesellschaft Stuttgart, insbesondere bedanke ich mich bei Frau Kähny, Herrn Dr. Kersebohm und Herrn Dr. Scholz. Dank gebührt ebenso meiner Familie, den Kollegen aus Schule, Verlag und Apotheke für ihre Hinweise und Anregungen.

Seeheim-Jugenheim, im Sommer 2014 — Sabine Bender

Inhaltsverzeichnis

Abkürzungsverzeichnis

AHA	*alpha*-Hydroxy-Säure
AMG	Arzneimittelgesetz
BDIH	Bundesverband Deutscher Industrie- und Handelsunternehmen für Arzneimittel, Reformwaren, Nahrungsergänzungsmittel und Körperpflegemittel e. V.
CI-Nummer	Colour-Index-Nummer
COLIPA	Dachverband der deutschen Kosmetik- und Parfümindustrie
DAAB	Deutscher Allergie- und Asthmabund
CTFA	Cosmetic, Toiletry and Fragrance Association
DEET	Diethyltoluamid
DGZMK	Deutsche Gesellschaft für Zahn-, Mund- und Kieferheilkunde
DIN	Deutsche Industrie-Norm
DANN	Desoxyribonucleinsäure
DOPA	Dihydroxyphenylalanin
ECARF	Europäische Stiftung für Allergieforschung
EDTA	Ethylendiamintetraessigsäure
FCKW	Fluor-Chlor-Kohlenwasserstoff
FDA	Food And Drug Administration
FSME	Frühsommer-Meningo-Encephalitis
IgE	Immunglobulin E
INCI	International Nomenclature of Cosmetic Ingredients
I. P.	Indice Protection = LSF
IR	Infrarot
LSF	Lichtschutzfaktor
LUV	große unilamellare Vesikel
MED	minimale Erythemdosis
MLV	multilamellare Vesikel
MVV	multivesikulare Vesikel
Nm	Nanometer
O/W	Öl in Wasser (lipophile Phase in hydrophiler Phase)
PCA	Pyrrolidoncarbonsäure
PEG	Polyethylenglycol
PHB-Ester	para-Hydroxybenzoesäureester
POE	Polyoxyethylen = Polyethylenglycol
Ppm	parts per million
PVM/MA-Copolymer	Polyvinylmethylether/Maleinsäureanhydrid-Copolymer
SPF	sun protecting factor = LSF
SUV	kleine unilamellare Vesikel
Syndet	synthetisches Detergens
TEWL	transepidermal water loss
TTS	transdermales therapeutisches System

UV	unilamellare Vesikel; ultraviolett
UV-Strahlung	ultraviolette Strahlung
UVA	UV-Licht, Wellenlänge 320–400 nm
UVA_1	UV-Licht, Wellenlänge 340–400 nm
UVA_2	UV-Licht, Wellenlänge 320–340 nm
UVB	UV-Licht, Wellenlänge 280–320 nm
UVC	UV-Licht, Wellenlänge 100–280 nm
W/O	Wasser in Öl (hydrophile Phase in lipophiler Phase)
WAS	waschaktive Substanzen

1 Die Haut

1.1 Bedeutung der Haut für den Menschen

Die Haut als äußere Hülle unseres Körpers ist das Organ, das unsere Mitmenschen von uns wahrnehmen. Deshalb soll die Haut stets sommerlich frisch, jugendlich straff und ebenmäßig aussehen und das möglichst ein Leben lang. Noch zu Beginn des 20. Jahrhunderts galt die blasse, ungebräunte Haut als vornehm. Zivilisierte Damen verbargen ihre Haut unter einem Sonnenschirm, denn gebräunte Haut trug den Makel der körperlichen Feldarbeit. Auch heute noch ist die Hautfarbe ein Statussymbol. Noch immer ist sonnenbraun gefragt. Gebräunte Menschen vermitteln den Eindruck von Fitness und Gesundheit. Darüber hinaus spiegelt die Haut den Gesundheitszustand anderer Organe und des gesamten Organismus wider. Auch psychische Einflüsse wie Freude oder Trauer zeichnen sich insbesondere an der Gesichtshaut ab, weshalb man von der Haut auch als „Spiegelbild der Seele“ spricht.

Die Haut stellt bezüglich Fläche und Gewicht das größte Organ des Menschen dar. Ein normal gewichtiger Erwachsener besitzt etwa 1,5 bis 2 m^2 Haut, was einem Gewicht von ungefähr 10 bis 15 kg entspricht. Damit entfallen etwa 15 % des gesamten Körpergewichts auf die Haut.

1.2 Aufgaben der Haut

Unsere Haut hat eine Vielzahl von Aufgaben zu erfüllen (○ Abb. 1.1), wobei aus Sicht der Körperpflege neben dem Aussehen der Haut die Schutzfunktion am wichtigsten ist:

Schutzfunktion: Die Haut schützt den gesamten Organismus gegen Einflüsse mechanischer, physikalischer oder chemischer Art, nicht zuletzt auch gegen das Eindringen von Mikroorganismen. Andauernde mechanische Belastungen, wie Druck oder Stoß, führen genau wie UV-Strahlung zu einer Verdickung der Hornschicht. Es entsteht eine Schwiele. Stöße werden außerdem durch das Unterhautfett und die Elastizität der Lederhaut aufgefangen. Der Hydrolipidfilm oder Säureschutzmantel der Haut (▸ Kap. 1.4.3) wirkt als Puffer und ist in der Lage nach Kontakt mit schwachen Säuren oder Laugen schnell wieder die ursprünglichen Verhältnisse von pH 5,4 bis 5,9 herzustellen. So ist im Normalfall

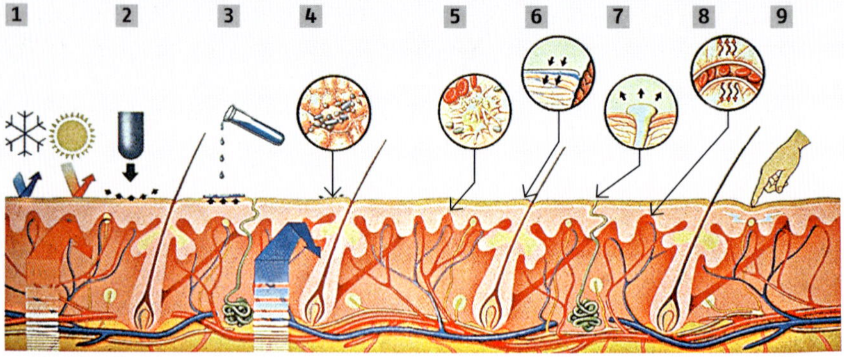

1 Schutz vor Kälte, Hitze, Strahlung
2 Schutz vor Druck, Stoß, Reibung
3 Schutz vor Chemikalien
4 Schutz vor Keimen
5 Wehrt Mikroorganismen ab
6 Nimmt Wirkstoffe auf
7 Scheidet Schweiß ab und kühlt die Körperoberfläche
8 Beeinflußt die Durchblutung und reguliert die Körpertemperatur
9 Empfindet als Sinnesorgan Druck, Temperatur und Schmerz

Abb. 1.1 Aufgaben der Haut (Beiersdorf AG Hamburg)

bereits eine Stunde nach dem Waschen mit alkalischen Seifenlösungen der physiologische pH-Wert wieder erreicht. Man spricht von **Alkalineutralisationsfähigkeit** der Haut. Diese ist bei älteren Menschen und Kleinkindern verringert. Starke Laugen schädigen die Haut generell schwerer als starke Säuren, weshalb Laugenverätzungen tiefere und langsamer heilende Wunden hinterlassen. Organische Lösungsmittel lösen Lipide aus der interzellulären Kittsubstanz heraus, wodurch diese brüchig wird.

Auch gegen mikrobielle Schädigungen bietet der Hydrolipidfilm Schutz. Unter den Bedingungen des schwach sauren pH-Wertes der gesunden Haut finden physiologische Hautoberflächenkeime optimale Lebensbedingungen vor. Eine gesunde Hautflora ist in der Lage das Wachstum von pathogenen Mikroorganismen zu hemmen und damit ihr Eindringen in die Haut zu verhindern. Sogenannte „physiologische Lücken" im Säureschutzmantel gibt es durch die größere Zahl an apokrinen Schweißdrüsen (▸ Kap. 1.4.2) im Genital- und Analbereich sowie in den Achselhöhlen. Hier liegt der pH-Wert mit 6,5 zwar immer noch im sauren Bereich, dennoch sind diese Regionen stärker infektionsgefährdet. Ähnliche Zustände erhöhen die Infektionsgefahr auch an Stellen, wo Haut auf Haut zu liegen kommt, den sog. intertriginösen Bereichen, wie beispielsweise zwischen den Zehen.

Wärmeregulation: Die Haut ist maßgeblich an der Regulierung der Körperwärme beteiligt. Bei hohen Außentemperaturen reagiert die Haut mit einer Erweiterung der Kapillaren, wodurch Körperwärme nach außen geführt wird. Ein besonders wirksamer Schutz vor Überhitzung ist das Schwitzen. Die zur Verdunstung des Schweißes benötigte Energie wird dem Körper entzogen und kühlt die Haut ab. Kann der Schweiß nicht verdunsten, so kommt es zum Wärmestau. So sind beispielsweise Todesfälle bei mit Goldfarbe überzogenen Menschen (Sklaven im antiken Rom) auf einen solchen Wärmestau zurückzuführen. Bei niedrigen Außentemperaturen zieht sich die Haut zusammen um den Wärmeverlust durch Verringerung der Oberfläche zu minimieren. Es entsteht die „Gänsehaut". Zunächst erweitern sich die Kapillaren, damit mehr Blut die Haut erwärmen kann. Die Haut rötet sich. Bei größerer Kälte verengen sich die Gefäße. So kann wenigstens die innere Körperwärme erhalten werden. Erkennbar ist dies an blasser Haut und bläulich verfärbten Lippen.

Ausscheidungs- und Aufnahmefunktion: Die Haut ist in der Lage, zusammen mit anderen Organen, wie beispielsweise den Nieren, den Wasserhaushalt zu regulieren. Einerseits verhindert die Barriere in der Epidermis einen zu großen Flüssigkeitsverlust (▸ Kap. 1.3.1), andererseits kann durch Schwitzen gezielt Wasser abgegeben werden. Außer Wasser werden über den Schweiß auch Salze und organische Verbindungen, wie z. B. Fettsäuren, ausgeschieden. Die Aufnahme von Stoffen über die Haut; ist begrenzt, da die primäre Aufgabe der Haut der Schutz des Organismus vor eindringenden Substanzen ist. Allerdings vermögen die meisten Stoffe wenigstens in geringen Umfang in die Haut ein- bzw. durch sie hindurch zu dringen. Im pharmazeutischen Bereich macht man sich das in Form von transdermalen therapeutischen System (TTS) zunutze. Die Hautatmung, also die Aufnahme von Sauerstoff und die Abgabe von Kohlendioxid über die Haut, spielt nur eine untergeordnete Rolle. Etwa 1 bis 2 % des Gesamtsauerstoffbedarfs werden über die Haut aufgenommen.

Sinnesfunktion: Als Kontaktorgan ist die Haut in der Lage Tast-, Temperatur- und Schmerzempfindungen wahrzunehmen. Die Reflexe, die als Gegenreaktion auf einen entsprechenden Schmerz- oder Temperaturreiz folgen, sind wichtige Schutzmechanismen. Für diese Fähigkeiten besitzt die Haut eine Reihe von unterschiedlich aufgebauten freien Nervenendigungen, die als Rezeptoren dienen. Besonders viele Rezeptoren für Tastreize, die sog. Tastkörperchen, findet man in der Haut der Fingerspitzen und der Lippen.

1.3 Aufbau der Haut

Unter der Lupe erscheinen dreieckige und viereckige Felder, die durch Furchen voneinander getrennt sind. Man spricht vom Hautrelief der **Felderhaut** (○ Abb. 1.2). An den Kreuzungspunkten der Längs- und Querfurchen erkennt man Hauteinstülpungen, die Poren. Aus manchen Poren wächst ein Haar, andere sind Ausgänge einer Drüse. Die Handinnenflächen und hier besonders die Fingerspitzen sowie die Fußsohlen weisen eine Besonderheit auf. Überwiegend parallel verlaufende Leisten und Furchen bilden ein Muster aus Linien, Schleifen und Wirbeln. Durch diese **Leistenhaut** wird die Haut rau und griffig. Das Muster ist für jeden einzelnen Menschen charakteristisch und im Erbgut festgelegt.

Die menschliche Haut (○ Abb. 1.3) ist aufgebaut aus:

- **Epidermis** (Oberhaut),
- **Korium** oder **Dermis** (Lederhaut),
- **Subcutis** (Unterhaut, Unterhautfettgewebe).

Epidermis und Korium werden zusammen als Cutis bezeichnet.

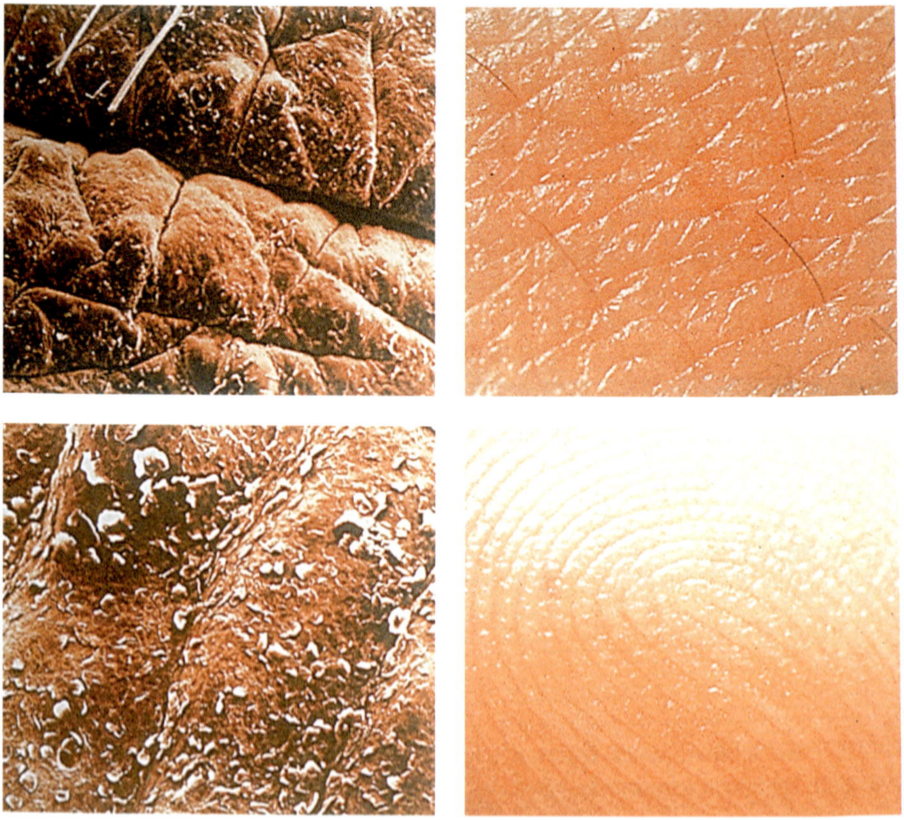

Abb. 1.2 Felderhaut und Leistenhaut (Beiersdorf AG Hamburg)

1.3.1 Epidermis

Die äußerste Schicht der Haut, die Epidermis, erneuert sich innerhalb von etwa 28 Tagen ständig vom Körperinneren her. Neue Zellen, die sog. Keratinozyten, die in der Basalzellenschicht gebildet werden, durchwandern alle Schichten und werden schließlich an der Körperoberfläche abgestoßen. Die Epidermis hat eine Dicke von 0,5 bis 5 mm, wobei sie an mechanisch besonders beanspruchten Stellen am stärksten ausgebildet ist. Von innen nach außen werden histologisch folgende Epidermisschichten unterschieden (Abb. 1.4):

Basalzellenschicht (Stratum basale): Diese einlagige, sehr wasserreiche Zellschicht grenzt die Epidermis gegen die Lederhaut ab. Jede Basalzelle teilt sich durch Mitose in zwei gleichwertige Tochterzellen, von denen eine in Richtung Körperoberfläche wandert bzw. durch nachfolgende Zellen nach oben gedrückt wird. Die andere Tochterzelle bleibt in der Basalzellenschicht und teilt sich erneut. Die Zellteilungsaktivität der Basalzellen wird durch Gewebshormone, sog. Chalone, gesteuert.

Stachelzellenschicht (Stratum spinosum): Auf ihrem Weg zur Körperoberfläche verlieren die Zellen Wasser und schrumpfen. Zwischen den Zellen entstehen mit Gewebsflüssigkeit gefüllte Zwischenräume, die in der Stachelzellenschicht durch stachelartige Fortsätze überbrückt werden. Es entsteht ein feines Befestigungssystem, das auf Zug oder Druck elastisch nachgeben kann.

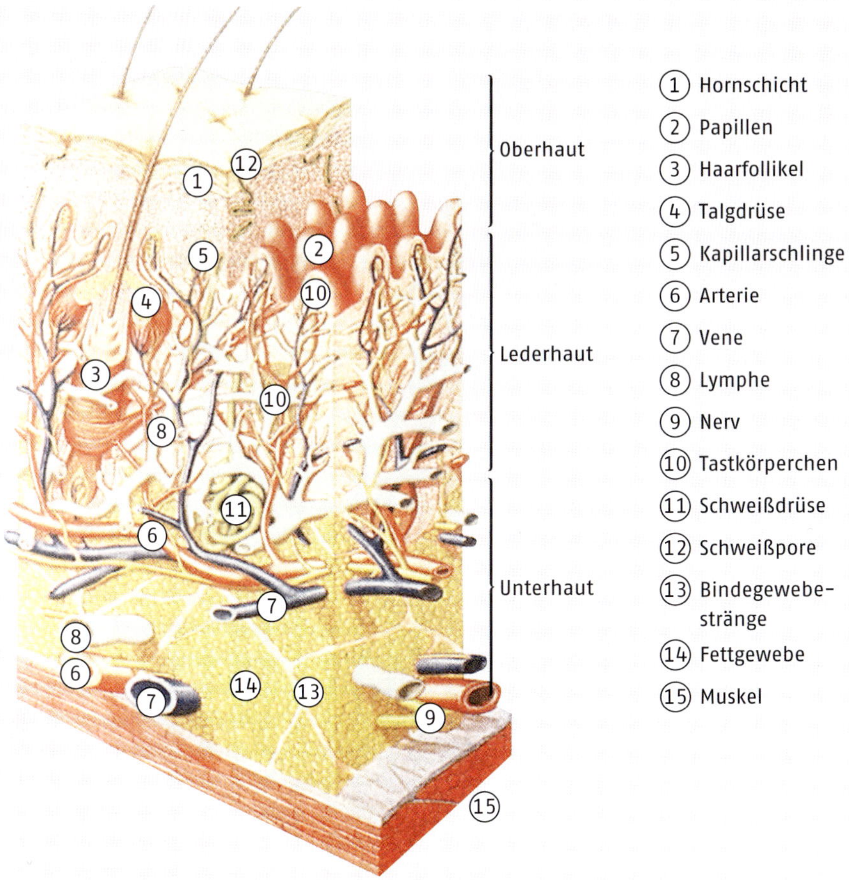

Abb. 1.3 Aufbau der Haut (Beiersdorf AG Hamburg)

Basalzellenschicht und Stachelzellenschicht werden als **Keimschicht (Stratum germinativum)** bezeichnet.

Körnerzellenschicht (Stratum granulosum): Die Zellen flachen durch den Druck nach außen ab und beginnen zu verhornen. Vorstufen von **Keratin**, der Hornsubstanz, werden als körnige Einlagerungen sichtbar.

Leucht- oder Glanzschicht (Stratum lucidum): Zellstrukturen sind in der Leuchtschicht kaum noch zu erkennen, ebenso geht der Zusammenhalt der einzelnen Zellen immer mehr verloren. Aus den körnigen Einlagerungen bildet sich eine ölige Substanz, die in der Lage ist, Licht zu reflektieren.

Hornschicht (Stratum corneum): In der äußersten Schicht der Epidermis ist der Verhornungsprozess abgeschlossen. Die Hornsubstanz, das Keratin, ist ein Protein mit einer sehr hohen chemischen Beständigkeit. Im unteren Teil der Hornschicht (**Pars compacta**) sind die flachen Hornschüppchen noch mit den Nachbarzellen verzahnt. Die Interzellularräume sind durch Hornschichtlipide, die sog. Kittsubstanz, verschlossen. Einen guten

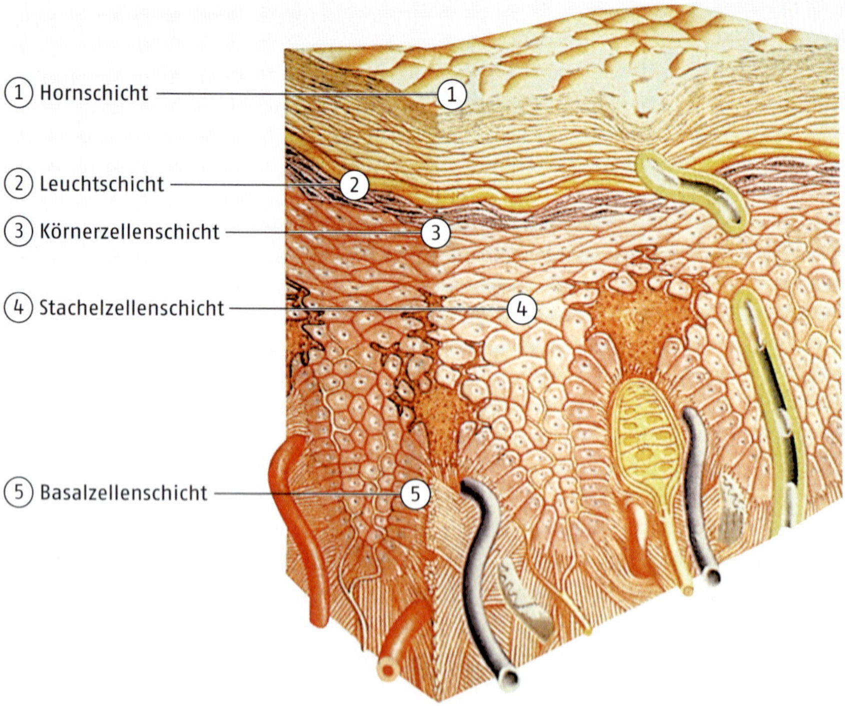

Abb. 1.4 Schnitt durch die Epidermis (Beiersdorf AG Hamburg)

Vergleich für den Aufbau bietet das Ziegelstein-Mörtel-Modell. Danach kann man sich die toten Hornzellen als Ziegelsteine und die interzellulären Lipide als Mörtel vorstellen (Abb. 1.5). Die Hornschichtlipide bestehen im Wesentlichen aus vier Bestandteilen. Dies sind Fettsäuren, Triglyceride, Ceramide und Cholesterin. Gemeinsam bilden sie ein lamellares Lipidsystem. In Richtung Körperoberfläche wird diese Kittsubstanz immer brüchiger und die Zellen verlieren den Zusammenhalt (**Pars disjuncta**). Täglich werden einzelne Zellen losgelöst und unbemerkt abgeschilfert. Sichtbare Schuppen entstehen erst bei der krankhaften Abstoßung größerer Zellaggregate, die aus mindestens 500 bis 1000 Zellen bestehen. Die Hornschicht besitzt eine Dicke von durchschnittlich 0,01 bis 0,03 mm, kann jedoch durch mechanische Beanspruchung sowie UV-Strahlung **Schwielen** bilden und dann wesentlich höhere Werte erreichen.

Die Grenzzone von lebenden Epidermisschichten zu absterbenden Hornzellen nennt man **Reinsche Barriere**. Es handelt sich nicht um eine starre Grenze, sondern um einen dynamischen Bereich. Während vom Hautinneren her immer wieder neue Hautschichten in die Barrierezone eintreten, gelangen verhornte, abgestorbene Zellen hinaus in Richtung Körperoberfläche. Innerhalb der Barriere sind die Zellen am dichtesten gepackt, wobei die Hornschichtlipide die Zellzwischenräume lückenlos auskleiden. Mit pH 4,5 bis 5,5 liegt hier der niedrigste pH-Wert aller Hautschichten vor. Richtung Körperoberfläche ist die Barriere positiv, nach innen negativ aufgeladen. Durch die genannten Eigenschaften ist die Barriere in der Lage, die Penetration und Resorption von Stoffen durch die

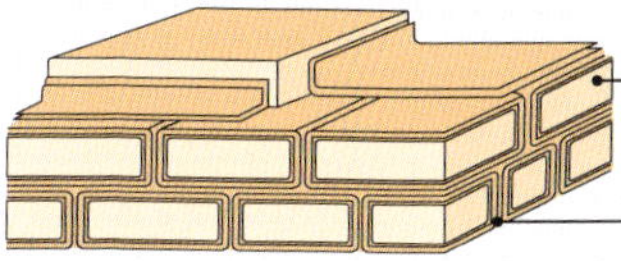

Abb. 1.5 Ziegelstein-Mörtel-Modell

Haut zu begrenzen. Vor allem das Wasserbindevermögen und die Wasserdurchlässigkeit der Haut werden von der Barriere bestimmt. Wird der pH-Wert auf Werte > 6,0 oder < 4,5 verändert, so lösen sich die geordneten Strukturen der Hornschichtlipide auf und die Barrierefunktion wird gestört.

1.3.2 Korium

Die Lederhaut, die nach innen durch die Basalmembran von der Epidermis getrennt wird, besteht überwiegend aus festem Bindegewebe (Abb. 1.6). Hauptbestandteil dieses Bindegewebes sind zu etwa 70 % **Kollagenfasern,** dicke, wellig verflochtene Faserbündel, die sich durch hohe Reißfestigkeit auszeichnen. Das Kollagenmolekül ist ein Skleroprotein und besteht aus drei Polypeptidketten, die schraubenförmig miteinander verdreht sind. Zwischen den Kollagenfasern befinden sich elastische Fasern, die nach einer Dehnung schnell wieder ihre ursprüngliche Form einnehmen. Durch Überdehnung reißen sie, eine Nachbildung ist nicht möglich. Die **elastischen Fasern** bestehen zum größten Teil aus dem Skleroprotein **Elastin.** Dazwischen befinden sich zahlreiche Blutgefäße, Lymphgefäße und Nerven. Eine der Hauptaufgaben der Lederhaut ist die Versorgung der gefäßlosen Epidermis mit Nährstoffen. Die Anhangsorgane der Haut, also Haare, Nägel und Drüsen, haben ihren Ursprung in der Lederhaut. Die Lederhaut wird in zwei Schichten gegliedert:

Papillarschicht (Stratum papillare): Die oberste Schicht der Lederhaut lässt im Schnitt eine wellenförmige Trennlinie an der Grenze zur Epidermis erkennen. Durch diese zapfenförmigen **Lederhautpapillen,** die in Vertiefungen der Epidermis ragen, vergrößert sich die Kontaktfläche zwischen Epidermis und Lederhaut. Das ermöglicht zum einen den notwendigen Stoffaustausch, zum anderen erhöht es den Zusammenhalt zwischen

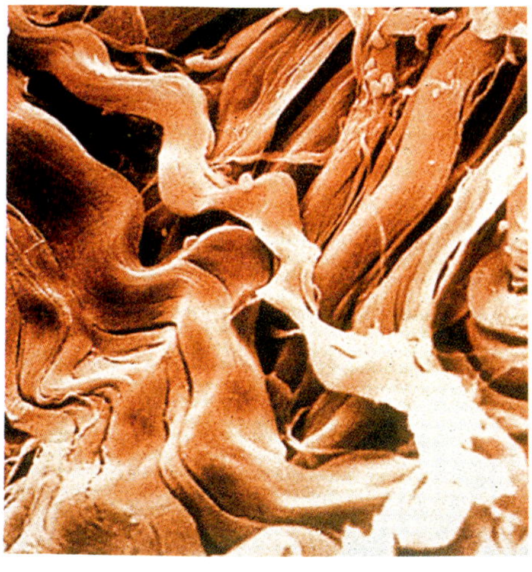

Abb. 1.6 Fasergeflecht der Lederhaut – elektronenmikroskopische Darstellung (Beiersdorf AG Hamburg)

1

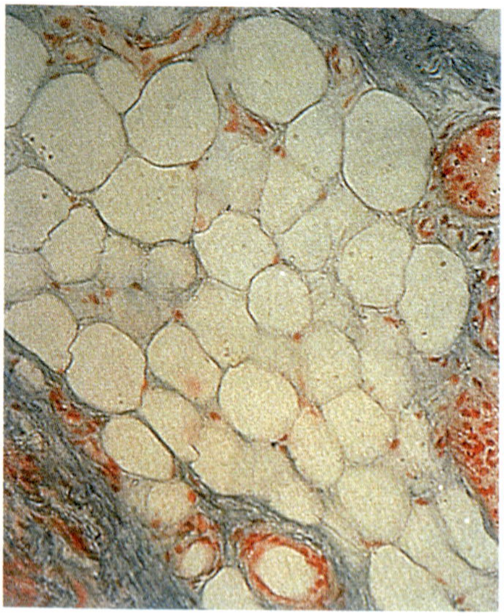

Abb. 1.7 Fettzellen in der Subcutis – lichtmikroskopische Darstellung (Beiersdorf AG Hamburg)

den beiden Hautschichten. Höhe und Anzahl der Lederhautpapillen variieren deutlich. Während an mechanisch beanspruchten Stellen, wie Handinnenflächen und Fußsohlen, sehr hohe Papillen zu finden sind, sind sie beispielsweise an den Augenlidern sehr flach.

Reticular- oder Geflechtsschicht (Stratum reticulare): Zum Körperinneren hin geht die Papillarschicht allmählich in die Reticularschicht über. Der Aufbau der beiden Schichten ist ähnlich, jedoch sind hier die Fasern gröber als im Stratum papillare. Die Zwischenräume enthalten eine Matrix von gelartiger Konsistenz, die durch einen hohen Gehalt an Glukosaminoglykanen, wie z. B. Hyaluronsäure, ein hohes Wasserbindevermögen aufweist.

1.3.3 Subcutis

Die Unterhaut ist ein lockeres, mit Fettgewebe und Fasern durchzogenes Bindegewebe. Das mehr oder weniger reichlich vorhandene Fettgewebe ist in Form von traubenförmig zusammengeschlossenen Fettzellen eingelagert (Abb. 1.7). Das subcutane Fettgewebe dient vor allem dem Kälteschutz und stellt einen Energiespeicher (Depotfett) dar. Darüber hinaus werden auch darunterliegende Organe vor Stößen geschützt. Die Ausprägung des Unterhautfettgewebes an den verschiedenen Körperstellen hängt nicht nur von Ernährung und Energiebedarf ab, sondern wird auch hormonell gesteuert. So sind die typischen geschlechtsspezifischen Körperformen zu erklären. Durch Übergewicht in der Kindheit wird eine größere Zahl dieser Fettzellen angelegt, wodurch eine Gewichtskontrolle das ganze restliche Leben erschwert wird. Die Fettzellen selbst können nicht mehr abgebaut werden, nur ihr Inhalt kann durch entsprechende Maßnahmen verringert werden. Größere Fettreserven in der Unterhaut erhöhen die Spannung der Haut, weshalb dicke Menschen häufig ein jünger erscheinendes Gesicht haben als schlanke. Vor allem nach strengen Reduktionsdiäten kann der Verlust des Unterhautfettes zur Hauterschlaffung führen.

1.4 Hautdrüsen

1.4.1 Ekkrine Schweißdrüsen

Die ekkrinen Schweißdrüsen (kleine Schweißdrüsen) sind unregelmäßig über den ganzen Körper verteilt (o Abb. 1.8). Von den etwa 2 Millionen Schweißdrüsen der menschlichen Haut findet man die meisten auf der Stirn, in den Achselhöhlen und an den Handflächen und Fußsohlen. An Armen und Beinen sind nur wenige zu finden, während beispielsweise die Lippen gar keine Schweißdrüsen besitzen. Ekkrine Schweißdrüsen entspringen mit einem stark verknäuelten Teil tief in der Lederhaut. Ihr korkenzieherartig geschlängelter Ausgang mündet frei in einer Schweißpore an der Hautoberfläche. Das in den Schweißdrüsen gebildete Sekret, der Schweiß, gelangt aus den Drüsenzellen in das Drüsenlumen und wird bei Bedarf nach außen abgesondert. Durch die beim Verdunsten des Schweißes entstehende Verdunstungskälte wird dem Körper Wärme entzogen, er kühlt ab. Bereits ohne diese an Schweißdrüsen gebundene Art der Sekretion erfolgt allein durch die Verdunstung von Flüssigkeit durch die Haut ständig ein unmerkbares Schwitzen. Dabei werden etwa 0,5 l Schweiß pro Tag abgegeben. Dieser Schweiß tritt nicht durch die Schweißdrüsen, sondern durch feinste Poren in der Hornschicht nach außen. Man bezeichnet die Diffusionsrate durch das Stratum corneum als transepidermalen Wasserverlust (**t**rans**e**pidermal **w**ater **l**oss, **TEWL**). Bei schweren körperlichen Arbeiten und hohen Temperaturen tritt zusätzlich Schweiß aus den Schweißdrüsen aus. So kann die Schweißmenge auf über 10 l pro Tag gesteigert werden. Zum merkbaren Schwitzen kann es auch aus emotionalen Gründen kommen. Frisch produzierter Schweiß ist normalerweise farb- und geruchlos. Erst durch bakterielle Zersetzung kommt es zu unangenehmen Geruchsveränderungen. Schweiß besteht zum größten Teil aus Wasser, darin gelöst findet man organische und anorganische Verbindungen. Der pH-Wert liegt bei 5 bis 6.

1.4.2 Apokrine Schweißdrüsen

Apokrine Schweißdrüsen (Duftdrüsen, große Schweißdrüsen) findet man in hoher Dichte im Anogenitalbereich, an den Brustwarzen und in den Achselhöhlen. Sie entspringen wie die ekkrinen Schweißdrüsen mit einem knäuelförmigen Teil in der Lederhaut, münden jedoch nicht frei an der Hautoberfläche, sondern besitzen eine gemeinsame

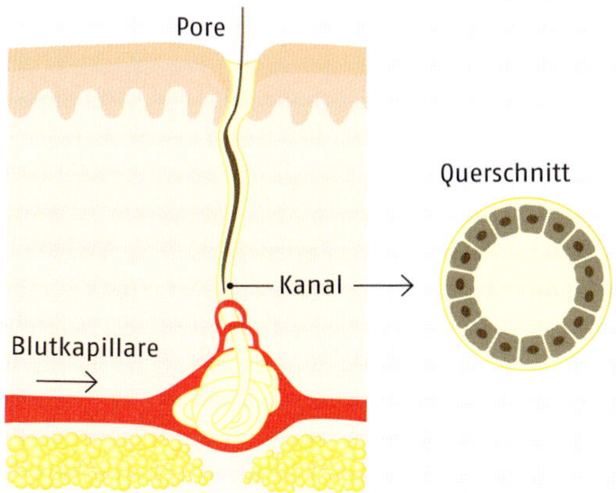

o **Abb. 1.8** Ekkrine Schweißdrüse (Fey, Otte 1997)

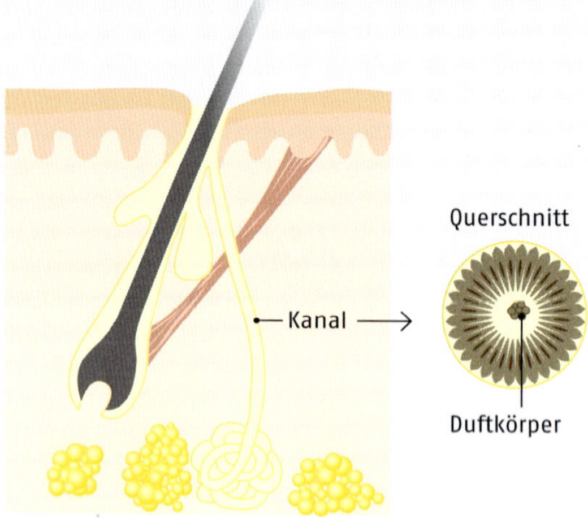

Abb. 1.9 Apokrine Schweißdrüse (Fey, Otte 1997)

Mündung mit Haaren und Talgdrüsen (Abb. 1.9). Das Lumen des Ausführungsganges ist größer als das der ekkrinen Schweißdrüsen. Der apokrine Schweiß sammelt sich nach der Produktion in den Drüsenzellen in einer Ausstülpung, die sich abschnürt und das Sekret freisetzt. Die Zusammensetzung des apokrinen Schweißes ist der des ekkrinen Schweißes ähnlich, jedoch ist auch ein hoher Anteil an organischen Substanzen, vor allem an fettartigen Bestandteilen und Zellfragmenten, enthalten. In frischem Zustand ist auch der apokrine Schweiß fast geruchlos, bestimmt aber den typischen Eigengeruch jedes Menschen. Durch den hohen Gehalt an organischen Verbindungen entstehen nach bakterieller Zersetzung kurzkettige Fettsäuren, wie Buttersäure, und der Schweiß „riecht". Erst mit einsetzender Pubertät werden die apokrinen Schweißdrüsen aktiv, weshalb bei Kindern der typische unangenehme Schweißgeruch fehlt. Mit Ende der Keimdrüsentätigkeit nimmt die Drüsensekretion wieder ab. Bereits die ausschließliche Lokalisation der apokrinen Schweißdrüsen an den Stellen der Geschlechtsmerkmale macht deutlich, dass sie wenig zur Wärmeregulation beitragen. Ihre eigentliche Funktion ist die Bildung von Pheromonen, die als Sexuallockstoffe dienen. Welche Rolle die Pheromone heute beim Menschen spielen, ist fraglich, da sie von Kleidung, Deos und Parfüm überdeckt werden.

1.4.3 Talgdrüsen

Talgdrüsen entwickeln sich immer aus Ausstülpungen der Haarfollikel (Abb. 1.10). Jeder Haarfollikel besitzt in der Regel mehrere Talgdrüsen, die rosettenartig um den Follikelkanal angesiedelt sind. Frei an der Hautoberfläche mündende Talgdrüsen findet man nur an Haut-Schleimhaut-Grenzen, beispielsweise an der Nase oder den Lippen. Die Sekretbildung bezeichnet man als holokrin, da bis auf eine Zellschicht die gesamte Drüsenzelle zu Sekret umgewandelt wird und dabei zugrunde geht. Nur die äußerste Lage der Drüsenzellen bleibt bestehen und bildet durch Zellteilung wieder neue Talgdrüsenzellen. Diese Tochterzellen werden in das Drüseninnere abgegeben. Es bilden sich Lipidtröpfchen im Cytoplasma, die nach und nach die ganze Zelle einnehmen. Die Zellen zerfallen und werden als **Talg** (Sebum) in den Follikelkanal abgegeben. Die durchschnittliche Talgabgabe aller Talgdrüsen eines Menschen liegt bei 1 bis 2 g pro Tag. Die höchste Talgdrüsendichte und die größten Talgdrüsen befinden sich beim Menschen im Gesicht und auf

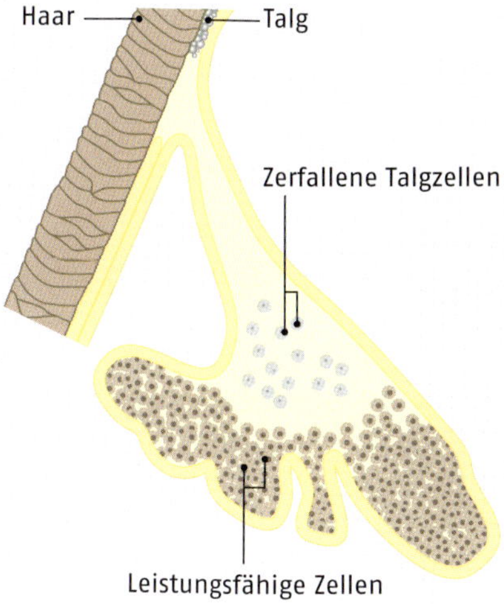

Abb. 1.10 Talgdrüse (Fey, Otte 1997)

der Kopfhaut. Hier wird dementsprechend die Hauptmenge an Talg produziert. Vor allem in der sog. T-Zone (Stirn und der Bereich zwischen Nase und Kinn) macht sich eine vermehrte oder verminderte Talgabsonderung bemerkbar. Wird zu viel Talg gebildet, ist die Haut fettig und man spricht von **Seborrhoe.** Ist die Talgsekretion vermindert, so ist die Haut trocken. Dieser Zustand wird als **Sebostase** bezeichnet. Je weiter die Talgdrüsen vom Kopf entfernt sind, umso kleiner sind sie und umso geringer ist ihre Anzahl. An den Handflächen und den Fußsohlen fehlen sie ganz. Die Talgproduktion wird unter anderem durch Sexualhormone gesteuert. Während Androgene die Talgproduktion anregen, wird sie durch Östrogene gehemmt.

Bei Hauttemperatur ist Talg ein flüssiges Fett, das in den Follikelöffnungen steht. Die Verteilung des Talges erfolgt nicht aktiv, sondern ausschließlich passiv, d. h. mechanisch durch Verwischen. Auch die Haare werden nicht von der Talgdrüse ihres eigenen Haarfollikels benetzt. Sie erhalten ihre Fettung durch Berührung mit benachbarten Follikelöffnungen. Aus Schweiß, Talg und Hornzellmasse entsteht eine Emulsion, die die gesamte Haut überzieht, geschmeidig hält und vor chemischen und mikrobiellen Einflüssen schützt. Diese Emulsion wird als **Hydrolipidfilm** oder **Säureschutzmantel** bezeichnet. Hauptbestandteil ist Talg, mit einem Anteil von über 90 %. Der physiologische pH-Wert der Haut liegt zwischen 5,4 und 5,9, gemessen am Unterarm. Ein Puffersystem, an dem im Wesentlichen Milchsäure und ihre Salze beteiligt sind, hält den pH-Wert bis zu einem gewissen Grad stabil.

1.5 Hautfarbe des Menschen

Die Hautfarbe des Menschen wird im Wesentlichen durch die Hautdicke und die Hautstruktur, die Durchblutung und den Gehalt an natürlichem Hautpigment, dem **Melanin,** bestimmt.

Zwischen den Basalzellen der Epidermis liegen einzelne Zellen mit langen Fortsätzen (Dendriten), die **Melanozyten** (Abb. 1.11). In ihrem Cytoplasma befinden sich kleine

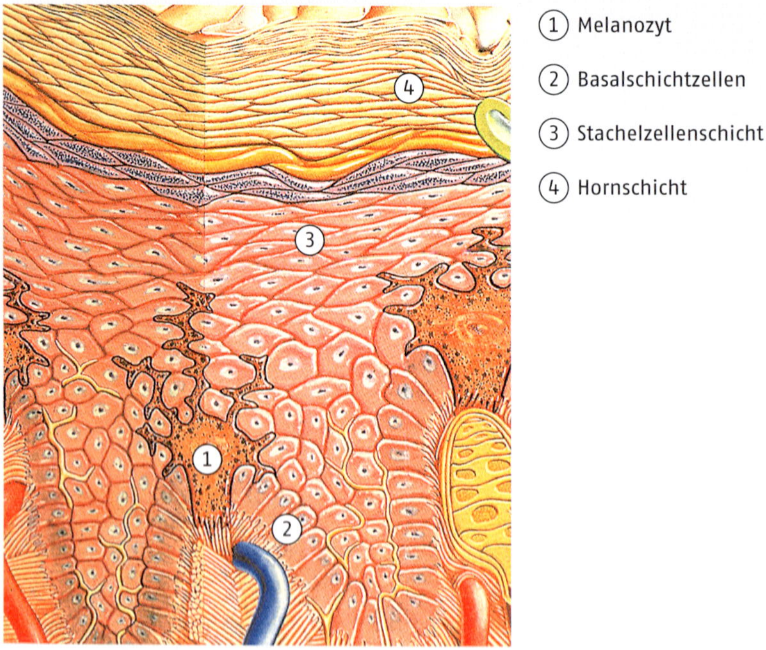

Abb. 1.11 Melanozyten in der Basalzellenschicht (Schmidt et al. 1991)

Einschlusskörperchen, in denen die Pigmentbildung stattfindet. Dabei wird aus farblosen Vorstufen, den **Prämelaninen,** durch entsprechende Stimulation, also beispielsweise UV-Strahlung, das ausgereifte Pigment Melanin. Die kleinen Pigmentkörnchen, die **Melanosomen,** werden über die Fortsätze der Melanozyten an die weiter oben gelegenen Zellen der Epidermis weitergegeben. Dort legt sich das Melanin kappenförmig um den Zellkern, um ihn, vergleichbar mit einem Helm, vor UV-Strahlung zu schützen. Die Epidermiszellen färben sich durch die Aufnahme der Pigmentkörnchen dunkel. Bei der Wanderung der Epidermiszellen an die Hautoberfläche wird das Melanin mittransportiert. Erst bei Erreichen der Hornschicht findet seine Zerstörung statt, sodass diese Schicht unpigmentiert ist. Nur bei Angehörigen des negroiden Hauttyps bleibt das Pigment auch in der Hornschicht erhalten.

Die Ausgangssubstanz für die Melaninsynthese ist die Aminosäure Tyrosin. Diese wird durch das Enzym Phenoloxidase (Tyrosinase) zu Dihydroxyphenylalanin (DOPA) oxidiert. Im weiteren Verlauf der Synthese entstehen DOPA-Chinon, DOPA-Chrom und Indolchinon. Die sich nun anschließenden Polymerisationen und Reaktionen mit verschiedenen Eiweißen sind noch nicht vollständig geklärt. Am Ende der Reaktionskette stehen die verschiedenen Melanine. Melanin ist keine einheitliche Substanz. Die verschiedenen Pigmente, deren chemische Struktur teilweise noch unbekannt ist, lassen sich zwei Gruppen zuordnen. Das schwarzbraune **Eumelanin**, das man bei stark pigmentierten Menschen findet, absorbiert UV-Strahlung sowie Infrarot-Strahlung und sichtbares Licht in großem Umfang, während das rötlichgelbe **Phäomelanin** der rötlichblonden Hauttypen nur schwach absorbiert. Die Fähigkeit, Infrarot-Strahlung und sichtbares Licht aufzunehmen, ermöglicht die Wärmeregulation bei Sonneneinstrahlung. Bei stark pigmentierten Farbigen wird auf diese Weise fast die gesamte Wärmeenergie aufgenommen und sofort wieder an die Umgebung abgegeben. Die schwächer pigmentierte Haut der Weißen ist dazu nicht in der Lage, sodass durch eine Erwärmung des Blutes in den Kapillaren der Lederhaut auch das Körperinnere erwärmt wird.

Nicht nur die Art des Melanins und seine Gesamtmenge, sondern auch die Verteilung der Pigmentkörnchen entscheiden über die Hautfarbe. Schwarze und weiße Menschen haben die gleiche Anzahl von Melanozyten, wobei sich die Melanozyten der Schwarzen durch eine höhere Melaninsyntheserate auszeichnen. Die größeren und gleichmäßiger verteilten Pigmentkörnchen der Schwarzen streuen die Lichtstrahlen in stärkerem Maße, was neben den genannten Faktoren ganz entscheidend zu der dunkleren Hautfarbe beiträgt.

1.6 Hautalterung

Spricht man von Hautalterung, so muss man zwei Arten des Alterns unterscheiden. Zum einen kennt man das **Zeitaltern** oder **Intrinsic Aging,** das nicht nur die Haut, sondern den gesamten Organismus betrifft. Als Ursache des Zeitalterns wird die Abnahme der Funktionsfähigkeit der Zellen und anderer Strukturen durch zunehmend fehlerhafte Informationsübertragungen angesehen. Die unterschiedlichen Organe altern genetisch festgelegt verschieden schnell. Das Zeitalter der Haut beginnt ab dem dritten Lebensjahrzehnt. Dieser Form des Alterns kann man, außer einer gesunden Lebensweise, nicht viel entgegensetzen.

Zum anderen gibt es das **Umweltaltern,** das genetisch nicht determiniert ist, sondern durch ungesunde Lebensführung und die allgemeine Umweltverschmutzung, vor allem aber durch die Belastung der Haut mit Sonnenstrahlung, ausgelöst wird. Man spricht in diesem Zusammenhang daher auch von **Lichtaltern** oder **Photo-Aging.** Hiervon ist die Haut wegen ihrer exponierten Lage naturgemäß am meisten betroffen. Das Umweltaltern beschleunigt den Vorgang des Zeitalterns, sodass sich der gesamte Prozess des Alterns aus beiden Faktoren zusammensetzt. Vergleicht man die Haut des besser sonnengeschützten Innenarms mit der Haut des stärker sonnenbelasteten Außenarms, so kann man am Hautzustand sehr gut die Folgen des Lichtalterns erkennen. Lichtgealterte Haut ist im Gegensatz zu zeitgealterter Haut ledrig, was darauf zurückzuführen ist, dass das Bindegewebe der Lederhaut degeneriert. Von **vorzeitig gealterter Haut** spricht man, wenn das Umweltaltern gegenüber dem Zeitaltern in den Vordergrund tritt.

Die Epidermiszellen der gealterten Haut haben eine kürzere Lebensdauer, sodass die Dicke der gesamten Epidermis, aber auch einzelner Schichten, abnimmt. Die Haut bekommt ein pergamentartiges Aussehen. Die Verhornung wird ungleichmäßig, was zu einer unregelmäßigen Oberfläche führt. An sonnenexponierten Stellen entstehen Verharzungsprodukte ungesättigter Fettsäuren (Lipofuscin), die sich in Form von braunen Pigmentflecken zeigen, den sog. Altersflecken.

In der Lederhaut nimmt die Schichtdicke noch stärker ab als in der Epidermis, sodass die Kapillaren durchscheinen. Die Kollagenfasern verlieren durch Strukturveränderungen ihr Wasserbindevermögen, wodurch die jugendliche Spannung verloren geht. Außerdem nimmt der Kollagengehalt der Lederhaut pro Lebensjahr um etwa 1 % ab. Der Gehalt an Kollagen abbauenden Enzymen, den Matrixmetalloproteinasen, steigt. Die elastischen Fasern verdicken sich durch Anlagerung von Lipiden und werden brüchig. Sie erfüllen ihre Funktion nur noch mangelhaft, es entstehen Falten. Hier sind besonders die mimischen Falten angesprochen, die sich durch jahrelang ausgeübte Muskelkontraktionen im Gesicht regelrecht eingraben. Falten erhöhen wiederum die Oberfläche der Haut, was zu einer stärkeren Abdunstung von Feuchtigkeit führt. Da ältere Menschen meist auch zu wenig trinken, ist ein Hauptmerkmal von gealterter Haut ihre stark ausgeprägte Trockenheit. Dies erklärt auch den Juckreiz, unter dem viele ältere Menschen leiden.

Die Subcutis zeigt die wenigsten Veränderungen. Die Fettzellen verlieren, außer bei übergewichtigen Menschen, an Volumen, was vor allem im Gesicht mit seinem ohnehin dünnen Unterhautfettgewebe zu zusätzlichem Spannungsverlust führt.

Die Sekretion aller Hautdrüsen ist im Alter vermindert. Der Hydrolipidfilm überzieht dadurch nicht mehr lückenlos die gesamte Haut, was zur Folge hat, dass die Haut trocken, schuppig und rissig wird. Es entstehen die typischen Trockenheitsfältchen. Auch die Kapillaren der Lederhaut verlieren an Elastizität und werden brüchig, schon geringfügige Noxen können zu Blutaustritt aus den Gefäßen führen. Vor allem im Gesicht sind die Kapillaren häufig erweitert (Teleangiektasien). Außerdem entstehen vermehrt Altersmitesser und kleine Warzen, daneben auch andere Wucherungen, die teilweise entarten können.

1.7 Unterschiede zwischen Männer- und Frauenhaut

Die unterschiedlichen Sexualhormone von Mann und Frau bewirken einen voneinander abweichenden Aufbau der Haut. So ist die Epidermis der Männerhaut deutlich dicker, was die geringere Empfindlichkeit auf Tast- und Schmerzreize erklärt. Vor allem die Hornschicht hat ungefähr doppelt so viele Zelllagen wie die der Frauenhaut. Die Verankerung der Epidermis in der Lederhaut ist durch höhere Papillen stärker. In der Lederhaut finden sich weniger elastische Fasern als bei der Frau, dafür jedoch mehr glatte Muskulatur, wodurch Männerhaut eine höhere Festigkeit erhält. Ebenso ist das Bindegewebe in der Subcutis straffer. Dies ist einer der Gründe, weshalb Männer keine Probleme mit Cellulite (▸ Kap. 13.1) bekommen.

Insgesamt ist Männerhaut widerstandsfähiger gegenüber äußeren Einflüssen. Durch die androgengesteuerte höhere Talgdrüsensekretion erfährt sie noch einen zusätzlichen Schutz. Allerdings altert die Haut des Mannes ab dem dritten Lebensjahrzehnt in deutlich kürzerer Zeit. Die Faltenbildung verläuft wegen der geringeren Menge an elastischen Fasern schneller, durch die dickere Epidermis erreichen die Falten eine größere Tiefe.

2 Hauttypen und Hautzustände

Der Hauttyp ist der genetisch festgelegte Grundzustand der Haut. Innere und äußere Einflüsse bleiben hier unberücksichtigt. Da diese jedoch große Auswirkungen auf die Haut haben können und die Haut außerdem im Laufe des Lebens ihren Grundzustand durchaus mehrmals verändern kann, spricht man heute meist vom Hautzustand. Dieser Begriff wird den tatsächlichen Gegebenheiten eher gerecht.

Als Hautzustand bezeichnet man die durch die Vorgänge in und auf der Haut entstandenen Eigenschaften der Hautoberfläche. Gemeint ist damit die Menge und Zusammensetzung des Hydrolipidfilms. Zugrunde liegen genetische Faktoren, beispielsweise eine Veranlagung zum fett-feuchten Hauttyp und damit eine Disposition zu Akne während der Pubertät. Innere Ursachen, wie hormonelle Veränderungen, Krankheiten und Stress, sowie äußere Einflüsse, wie UV-Bestrahlung oder niedrige Luftfeuchtigkeit, addieren sich und ergeben den tatsächlichen Hautzustand. Die Feststellung des aktuellen Hautzustandes ist Grundvoraussetzung für eine qualifizierte Beratung, da sich die Wahl der Pflegeprodukte in erster Linie am Hautzustand orientiert.

Für die Beurteilung des Hautzustands spielen zwei Größen eine Rolle. Einerseits handelt es sich um das durch die Talgdrüsen produzierte Fett, andererseits ist dies das durch die Schweißdrüsen sezernierte Wasser, sodass sich die Eigenschaften fett und fettarm sowie feucht und trocken gegenüberstehen.

2.1 Normale Haut

Die normale Haut, die man ausschließlich beim jungen Menschen findet, ist glatt und straff, weich und geschmeidig, gut durchblutet und dadurch rosig sowie kleinporig und ohne Falten. Gut geschützt durch einen Hydrolipidfilm in der richtigen Menge und Zusammensetzung, ist die Haut wenig empfindlich gegenüber Umwelteinflüssen und ist weder zu trocken noch zu fett. Hier sollte das Ziel der Pflegekosmetik sein, diesen wünschenswerten Zustand zu erhalten. Umwelteinflüsse oder eine ungeeignete Kosmetik können die normale Haut in kurzer Zeit in einen anderen Zustand überführen. Etwa mit Beenden des dritten Lebensjahrzehnts verändert sich der Hautzustand auch ohne äußere Einflüsse in Richtung fettarm-trocken.

2.2 Fett-feuchte Haut

Der fett-feuchte Hautzustand ist gekennzeichnet durch eine dicke, kräftige und grobporige sowie fettglänzende Haut, die mit zahlreichen **Mitessern (Komedonen)** besetzt ist. Die Haut ist relativ widerstandsfähig gegen äußere Einflüsse und lässt Falten erst in höherem Lebensalter entstehen. Dieser Hautzustand wird von den Dermatologen auch als **Seborrhoe oleosa** oder ölige Seborrhoe bezeichnet. Betroffen sind nur Gesicht, Rücken und Dekolleté, da hier die Talgdrüsendichte entsprechend hoch ist. Man findet den fett-feuchten Hautzustand bei beiderlei Geschlecht praktisch erst nach Eintritt in die Pubertät. Mit zunehmendem Alter wird die Haut durch Verringerung der Hydrolipidemulsion fettärmer und trockener.

2.2.1 Mitesser und Pickel

Mitesser (Komedonen) entstehen, wenn vermehrt Talg produziert wird, ein fetter Hautzustand ist daher Voraussetzung. Bei beiden Geschlechtern steigern Androgene die Talgdrüsensekretion, während Östrogene sie vermindern. Dabei muss kein überhöhter Androgenspiegel vorliegen, vielmehr scheint es sich in den meisten Fällen um eine erblich bedingte Überempfindlichkeit der Talgdrüsen gegen Androgene zu handeln. Kommt dazu noch eine vermehrte Verhornung im Bereich der Follikelausgänge, so staut sich der Talg. Ursache für diese Verhornungsstörung können durch mikrobielle Zersetzung entstandene körpereigene Stoffe sein. Aber auch als komedogen (komedonenauslösend) bezeichnete Substanzen in ungeeigneten Pflegeprodukten, die die Haut im Bereich der Follikel reizen, sind in der Lage, die Verhornung anzuregen. Beide Faktoren, sowohl die Überproduktion von Talg wie auch die Verhornungsstörungen, treten nur bei einer genetisch bedingten Disposition auf.

Das Gemisch aus Hornsubstanz und Talg bildet einen festen Pfropf im Follikelausgang. Der Follikel füllt sich auch im unteren Bereich mit dieser Masse aus und schwillt dabei beträchtlich an. Jetzt liegt ein weißer oder **geschlossener Komedo** (Whitehead) vor. Auf der Haut ist ein kleines, weißlichgelbes, vorstehendes Knötchen zu sehen. Durch die sich vermehrende Hornsubstanz-Talg-Masse erweitert sich die Follikelöffnung meist nach einiger Zeit. Es kann ein schwarzer oder **offener Komedo** (Blackhead) entstehen (o Abb. 2.1). Der Kontakt von Sauerstoff mit Lipiden und Melanin führt zur Verfärbung. Diesen Zustand bezeichnet man auch als **unreine Haut**, was zunächst noch keinen pathologischen Charakter hat, sondern typisch für den fett-feuchten Hautzustand ist. Allerdings kann das Selbstwertgefühl durch diese Störung des äußeren Erscheinungsbildes leiden. Mit gutem Grund spricht man aber auch von **Prä-Akne**, denn aus Komedonen können durch Infektion leicht Akneknötchen entstehen.

2.2.2 Akne

Unter den Bedingungen, die im Komedo herrschen, gedeihen Mikroorganismen wie *Propionibacterium acnes*, durch die der Komedo in ein entzündliches Stadium übergehen kann. Jetzt spricht man vom „Pickel" oder Akneknötchen, wobei festzuhalten ist, dass vereinzelte Pickel völlig normal sind und keine Prä-Akne oder gar Akne darstellen. Die Vermehrung der Aknebakterien aktiviert das Immunsystem, es treten erste Entzündungszeichen auf. Die Bakterien produzieren im Komedo Enzyme, die die Follikelwand zusätzlich angreifen. Reißt die bereits vorgeschädigte Follikelwand ein, weil der Inhalt nicht nach oben abfließen kann oder der Betroffene unsachgemäß daran manipuliert hat,

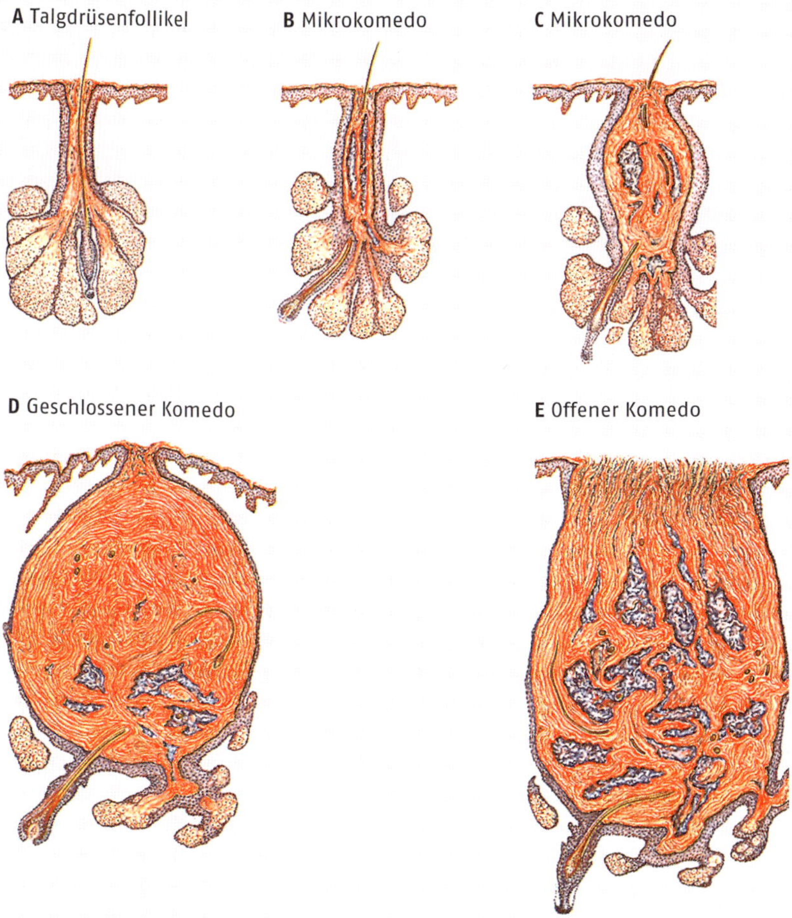

Abb. 2.1 Lebenslauf eines Komedos (Schmidt et al. 1991)

ergießt sich die Masse in das umliegende Gewebe. Nun entstehen entzündete, eitergefüllte Pusteln und Papeln, die, je nach Verbreitung in die Umgebung, nur noch unter Narbenbildung abheilen. Dies ist der Zustand einer **Akne** (Abb. 2.2 A und B). Die häufigste Form der Akne ist die **Acne vulgaris,** die meist zwischen dem 15. und 20. Lebensjahr auftritt, gelegentlich aber auch bis zum 25. Lebensjahr anhält. Sie zeigt sich zunächst als **Komedonenakne** oder **Acne comedonica** mit nichtentzündlichen Mitessern, die dann aber allmählich in Knötchen und Eiterbläschen übergehen können. Jetzt spricht man von **Acne papulopustulosa.** Bleibt die Akne nicht auf die typischen Stellen im Gesicht, am Rücken und am Dekolleté beschränkt, sondern tritt nahezu am ganzen Körper auf, handelt es sich um die schwerste Form, die **Acne conglobata.** Leichte Hautunreinheiten in der Pubertät können durch eine entsprechende Hautpflege gut selbst behandelt werden. Mitesser und Pickel in großer Zahl sowie stark entzündete Pusteln sollten zur Abklärung und zur Therapieentscheidung dem Hautarzt vorgestellt werden. Auch wenn eine medikamentöse Therapie nötig, ist die Pflege wichtig und kann den Therapieerfolg beeinflussen.

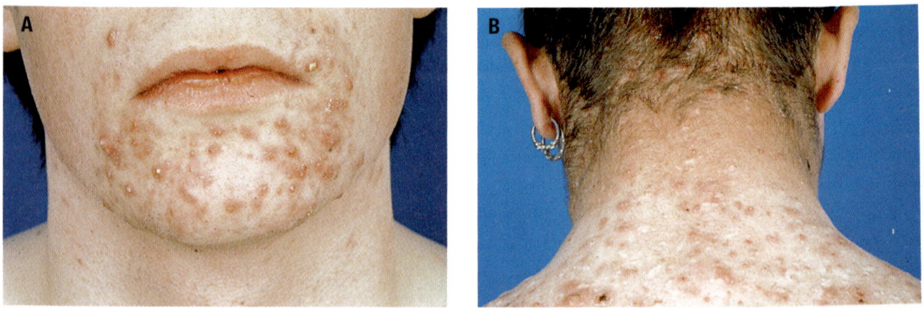

Abb. 2.2 Akne (Beiersdorf AG Hamburg)

Eine erst in jüngerer Zeit beobachtete Form der Akne stellt die **Spättyp-Akne** oder **Acne tarda** dar. Hier ist offenbar Stress der Hauptauslösefaktor. Betroffen sind vor allem berufstätige Frauen, die durch Mehrfachbelastung unter starkem Leistungsdruck stehen. Man geht davon aus, dass durch die stressinduzierte Aktivierung der Nebennierenrindenhormone vermehrt männliche Sexualhormone gebildet werden. Dieses Ungleichgewicht der Geschlechtshormone ist dem Zustand in der Pubertät vergleichbar. Auffallend ist, dass nur relativ wenige Hautveränderungen am Kinn-, Wangen- oder Halsbereich zu sehen sind, diese sind dafür jedoch sehr ausgeprägt. Unabhängig davon können auch ungeeignete, d. h. lipidreiche Kosmetika und solche mit komedogen wirkenden Inhaltsstoffen bei entsprechender Disposition eine sog. **Acne cosmetica** auslösen. Als komedogen gelten beispielsweise Cetylalkohol, Fettsäuren, Kakaobutter, Lanolin, Olivenöl, Isopropylmyristat und Schwefel. Auch eine Erhöhung des pH-Wertes der Hautoberfläche durch die Benutzung von Seifen verändert die Hautflora, wobei die Anzahl der Aknebakterien zunimmt. In jedem Fall muss man bei tief sitzenden Entzündungen auch nach dem Abheilen mit Narben rechnen. Durch eine Schädigung der elastischen Fasern, die sich bekanntlich nicht regenerieren, klafft die Follikelöffnung weit auseinander, die Haut wird grobporig. Dieser Zustand ist irreversibel. Der fett-feuchte Hautzustand führt allerdings auch ohne Aknepusteln zu irreversibel großen Poren. Ziel einer sinnvollen Pflegekosmetik sollte daher die Überführung in einen normalen Hautzustand sein, wodurch auch dem pathologischen Zustand Akne die Grundlage entzogen wird. Die Therapie einer bereits vorliegenden Akne wird in ▸ Kap. 19.1 besprochen.

2.3 Trocken-fettarme Haut

Die trocken-fettarme Haut ist durch kleine abgelöste Schüppchen rau und glanzlos (Abb. 2.3). Die Dicke der Hautschichten ist verringert, die Haut ist gespannt und neigt zu frühzeitiger Faltenbildung. Da die Durchblutung ungleichmäßig und die Haut besonders empfindlich gegenüber äußeren Einflüssen aller Art ist, sieht trocken-fettarme Haut fleckig aus. Entzündlich gerötete Areale wechseln mit blassen und normal farbigen Bereichen ab. Die Poren sind sehr klein, Mitesser findet man gar keine. Das Hauptproblem des trocken-fettarmen Hautzustands ist die extreme Empfindlichkeit. Die Sonnenempfindlichkeit ist hier besonders hoch, aber auch das Alkalineutralisationsvermögen ist deutlich erniedrigt. Ursache für diese Erscheinungen ist ein Mangel an Hydrolipidemulsion, vor allem durch eine zu geringe Talgdrüsensekretion. Diesen Zustand bezeichnet man in der Kosmetik auch als empfindliche Haut.

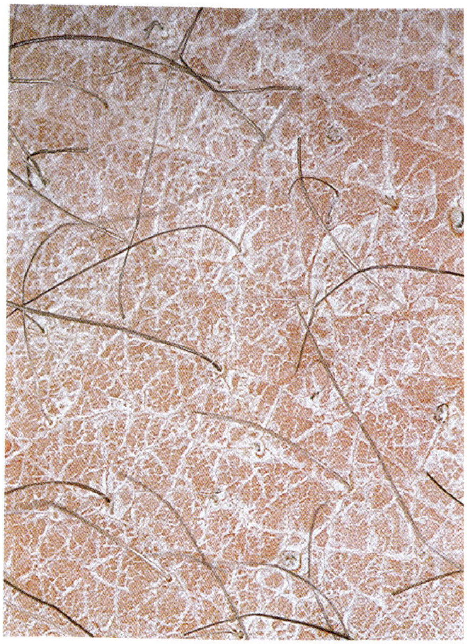

Abb. 2.3 Trockene Haut am Unterarm (Beiersdorf AG Hamburg)

In Abhängigkeit vom Alter entwickelt jeder Mensch irgendwann eine trocken-fettarme Haut. Personen mit normaler Haut müssen ungefähr ab dem 40. bis 50. Lebensjahr mit einem Übergang in Richtung fettarm-trocken rechnen, bei Personen mit fett-feuchter Haut kann es einige Jahre länger dauern. Ab dem 60. Lebensjahr habenpraktisch alle Menschen eine fettarm-trockene Haut. Man spricht dann von **Altershaut**, reifer Haut oder „anspruchsvoller" Haut. Auch in diesem Bereich kann den Problemen durch geeignete Pflegeproduktewirksam begegnet werden. Man geht davon aus, dass etwa zwei Drittel der Hauterkrankungen beim alten Menschen durch eine geeignete und konsequent angewandte Kosmetik zu verhindern wären. Hierlässt sich durch qualifizierte Beratung sicher noch mancher Kunde für Apothekenkosmetik gewinnen.

2.4 Empfindliche Haut

Ungefähr die Hälfte aller Frauen und auch einige Männer bezeichnen ihre Haut Umfragen zufolge als empfindlich. Diese sehr subjektive Einschätzung ist schwer objektivierbar, denn jeder bewertet die Reaktionen seiner Haut anders. Tatsächlich kann die Haut bereits auf geringfügige chemische oder physikalische Reize mit Irritationen wie Rötung, Schwellung, Wärmegefühl, Kribbeln oder Spannen reagieren. Mit dem sogenannten Spateltest kann man das deutlich machen. Man fährt dabei mit der Kante eines Kunststoffspatels über die Haut, beispielsweise an den Wangen oder am Dekolleté. Ist die Haut besonders empfindlich, reagiert sie sofort mit Schwellung und Rötung. Mittlerweile wird zwischen mehreren Empfindlichkeitsstufen unterschieden. Empfindliche Haut reagiert ganz einfach ein wenig heftiger auf Umwelteinflüsse als normale Haut. Überempfindliche Haut ist noch sensibler. Die Intoleranz zeigt sich oftmals schon bei geringfügigen Reizen durch Entzündungserscheinungen. Ursache für die erhöhte Reaktionsbereitschaft der Haut können innere und äußere Faktoren wie Stress, nervliche Anspannung, Krankheiten oder falsche Pflege sein. Meist handelt es sich um vorübergehende Intoleranzreaktionen, nur etwa zehn Prozent der Irritationen sollen allergischen Ursprungs sein. Dies ist die höchste Stufe der Empfindlichkeit und gegebenenfalls durch einen Allergietest auszuschließen. Fast immer ist empfindliche Haut gleichzeitig trocken und die Barrierefunktion gestört. Als Folge können Mikroorganismen und chemische Substanzen aus der Umwelt oder aus zuvor verwendeten Kosmetikprodukten leichter in die Haut penetrieren und den Weg für Irritationen, aber auch allergische Kontaktekzeme bereiten.

Bezüglich Reinigung und Pflege der Haut gelten daher die gleichen Empfehlungen wie für trockene Haut. Auf ein Peeling sollte jedoch möglichst ganz verzichtet werden. Günstig sind Produkte mit Thermalwasser, das reich an Mineralien und Spurenelementen ist. Grundsätzlich gilt, je weniger Stoffe in einem Produkt enthalten sind, umso eher kann man eine Irritation vermeiden. Hier ist es also ganz besonders wichtig, bei einer Serie oder zumindest einer Marke zu bleiben. Vor allem Duftstoffe und Konservierungsmittel, aber auch Emulgatoren sollten, wenn überhaupt, nur in geringer Menge enthalten sein. Große Bedeutung kommt dem Sonnenschutz zu, denn auch UV-Strahlung kann die Haut reizen.

Praxistipp

Geben Sie Kundinnen, die über empfindliche Haut klagen, zunächst ein Pröbchen mit. So kann Ihre Kundin testen, ob sie das Produkt verträgt. Hat sie eine passende Kosmetikserie gefunden, soll sie möglichst dabei bleiben, denn häufige Wechsel sind Stress für die Haut.

Praxistipp

Von folgenden Stoffgruppen ist bekannt, dass sie häufig zu Hautreizungen oder zu allergischen Reaktionen führen:

- Ätherische Öle oder einzelne Komponenten daraus
- Alkohol
- Chemische Lichtschutzsubstanzen
- Duftstoffe
- Emulgatoren
- Farbstoffe
- Konservierungsmittel

2.5 Mischhaut

Unter dem Begriff Mischhaut versteht man im kosmetischen Sinn einen Hautzustand, bei dem sich fett-feuchte Hautstellen mit normalen oder trocken-fettarmen Arealen abwechseln. Meist neigt die sog. T-Zone, also die Haut an der Stirn und im Bereich zwischen Nase und Kinn, zu fett-feuchter Haut. Die Haut an den Wangen erscheint dagegen normal bis fettarm-trocken. Beide Hautzustände weichen nur wenig vom normalen Zustand ab, die typischen Erscheinungen sind also nur wenig ausgeprägt. Daher können für Mischhaut auch meist die gleichen Produkte empfohlen werden wie für normale Haut. Auch die Mischhaut geht mit zunehmendem Alter in einen fettarm-trockenen Hautzustand über. Die Dermatologen sprechen bei der Mischhaut von der **Seborrhoe sicca** oder trockenen

Seborrhoe. Da neben der gesteigerten Talgproduktion gleichzeitig eine Hyperkeratose, also eine vermehrte Verhornung vorliegt, kann die dickere Hornschicht an den mit weniger Talgdrüsen ausgestatteten Seitenpartien des Gesichts den zu viel produzierten Talg aufnehmen. Er wird damit von der Oberfläche entfernt und die Haut wirkt an diesen Partien normal oder gar fettarm-trocken.

2.6 Fett-trockene Haut

Der fett-trockene Hautzustand tritt selten auf. Er kommt dann vor, wenn bei einem fett-feuchten Zustand stark austrocknende Einflüsse, wie sehr trockene Luft oder eine falsche Pflegekosmetik, der Haut ihren Wassergehalt entziehen. Fett-trockene Haut zeigt einen fettigen Glanz, ist jedoch wenig elastisch und neigt durch den Feuchtigkeitsmangel zu Spannungen.

2.7 Fettarm-feuchte Haut

Auch dieser Hautzustand wird stark von äußeren Faktoren bestimmt und ist nur selten zu finden. Grundlage ist eine fettarm-trockene Haut, die beispielsweise durch häufigen Aufenthalt in feucht-heißer Umgebung oder ständiges Schwitzen überfeuchtet wird. Wegen der fehlenden natürlichen Feuchthaltefaktoren des zugrunde liegenden Zustands kann das Wasser jedoch nicht lange gehalten werden und die Haut ähnelt dem fettarm-trockenen Hautzustand.

3 Gesetzliche Grundlagen

Kosmetische Mittel werden von Arzneimitteln und Medizinprodukten abgegrenzt. Eine Definition des Begriffs des kosmetischen Mittels ist in Artikel 2 Absatz 1 der EU-Kosmetikverordnung enthalten. Demnach sind kosmetische Mittel Stoffe oder Gemische, die dazu bestimmt sind, äußerlich mit Teilen des menschlichen Körpers (wie Haut, Behaarungssystem, Nägel, Lippen und äußere intime Regionen) oder mit den Zähnen und den Schleimhäuten der Mundhöhle in Berührung zu kommen, und zwar zu dem ausschließlichen oder überwiegenden Zweck, diese zu reinigen, zu parfümieren, ihr Aussehen zu verändern, sie zu schützen, sie in gutem Zustand zu halten oder den Körperbereich zu beeinflussen.

Seit dem 11. Juli 2013 gilt in Deutschland die neue EU-Kosmetikverordnung. Eine Umsetzung in die nationalen Rechte der Mitgliedsstaaten ist nicht nötig und auch eine Übergangsfrist ist nicht vorgesehen. Damit wird die bisher geltende deutsche Kosmetikverordnung von 2009 vollständig abgelöst. Zudem werden die vielen verschiedenen EU-Vorschriften in einem einzelnen Gesetz zusammengefasst. Dies soll zu mehr Übersichtlichkeit und mehr Rechtsakzeptanz beitragen und damit zu einer größeren Produktsicherheit führen. Weitere Ziele der neuen Verordnung sind der Verzicht auf Tierversuche und das Verhindern irreführender Werbung. Als eines der wichtigsten Prinzipien der EU-Kosmetikverordnung ist in Artikel 3 die Sicherheit für die menschliche Gesundheit geregelt. Kosmetische Mittel müssen bei normaler oder bei vernünftigerweise vorhersehbarer Verwendung für die menschliche Gesundheit sicher sein. Dies soll insbesondere durch eine entsprechende Aufmachung, Kennzeichnung und Gebrauchs- und Entsorgungsanweisung sichergestellt werden.

Für jedes auf dem Markt bereitgestellte kosmetische Mittel muss eine in der EU ansässige verantwortliche Person benannt werden. Üblicherweise ist dies der Hersteller. Handelt es sich um ein importiertes kosmetisches Mittel, so ist der Importeur verantwortlich. Der Händler ist nur dann verantwortlich, wenn er Kosmetika unter seinem eigenen Namen und seiner eigenen Marke in den Verkehr bringt oder ein Produkt eines Herstellers wesentlich abändert. Die verantwortlichen Personen müssen die Verpflichtungen aus der EU-Kosmetikverordnung einhalten. Sie haben beispielsweise beim Auftreten von Gesundheitsrisiken das Produkt vom Markt zu nehmen. Sie müssen außerdem die zuständigen Behörden informieren, mit diesen kooperieren und deren Anordnungen Folge leisten. Händler, und dazu zählt auch die Apotheke, haben allerdings ebenfalls Pflichten.

Bevor sie Kosmetika in den Verkehr bringen, müssen sie darauf achten, dass die Kennzeichnungsinformationen eingehalten werden, den Sprachanforderungen genügen und ggf. das Mindesthaltbarkeitsdatum angegeben bzw. nicht überschritten ist. Selbstverständlich haben Händler auch dafür zu sorgen, dass die Lagerbedingungen eingehalten werden. Die Pflicht zur Kennzeichnung trifft generell die verantwortliche Person, also in der Regel den Hersteller oder den Importeur. Allerdings verstößt ein Händler gegen Artikel 19 der EU-Kosmetikverordnung, wenn er Kosmetika verkauft, die nicht korrekt gekennzeichnet sind.

Die EU-Kosmetikverordnung enthält eine Reihe von Kennzeichnungspflichten, die auch in früheren Verordnungen enthalten waren. Neu ist, dass sie in der Sprache des Landes abgefasst sein müssen, in dem das entsprechende kosmetische Mittel angeboten wird. Alle Informationen müssen unverwischbar, leicht lesbar und deutlich sichtbar sein. Vorgeschriebene Angaben auf Behältnis und die Verpackung sind:

- Name oder Firma der verantwortlichen Person, dazu deren Anschrift
- Kommt das kosmetische Mittel aus einem anderen Land, so ist das Ursprungsland ebenfalls anzugeben.
- Nenninhalt zum Zeitpunkt der Abfüllung. Dies ist nicht erforderlich bei Kosmetika mit weniger als 5 g oder 5 ml Inhalt und Gratis- oder Probepackungen sowie bei Großpackungen, bei denen die Stückzahl angegeben oder leicht erkennbar ist.
- Mindesthaltbarkeitsdatum. Falls das kosmetische Mittel weniger als 30 Monate haltbar ist, muss ein Mindesthaltbarkeitsdatum angegeben werden. Bei Produkten, die länger haltbar sind, wird die Verwendungsdauer nach dem Öffnen angegeben. Der Zeitraum „nach dem Öffnen" beginnt für jedes Produkt, wenn der Verbraucher das Produkt zum ersten Mal öffnet. Es gibt allerdings keinen wissenschaftlichen Test, um diesen Zeitraum zu ermitteln. Die Festlegung liegt beim Hersteller. Die Verwendungsdauer wird durch das Symbol des geöffneten Tiegels kenntlich gemacht (○ Abb. 3.1).
- Besondere Vorsichtsmaßnahmen für den Gebrauch, insbesondere beim gewerblichen Gebrauch.
- Chargen-Nr. oder ein Zeichen zur Identifizierung. Falls das kosmetische Mittel hierzu zu klein ist, muss die Angabe zumindest auf der Verpackung stehen.
- Verwendungszweck des kosmetischen Mittels
- Liste der Bestandteile des kosmetischen Mittels („Ingredients"). Was als Bestandteil anzusehen ist, wird detailliert in der EU-Kosmetikverordnung erläutert. Die aktuelle Gesetzgebung fordert eine einheitliche Deklaration der Inhaltsstoffe für alle EU-Mitgliedsstaaten in der **INCI-Nomenklatur**. INCI steht für **I**nternational **N**omenclature of **C**osmetic **I**ngredients. Dahinter steht der Gedanke, eine europaweit einheitliche, inter-

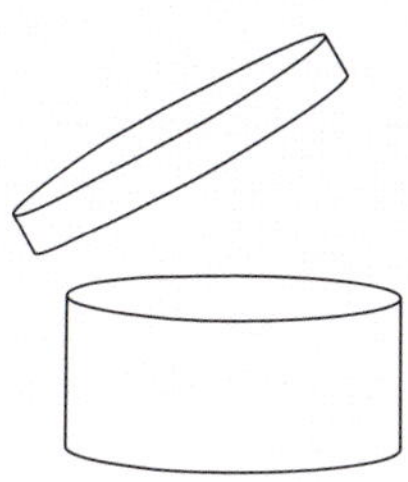

○ **Abb. 3.1** Logo „geöffneter Tiegel" als Symbol für die Verwendungsdauer nach dem Öffnen

national verständliche Nomenklatur zu schaffen. Zu diesem Zweck hat eine Kommission aus CTFA (Cosmetic, Toiletry and Fragrance Association) und COLIPA (Dachverband der europäischen Kosmetik- und Parfümindustrie) eine Inventarliste erstellt. Diese sog. INCI-Liste wird regelmäßig aktualisiert und um neue Substanzen erweitert. Die Deklaration der Inhaltsstoffe erfolgt in abnehmender Reihenfolge ihres Gewichts zum Zeitpunkt der Herstellung. Bestandteile, die in einer Konzentration unter 1 % enthalten sind, können nach den Bestandteilen mit höherer Konzentration in beliebiger Reihenfolge genannt werden. Parfum und Aromastoffe werden pauschal mit der Angabe „Parfum" oder „Aroma" gekennzeichnet, um das Geheimnis der Rezeptur zu wahren. Allerdings müssen Riechstoffe mit einem besonders hohen allergenen Potenzial gesondert angegeben werden (▸Kap. 7.2.7). Bei dekorativen Kosmetika und Haarfärbemitteln, die in verschiedenen Farbtönen angeboten werden, können alle Farbstoffe mit den Worten „kann … enthalten" gemeinsam aufgeführt werden. Farbstoffe, die für kosmetische Zubereitungen zugelassen sind, werden nicht mit der INCI-Bezeichnung, sondern mit CI-Nummern (Colour Index-Nummern) angegeben. Inhaltsstoffe oder Extrakte, die aus Pflanzen oder Tieren gewonnen werden, werden im Wesentlichen mit dem lateinischen Namen, basierend auf dem Linné-System, deklariert.

- Sollten die Informationen auf dem Produktetikett oder dessen Verpackung keinen Platz haben, so müssen sie gesondert auf einem Beipackzettel, Papierstreifen, Anhänger oder Kärtchen angegeben werden. Bei losen Seifen, Badeperlen oder anderen Kleinartikeln, bei denen selbst das nicht möglich ist, kann die Liste der Bestandteile auf einem Schild in der Nähe des Verkaufsbehältnisses angebracht werden.

Mit Artikel 18 will die EU Tierversuche und das Inverkehrbringen von am Tier getesteten Kosmetika möglichst unterbinden. Aus diesem Grund ist die Durchführung von Tierversuchen am Endprodukt grundsätzlich verboten. Das Inverkehrbringen von kosmetischen Mitteln, deren Bestandteile Tierversuchen unterzogen wurden, ist mit Inkrafttreten der neuen Kosmetikverordnung ebenfalls untersagt. Ausnahmen durch die zuständige Behörde sind allerdings möglich, wenn die Sicherheit von kosmetischen Mitteln nicht anders geprüft werden kann. Für die meisten Verträglichkeitstests von Kosmetika gibt es inzwischen gute Alternativen zu Tierversuchen. So können beispielsweise Hautreizungen an Zellkulturen geprüft werden. Bereits seit 2004 dürfen fertige Kosmetikprodukte in der Europäischen Union nicht mehr an Tieren getestet werden. Die deutsche Kosmetikindustrie verzichtet nach eigenen Angaben seit 1989 freiwillig auf diese Tests. 2009 trat ein Verbot in Kraft, das es in der EU auch verbat, einzelne Inhaltsstoffe von Kosmetikprodukten im Tierversuch zu prüfen. Für die drei Risiken Allergie, Krebs und Fortpflanzungsschäden gab es allerdings noch eine Ausnahmeregelung, wenn der Tierversuch außerhalb der EU durchgeführt wurde. Aber auch in Zukunft sind noch weitere Maßnahmen bis zum tatsächlich vollkommenen Verzicht auf Tierversuche möglich. So dürfen Stoffe, die nicht nur in Kosmetika, sondern auch in anderen Produkten vorkommen, im Rahmen der standardmäßigen Chemikalienprüfung weiterhin an Tieren getestet werden.

Laut Artikel 20 darf Werbung für kosmetische Mittel nicht irreführend sein. Dies bedeutet, dass durch Angaben nicht ein falscher Eindruck erzeugt werden darf, das kosmetische Mittel hätte bestimmte Fähigkeiten, die es in Wirklichkeit gar nicht hat, wie beispielsweise „Verjüngung". Zudem plant die EU in nächster Zeit, eine Liste unzulässiger Werbeaussagen zusammenzustellen, die dann nach und nach durch weitere zu unterlassene Werbeaussagen ergänzt werden soll. Geworben werden darf jedoch mit der Aussage, dass das kosmetische Mittel ohne Tierversuche hergestellt worden ist – natürlich nur, wenn dies auch zutrifft.

Ein Teil der EU-Kosmetikverordnung beinhaltet Verbote und Einschränkungen der Verwendung von bestimmten schädlichen Stoffen. So befindet sich in Anhang II eine Liste von Stoffen, deren Verwendung verboten ist. Ebenso ist die Verwendung von anderen Stoffen wie Farbstoffen, Konservierungsmitteln und UV-Filtern nur eingeschränkt und unter besonderen Voraussetzungen zulässig. Darüber hinaus ist grundsätzlich die Verwendung von CMR-Stoffen eingeschränkt. Als CMR-Stoffe werden Stoffe bezeichnet, die krebserzeugend (carcinogen), erbgutverändernd (mutagen) oder fortpflanzungsgefährdend (reproduktionstoxisch) wirken. Die EU-Kosmetikverordnung berücksichtigt außerdem die zunehmende Verwendung von Nanomaterialien in kosmetischen Mitteln. So muss hierfür ein hohes Gesundheitsschutzniveau sichergestellt werden. Die Verwendung von Nanomaterialien ist prinzipiell zulässig, muss allerdings der EU-Kommission angezeigt werden.

Der Begriff **Dermokosmetik** ist nicht rechtlich geschützt. Er wird von einigen Kosmetikunternehmen schon seit längerer Zeit verwendet, ohne dass jedoch genau festgelegt wurde, was sich dahinter verbirgt. Die Gesellschaft für Dermopharmazie definierte daraufhin Dermokosmetika als kosmetische Mittel, bei denen „der Anwendungszweck unter Berücksichtigung dermatologischer und pharmazeutischer Gesichtspunkte erreicht wird". Das bedeutet, dass dermokosmetische Mittel auch unterstützend oder therapiebegleitend sowie zur Vorbeugung von Hauterkrankungen eingesetzt werden. Teilweise sind auch Dermatologen an der Entwicklung der Rezepturen beteiligt. Außerdem erwartet man von Dermokosmetika, dass sie möglichst gut verträglich sind. Häufig findet man in diesem Zusammenhang den Begriff „hypoallergen". Diese Produkte enthalten keine bekanntermaßen allergieauslösenden Substanzen. Dermokosmetika müssen bestimmte Vorgaben hinsichtlich Qualität und Dokumentation erfüllen, was von anderen Kosmetikprodukten in diesem Sinne nicht erwartet wird. Dazu zählt auch, dass die ausgelobte Wirkung mittels geeigneter Untersuchungsmethoden nachgewiesen und dokumentiert wird. Fachkreise, wie Apotheken und Hautarztpraxen, sollen auf Anfrage Informationen erhalten, die Aufschluss über Galenik, Wirksamkeit und Verträglichkeit geben. Damit nehmen dermokosmetische Produkte eine Zwischenstellung zwischen Kosmetika und dermatologischen Arzneimitteln ein. Rein rechtlich werden sie als kosmetische Mittel eingestuft. Ein spezieller Vertriebsweg, also beispielsweise über die Apotheke, ist nicht vorgeschrieben, bietet sich aber an und wird auch von einigen Herstellern freiwillig und teilweise ausschließlich (apothekenexklusiv) gewählt.

Praxistipp

In der Apotheke muss vor dem Bereitstellen von Kosmetik geprüft werden, ob:

- die Packung mit dem Namen oder der Firma und der Anschrift der verantwortlichen Person gekennzeichnet ist,
- ein gegebenenfalls vorhandenes Mindesthaltbarkeitsdatum nicht abgelaufen ist,
- eine Chargennummer oder ein sonstiges Identifikationsmerkmal vorhanden ist,
- die Kennzeichnung eine Liste der Bestandteile aufweist, die die Überschrift „Ingredients" trägt und den Deklarationen nach der INCI-Nomenklatur entspricht,
- die Kennzeichnungen, bis auf die INCI-Liste der Bestandteile, in deutscher Sprache gehalten sind.

Apotheken sollten nach der EU-Kosmetikrichtlinie von 2013 nachweisen können, dass zumindest stichprobenartige Prüfungen durchgeführt wurden. Eine Verpflichtung, die Richtigkeit der Angaben zu überprüfen, besteht nicht.

4 Hautreinigung

Unabhängig vom Hautzustand sollte die Haut regelmäßig gereinigt werden. Gesichtshaut sollte man zweimal täglich reinigen. Hierbei wird die Haut von hauteigenen Drüsensekreten und Hornschüppchen, von Schmutz aus der Umwelt und von Resten zuvor verwendeter Arzneimittel oder Kosmetikprodukte befreit. Zu häufige Reinigung kann sich, genau wie die Benutzung ungeeigneter Reinigungsprodukte, negativ auf das Befinden der Haut auswirken.

Für eine gründliche Hautreinigung reicht Wasser alleine nicht aus. Zwar können wasserlösliche Stoffe abgespült werden, fettlösliche Stoffe jedoch werden aufgrund der hohen Oberflächenspannung des Wassers nicht ausreichend benetzt. Diese kann durch den Zusatz von waschaktiven Substanzen (WAS) herabgesetzt werden. Waschaktive Substanzen gehören zu den Tensiden, die man je nach Eigenschaften als Waschrohstoffe, Emulgatoren und Emulsionsstabilisatoren sowie als Lösungsvermittler verwenden kann. Sie enthalten sowohl hydrophile als auch lipophile Gruppen im Molekül. Dadurch sind sie in der Lage, beide Phasen, also Wasser und den lipophilen Schmutz, zu verbinden und in Form einer Emulsion von der Haut zu entfernen.

Aufgrund ihrer elektrischen Ladung unterscheidet man:

- anionenaktive,
- kationenaktive,
- ampholytische,
- nichtionogene Tenside.

Anionen- und kationenaktive Tenside dissoziieren in wässrigem Milieu, sodass das entsprechende Ion für die Hydrophilie verantwortlich ist. Ampholyte oder amphotere waschaktive Substanzen besitzen sowohl anionische als auch kationische Gruppen. Nichtionogene Tenside sind nicht in der Lage zu dissoziieren. Sie besitzen ungeladene hydrophile Gruppen im Molekül. Außer dem Schmutz werden durch die Tenside auch der schützende Säureschutzmantel und ein Teil der Hornschichtlipide entfernt, was das Austrocknen der Haut fördert. Hiervon sind verständlicherweise Personen mit trockenen Hautzuständen am meisten betroffen. Daher sollte ein optimales Hautreinigungsprodukt zwar gründlich reinigen, aber die Haut nicht zu stark entfetten, damit ihre natürlichen Schutzmechanismen erhalten bleiben.

4.1 Seifen

Das älteste Hautreinigungsmittel ist vermutlich die Seife. Chemisch versteht man darunter die Alkalisalze längerkettiger Fettsäuren. Ausgangsmaterialien für die Herstellung von Seife sind pflanzliche und tierische Fette und Öle, wie Kokosöl, Palmkernöl oder Rindertalg. Diese werden mit Alkalilaugen gekocht. Beim Verseifen mit Natronlauge erhält man als feste „Kernseife" die Natriumsalze der Fettsäuren, verwendet man Kalilauge, so erhält man halbfeste „Schmierseife", die Kaliumsalze der Fettsäuren. Besonders häufig werden in handelsüblichen Seifen die Natriumsalze der Stearinsäure (INCI: Sodium Stearate), der Cocosfettsäure (INCI: Sodium Cocoate) und der Talgfettsäure (INCI: Sodium Tallowate) eingesetzt.

Die Reinigungswirkung von Seifen ist sehr gut. Allerdings weisen sie aus kosmetischer und medizinischer Sicht einige entscheidende Nachteile auf. Als besonders ungünstig ist ihre alkalische Reaktion in Wasser zu beurteilen. Auf mit Seife eingeschäumter Haut misst man pH-Werte von 9 bis 11. Normalerweise kann eine derartige pH-Verschiebung in relativ kurzer Zeit ausgeglichen werden. Der schwach saure Hydrolipidfilm regeneriert sich je nach Hautzustand und Abspülbarkeit der Seife in einer halben bis drei Stunden. Bei verminderter Alkalineutralisationsfähigkeit (Säuglings- und Altershaut), häufigem Waschen oder mangelhaftem Abspülen kann es jedoch wesentlich länger dauern. Wäscht man sich regelmäßig mit Seife, so bleibt der pH-Wert dauerhaft um etwa 0,3 erhöht, was u. a. die Infektanfälligkeit der Haut erhöht. Durch die Alkalität wird nicht nur der schützende Hydrolipidfilm zerstört, die Haut, genauer das Keratin, quillt außerdem auf. Dies bewirkt einen Verlust der Barrierefunktion der Haut, wodurch Mikroorganismen und Schadstoffe leichter in die Haut eindringen können. Wird die Seife nicht vollständig von der Haut abgespült, so wird die Hautoberfläche rau. Es können kleine Einrisse entstehen, durch die wiederum Mikroorganismen, Schadstoffe und Schmutz in tiefere Schichten gelangen.

Ein weiteres Problem, vor allem für Personen mit fett-feuchter Haut, stellt die Freisetzung von Fettsäuren aus den Seifen während des Waschens dar. Diese haben eine komedogene Wirkung, können also bei entsprechend prädisponierter Haut das Entstehen von Komedonen auslösen. In Untersuchungen an jugendlichen Testpersonen konnte gezeigt werden, dass regelmäßiger Seifengebrauch Akne regelrecht fördert. Darüber hinaus bilden Seifen mit zweiwertigen Metallionen, wie sie in Form von Calcium und Magnesium in hartem Wasser vorkommen, unlösliche Verbindungen, die sog. Kalkseifen. Sie lagern sich auf der Haut ab und verstopfen dort Drüsenausgänge, was schlimmstenfalls zu Hautunreinheiten und Entzündungen führen kann. Diese Ablagerungen sind nach mehrmaligem Benutzen einer Seife auch als stumpfer Film im Waschbecken sichtbar. Außerdem wird durch die Bildung der Kalkseifen die Reinigungsleistung der Seife vermindert.

Auch für Personen mit trockenen Hautzuständen sind Seifen ungeeignet. Durch das Aufquellen der obersten Hautschichten wird zwar zunächst vermehrt Feuchtigkeit zurückgehalten, diese geht allerdings beim Entquellen wieder verloren. Generell sollte Seife für die besonders empfindliche Gesichtshaut gar nicht benutzt werden. Da Altershaut ein geringeres Alkalineutralisationsvermögen besitzt, sollten ältere Menschen auf Seifenreinigung ganz verzichten. Gleiches gilt für Säuglinge.

Selbst für die letzte noch verbleibende Personengruppe, nämlich die mit normaler Haut, stellen Seifen nicht die Ideallösung dar. Durch die pH-Verschiebung ist auf Dauer eine Störung dieses idealen Hautzustandes möglich. Das Haupteinsatzgebiet für Seifen, das Händewaschen, sollte ebenfalls überdacht werden. Gerade die Hände, deren Haut wohl von allen Körperteilen die meisten thermischen, mechanischen und chemischen Reize abzuwehren hat und dazu mehrfach am Tag gewaschen wird, sollte besonders hautfreundlich gereinigt werden. Gegen eine völlige Verbannung der Seifen aus den Badezimmern ist aus dermatologischer Sicht nichts einzuwenden.

Seifen kann man für die unterschiedlichsten Zwecke und damit auch unter den verschiedensten Bezeichnungen finden:

- **Toiletteseifen (Feinseifen):** Sie haben unter den Seifen den größten Marktanteil. Damit die Haut vor zu starker Austrocknung geschützt wird, enthalten sie zur Rückfettung noch einen Anteil an unverseiften Fetten. Außerdem werden sie mit Parfum versetzt.
- **Luxusseifen:** Bei ihnen ist der Parfumanteil stark erhöht. Er kann bis zu 5 % betragen.
- **Cremeseifen:** Der Anteil an rückfettenden Substanzen ist bei ihnen besonders hoch. Man spricht auch von überfetteten Seifen. Inwieweit sich tatsächlich ein hautpflegender Überzug nach der Reinigung bildet, ist umstritten. Auf jeden Fall leidet die Reinigungsleistung der Seife darunter.
- **Babyseifen:** Sie sind ebenfalls überfettet und enthalten pflegende Zusätze wie Kamillenextrakte. Ihr Gehalt an Parfum und Farbstoffen ist gering.
- **Abrasivseifen:** Sie sollen die Haut von grobem Schmutz und Hautunreinheiten befreien. Zu diesem Zweck sind hier Schleifmittel, wie Seesand oder Mandelkleie, zugesetzt.
- **Hautschutzseifen:** Sie sind stark überfettet und enthalten außerdem spezielle Hautschutzstoffe. Man wendet sie bei berufsbedingten Dermatosen, beispielsweise an den Händen von Wäscherinnen, an.
- **Haushaltsseifen:** Sie sind besonders preiswert und schwach parfümiert. Mitunter werden sie auch als Kernseifen bezeichnet.
- **Transparentseifen:** Durch Zusätze von Glycerol oder Sorbit wird die Kristallisation der fettsauren Salze gehemmt, wodurch sie durchscheinend bleiben.
- **Schwimmseifen:** Durch Lufteinschlüsse haben sie eine geringere Dichte und schwimmen auf dem Wasser.
- **Flüssige Seifen:** Es sind cremige Zubereitungen, die in entsprechenden Behältnissen mit Spender verwendet werden. Meist handelt es sich um Kaliumsalze mittelkettiger Fettsäuren. Da sie hautreizende Eigenschaften besitzen, ist ein Zusatz von Rückfettern nötig. Gelegentlich findet man auch als Flüssigseifen bezeichnete Zubereitungen, die auf der Basis von Syndets hergestellt wurden.

4.2 Syndets

Syndets (**syn**thetische **Det**ergenzien) sind in ihrer Anwendung den Seifen vergleichbar, besitzen aber nicht ihre negativen Eigenschaften. Sie werden ebenfalls als feste Waschstücke und als flüssige Zubereitungen angeboten. Syndets können im Gegensatz zu Seifen auf beliebige pH-Werte eingestellt werden. Die geringste Störung des Hydrolipidfilms und eine minimale Quellung der Haut bewirken schwach saure Syndets. Damit ist auch eine Reinigung bis in die Poren möglich, was bei Seifen durch die Quellung und damit verbundene Verengung der Poren nicht möglich ist. Die pH-neutralen Zubereitungen stören die physiologischen Bedingungen der Haut wie die Seifen, allerdings in geringerem Ausmaß.

Syndets verlieren auch in hartem Wasser ihre Reinigungswirkung nicht, da sie keine Verbindungen mit mehrwertigen Metallionen eingehen.

Wie bei jeder Hautreinigung werden auch hier Talgfette und Hornschichtlipide entfernt und natürliche Feuchthaltesubstanzen ausgewaschen. Dass Syndets die Haut stärker austrocknen als Seifen, trifft auf die modernen Substanzen nicht mehr zu. Lediglich die Tenside der ersten Generation wie z. B. Natriumlaurylsulfat (INCI: Sodium Lauryl Sulfate), ein Alkylsulfat, trocknen die Haut stark aus und reizen sie zudem. Ein gutes Hautreinigungsmittel sollte kein Natriumlaurylsulfat enthalten. Wesentlich mildere Weiterentwicklungen sind Alkylethersulfate, wie Natriumlaurylethersulfat (INCI: Sodium Laureth Sulfate), und andere Laurylethersulfate (z. B. INCI: MIPA-Laurethsulfate) oder Isethionate, wie Natriumcocoylisethionat (INCI: Sodium Cocoyl Isethionate). Weitere häufig verarbeitete, noch mildere synthetische Tenside der inzwischen dritten Generation sind die Sulfosuccinate, wie Dinatriumlaurylsulfobernsteinsäureester (INCI: Disodium Lauryl Sulfosuccinate) und nach INCI verschiedene Olefine, Sulfonate, Amphoacetate, wie Cocoamphodiacetate, verschiedene Betaine, wie Cocamidopropyl Betaine, sowie Potassium Cocoyl Hydrolysed Collagen. Auch Eiweißfettsäurekondensate kommen als besonders milde und nicht austrocknende Tenside für kosmetische Reinigungsprodukte in Frage.

Praxistipp

Erinnern Sie Kunden, die über trockene Haut an den Händen berichten, daran, ihre Hände nach jedem Händewaschen einzucremen. Gerade Männer vergessen das häufig.

In der Regel enthält eine Zubereitung eine ganze Reihe von Tensiden, die man in Basis- und Cotenside unterteilen kann. Basistenside sind meist weniger hautfreundliche Tenside mit guter Reinigungskraft, die kombiniert mit milden Cotensiden ein deutlich niedrigeres Reizpotential haben. Typische Basistenside sind die anionischen Tenside, während amphotere Tenside meist als Cotenside Verwendung finden. Betaine sind zurzeit die am häufigsten als Cotenside verwendeten Substanzen. Einige Substanzen mit Tensidcharakter fungieren auch als Schaumstabilisatoren, Verdickungsmittel oder Lösungsvermittler für zugesetzte Parfümöle.

In den letzten Jahren hat eine neue Klasse nichtionogener Tenside, die Alkylpolyglycoside oder Zuckertenside, sowohl als Basis- wie auch als Cotensid an Bedeutung gewonnen. Die Substanzen reinigen sehr schonend, trocknen die Haut kaum aus und sind in der Lage, die Hautreizung und Austrocknung von anionischen Basistensiden zu minimieren. Trotzdem schäumen sie sehr gut und stabilisieren den Schaum. Durch Variationen im Molekül können Tenside für fast alle Einsatzgebiete hergestellt werden. Da Zuckertenside noch dazu aus natürlichen Rohstoffen gewonnen werden und vollständig biologisch abbaubar sind, werden sie in Zukunft vermutlich immer häufiger auch in kosmetischen Produkten zu finden sein. Als waschaktive Substanz eignet sich beispielsweise Coco Glycoside.

Syndetstücke enthalten nur etwa 30 bis 70 % Tenside. Den Hauptanteil bilden Bindemittel, die nötig sind, um Syndets in die dem Verbraucher vertraute seifenartige Form zu bringen. Nachteil dieser Waschstücke ist das schnelle Zerfließen bei feuchter Lagerung, das „Versumpfen". Durch die gute Wasserlöslichkeit der Tenside werden die Stücke in kurzer Zeit unansehnlich und brauchen sich schnell auf. Ein geeignetes Bindemittel ist beispielsweise Carboxymethylcellulose (INCI: Cellulose Gum). Für die Herstellung flüssiger

Syndets sind keine Bindemittel nötig. Sie enthalten außer den Tensiden noch unterschiedliche Pflegezusätze. Zum Schutz gegen zu starkes Austrocknen der Haut werden, wie bei den Seifen, Lipidkomponenten zugesetzt. Hier finden beispielsweise Hartparaffin (INCI: Paraffin) oder Wollwachs (INCI: Lanolin), das auch vor Rissbildung im Syndet schützt, Verwendung. Zur Einstellung auf den gewünschten sauren pH-Wert sind Milchsäure (INCI: Lactic Acid) und Natriumlactat (INCI: Sodium Lactate) sowie Zitronensäure (INCI: Citric Acid) und Natriumcitrat (INCI: Sodium Citrate) geeignet. Die Milchsäure wirkt außerdem als Feuchthaltesubstanz. Saure Syndets in flüssiger oder fester Form sind für alle Hautzustände zur Reinigung von Gesicht und Körper geeignet. Als echter Nachteil gegenüber den Seifen ist der höhere Preis zu nennen.

4.3 Gesichtsreinigung

4.3.1 Reinigungsgele

Die Gesichtsreinigung auf der Basis von Syndets ist mit einem Reinigungsgel möglich. Die Gele sind klar oder opak und werden entweder vor dem Auftragen auf die Gesichtshaut mit etwas Wasser in der Hand vorgeschäumt oder direkt auf der angefeuchteten Gesichtshaut verteilt. Dabei werden lipophile Schmutzpartikel von der Hautoberfläche gelöst. Dass hierbei auch der Säureschutzmantel und Hornschichtlipide entfernt werden, ist unvermeidlich. Zuletzt wird die Haut mit reichlich Wasser restlos vom Reinigungsgel befreit. Damit die Haut dabei nicht zu stark austrocknet, enthält ein Reinigungsgel rückfettende Substanzen. Inwieweit die waschaktiven Substanzen jedoch lipophilen Schmutz von lipophilen Rückfettern unterscheiden können, ist fraglich. Ohnehin folgt nach der Reinigung das Auftragen einer Gesichtspflege. Reinigungsgele eignen sich für normale bis fette Hautzustände, lediglich Personen mit trockener Haut sollten Reinigungsemulsionen den Vorzug geben.

4.3.2 Reinigungsemulsionen

Im Bereich der Gesichtspflege gilt die Reinigung mit einer **Reinigungsemulsion** oder **Reinigungsmilch** als schonendstes Verfahren. Die Präparate werden auf der Haut verteilt und nach sanftem Verreiben mit Tüchern entfernt oder mit Wasser abgewaschen. Durch die Emulsionsform (meist O/W, seltener W/O) werden wasserlösliche und fettlösliche Substanzen gleichermaßen gut entfernt. Allgemein gilt, je größer die Reinigungswirkung eines Reinigungsmittels ist, umso stärker wird die Haut ausgetrocknet. Die Reinigungswirkung der Reinigungsemulsionen ist nicht so ausgeprägt wie die der Reinigungsgele, wodurch die Haut weniger entfettet und ausgetrocknet wird. Vor allem für trockene-fettarme Hautzustände ist dies die geeignetste Reinigungsmethode. Für fette Haut reicht dies oft nicht aus.

Reinigungsemulsionen enthalten große Mengen Tenside, da diese nicht nur die Emulsion stabil halten, sondern auch die Emulgierung der Schmutzpartikel gewährleisten sollen. Da bei wasserhaltigen Zubereitungen die Gefahr des mikrobiellen Verderbs besteht, werden Reinigungsemulsionen konserviert (▸ Kap. 7.2.5).

Waschcremes sind O/W-Emulsionen, die vor der Anwendung mit Wasser verdünnt werden. Die meisten Hersteller bieten Reinigungsemulsionen für verschiedene Hautzustände an. Sie unterscheiden sich im Wesentlichen in ihrem Lipidgehalt.

4.3.3 Hydrophile Öle

Diese Produkte zur Gesichtsreinigung enthalten neben einem hohen Lipidanteil Tensidzusätze, die beim Entfernen mit Wasser für eine Emulgierung sorgen. So wird einerseits der Reinigungseffekt für wasserlösliche Stoffe erhöht, andererseits können die Zubereitungen leichter von der Haut entfernt werden.

4.3.4 Gesichtspeelings

Peelings oder Abrasiva für das Gesicht werden nach der normalen Reinigung auf die feuchte Haut aufgetragen und mit den Fingern einmassiert. Danach werden sie mit reichlich Wasser abgewaschen. Sie enthalten Schleifpartikel, die die Haut abschmirgeln. Hierdurch werden lose sitzende Zelllagen und Schüppchen entfernt, aber auch verengte Follikelausgänge geöffnet. Die Haut wirkt danach durch die glatte Oberfläche jugendlich frisch.

Praxistipp

Vor allem bei fetten Hautzuständen ist die Anwendung eines Peelings ein- bis maximal dreimal pro Woche sinnvoll. Bei Akne und anderen entzündlichen Hautkrankheiten darf wegen der Gefahr von Schmierinfektionen kein Peeling durchgeführt werden. Bei normaler Haut reicht eine Anwendung im Monat.

Da die Haut durch das Peeling auch empfindlicher gegenüber mechanischen, thermischen und chemischen Reizen wird, sollte bei trockener und zu Rötungen neigender Haut auf ein Peeling verzichtet werden. Die enthaltenen Schleifpartikel können synthetische Granula sein, beispielsweise aus Polyethylen (INCI: Polyethylene). Aufgrund ihrer fehlenden biologischen Abbaubarkeit und der Nutzung fossiler Rohstoffe werden diese Kunststoffe aber immer häufiger durch nachwachsende, biologisch abbaubare Schleifpartikel, wie Kern- und Schalenmehle, beispielsweise Walnussschalenmehl (INCI: Juglans Regia Shell Powder), ersetzt. Durch Bleichen mit Wasserstoffperoxid verlieren die Partikel ihre Braunfärbung. Außer den Schleifpartikeln sind Tenside enthalten.

4.3.5 Enzympeelings

Enzympeelings oder biologische Peelings enthalten pflanzliche und tierische Enzyme, wie Papain, Trypsin oder Pepsin, die die Kittsubstanz zwischen den einzelnen Hornschüppchen auflösen. Auf diese Weise werden die obersten Hornschichten ohne das bei mechanischen Peelings nötige Rubbeln entfernt. Diese Methode ist relativ schonend und, wenn nicht häufiger als ein- bis zweimal pro Woche angewandt, auch für trockene Hautzustände geeignet.

4.3.6 Chemische Peelings

In der Kosmetik werden chemische Peelings nur in abgeschwächter Form mit Fruchtsäuren durchgeführt. Dermatologen arbeiten mit stark hautreizenden Stoffen in geringer Konzentration, wie Phenol, Trichloressigsäure, Vitamin-A-Säure, oder Glykolsäure in hoher Konzentration. Durch die Verletzung der Haut wird die Neubildung des Gewebes beschleunigt. Angewandt werden diese Methoden zur Verflachung von Aknenarben, Verminderung von Hautfältchen und allgemein zur Verbesserung des Hautbildes. Zu beachten ist, dass die Haut nach einer solchen Behandlung extrem empfindlich gegenüber Reizen von außen ist.

4.4 Körperreinigung

4.4.1 Duschpräparate

Duschbäder und **Duschgele** dienen der täglichen Ganzkörperreinigung. Vorteilhaft gegenüber dem Baden ist die geringere Quellung der Haut. Da der Schmutz rasch abgespült wird, gilt Duschen außerdem als hygienischer. Im Übrigen verbraucht Duschen weniger Wasser als Baden. Gegen ein tägliches Duschen ist nichts einzuwenden, wenn man die Dauer auf etwa 10 min begrenzt, nicht zu heiß duscht und sparsam mit Duschgel umgeht. Meistens genügt es, nur die Körperstellen mit Duschgel zu behandeln, an denen Körpergeruch entsteht. Duschpräparate enthalten einen hohen Anteil an Tensiden, wobei sich hier die Syndets gegenüber den Seifen durchgesetzt haben. Rückfettende und pflegende Substanzen sollen die Austrocknung der Haut in Grenzen halten. Sogenannte **Two-in-one-Duschbäder** sollen neben der Hautreinigung sogar noch die Wirkung einer Bodylotion bieten. Dies funktioniert aber offenbar nur, wenn sehr große Mengen Rückfetter (mind. 50 %) und sehr milde Tenside kombiniert werden. In den meisten Fällen ist kein Schutz vor Hautentfettung nachzuweisen. Zumindest trockene Haut sollte trotzdem nach dem Duschen mit einer Bodylotion eingecremt werden. Gelegentlich werden **Kombipräparate** angeboten, mit denen man sich beim Duschen auch die Haare waschen kann. Sie enthalten besonders milde Tenside. Allerdings sind sie nicht in der Lage, auf die spezielle Problematik der Haare einzugehen. Immer beliebter werden **Duschöle,** die eine besonders milde Körperreinigung ermöglichen. Es sind Öle mit Tensidzusätzen, die beim Waschen eine Emulsion auf der Haut entstehen lassen, durch die hydrophile und lipophile Stoffe gleichermaßen entfernt werden. Durch den hohen Lipidanteil wird die Haut dabei kaum ausgetrocknet.

4.4.2 Badepräparate

Kaum ein Gebiet der Pflegekosmetik war so vielen Wandlungen unterworfen wie die Badekultur. Während Baden beispielsweise im antiken Rom sehr ausgiebig betrieben wurde, galt es etwa während der Herrschaft des Sonnenkönigs im 18. Jahrhundert als unschicklich. Heute erfreut sich das Baden mit entsprechenden Badezusätzen wieder großer Beliebtheit und wird im Gegensatz zum Duschen eher als Mittel zur Entspannung angesehen. Wenn man ein- bis zweimal pro Woche höchstens 20 Minuten bei 35 bis 38 °C badet, ist ein Bad ein guter Beitrag zum Stressabbau und schadet der Haut nicht. Man unterscheidet eine Reihe flüssiger und fester Badepräparate.

Schaumbäder

Am häufigsten werden als Badezusätze Schaumbäder verwendet. Sie sollen Schmutz und hauteigene Produkte wie Hornschüppchen, Schweiß und Talg entfernen. Oberflächliche Hornschichten werden aufgeweicht, die Abstoßung wird erleichtert und eingedrungene Verunreinigungen werden beseitigt. Darüber hinaus erwartet man von einem Schaumbad, dass es das Wohlbefinden steigert, weshalb häufig wohlriechende ätherische Öle oder spezielle Wirkstoffe für „Körper und Seele“ zugesetzt werden. Die Zusammensetzung ist ähnlich den Duschpräparaten, neben Basis- und Cotensiden sind noch Schaumstabilisatoren enthalten, die die Bildung und die Stabilität des Schaumes beeinflussen. Rückfettende Zusätze und Feuchthaltesubstanzen sollen ein zu starkes Austrocknen der Haut verhindern. Feuchthaltestoffe sollen darüber hinaus auch ein Austrocknen des Produktes verhindern. In Badezusätzen werden zu diesem Zweck beispielsweise Glycerin (INCI:

Glycerin) oder Propylenglykol (INCI: Propylene Glycol) verarbeitet. Für rückfettende Zusätze gilt auch hier, je mehr Rückfetter enthalten ist, umso weniger Schaumentwicklung kann man erwarten. Dies sollte jedoch nicht durch eine größere Dosis Badezusatz ausgeglichen werden. Besonders hohe Anteile an rückfettenden Substanzen besitzen **Cremeschaumbäder** und **Bademilchen.**

Ölbäder

Sie bestehen hauptsächlich aus Lipiden und meistens einem Anteil Tensiden, der nötig ist, um das Öl im Wasser zu verteilen. Ihre Reinigungswirkung ist dementsprechend gering, weshalb man sich vor dem Ölbad mit anderen Mitteln reinigen sollte. Das Ölbad selbst hat die Aufgabe, die Haut mit einem Fettfilm zu überziehen und sie vor dem Austrocknen zu schützen. Es wird bei trockenen Hautzuständen empfohlen. Ölbäder ohne oder mit sehr geringem Anteil an Emulgator werden als nichtspreitende Ölbäder bezeichnet. Ihre rückfettende Wirkung ist gegenüber den spreitenden höher. Einige Ölbäder sind keine kosmetischen Produkte, sondern Arzneimittel.

Als rückfettende Lipidkomponente werden häufig native Öle, wie Erdnussöl (INCI: Arachis Hypogaea Oil), Mandelöl (INCI: Prunus Amygdalus Oil), Sojaöl (INCI: Glycine Soja Oil), Avocadoöl (INCI: Persea Gratissima Oil) und Sonnenblumenöl (INCI: Helianthus Annuus Oil), verarbeitet. Aber auch Paraffinöle und Fettsäureester, wie Capryl-/Caprinsäuretriglycerid (INCI: Caprylic-/Capric Triglyceride), finden als Lipidkomponente Verwendung. Vielen Ölbädern werden außerdem noch ätherische Öle zugesetzt, die das Badevergnügen steigern oder eine therapeutische Wirkung erzielen können. So wirken Baldrian, Melisse und Hopfen beruhigend und schlaffördernd, Heublume, Kamille und Lavendel entspannend und Rosmarin belebend. Eukalyptus, Menthol und Latschenkiefer werden bei Erkältungskrankheiten empfohlen.

Praxistipp

Achten Sie auf den Hinweis „wannenunschädlich", um irreversible Verschmutzungen der Badewanne zu vermeiden.

Badesalze

Sie sollen in erster Linie das Wasser enthärten und durch Farbe und Duft zum Badeerlebnis beitragen. Grundstoffe für Badesalze sind Natriumchlorid (INCI: Sodium Chloride) und Natriumcarbonat (INCI: Sodium Carbonate). Durch Zugabe von Zitronen- oder Weinsäure sprudelt das Badesalz in Wasser unter CO_2-Entwicklung. Werden Badesalze oder entsprechende Pulver verpresst, so erhält man Badetabletten. Ihnen wird zur schnelleren Auflösung meist noch ein Sprengmittel zugesetzt. Bekannt als Badezusatz ist auch das Salz aus dem Toten Meer. Für ein Vollbad werden 500 g empfohlen. Dann entsteht eine hypertonische Lösung, die die Haut nicht aufquellen lässt und daher schonender ist als reines Wasser.

Geeignete Hautreinigungsmittel für Körper und Gesicht in Abhängigkeit vom Hautzustand stellt ◘ Tab. 4.1 dar.

4.4.3 Körperpeelings

Körperpeelings enthalten wie die Gesichtspeelings feine Mikrokügelchen, die meist in einer Art Duschgel angeboten werden. Ein Körperpeeling ist allerdings gröber, da auch die Körperhaut robuster ist. Nach der Anwendung wirkt die Haut rosiger, weicher und frischer. Außerdem wird die Wirkung nachfolgender Pflegeprodukte erhöht. Häufiger als ein- bis zweimal pro Woche sollte man ein Körperpeeling nicht anwenden.

Tab. 4.1 Hautreinigung bei verschiedenen Hautzuständen

Hautzustand	Körper	Gesicht
Normale Haut	Saure Syndets	Reinigungsemulsionen für normale Haut, Reinigungsgele, hydrophile Öle, saure Syndets
Fett-feuchte Haut	Saure Syndets, keine Seifen!	Saure Syndets, Reinigungsgele bei Bedarf 1–2-mal wöchentlich ein Peeling
Fettarm-trockene Haut	Saure Syndets, rückfettende Ölbäder	Reinigungsemulsionen für trockene Haut, hydrophile Öle
Mischhaut	Saure Syndets	Reinigungsemulsionen für Mischhaut, saure Syndets, bei Bedarf 1–2-mal wöchentlich ein Peeling
Altershaut	Saure Syndets, rückfettende Ölbäder, keine Seifen!	Reinigungsemulsionen für trockene Haut, hydrophile Öle

5 Gesichtswässer

Nach der Gesichtsreinigung schließt sich das **Tonisieren** mit einem Gesichtswasser an. Zu diesem Zweck wird ein Wattebausch mit einem geeigneten Gesichtswasser getränkt und das Gesicht zart damit abgerieben. Das Tonisieren dient vor allem zur Entfernung von überschüssigem Reinigungsmittel, es erfrischt die Haut aber auch durch die entstehende Verdunstungskälte. Daneben soll die Haut besser durchblutet und durch den in den meisten Gesichtswässern enthaltenen Alkohol desinfiziert werden. Der Alkohol löst außerdem fettlösliche Make-up-, Creme- oder Reinigungsmittelreste. Bei Verwendung von Reinigungsmitteln im unphysiologischen pH-Bereich dienen Gesichtswässer auch zur Wiederherstellung des schwach sauren pH-Wertes.

Da Alkohol austrocknend wirkt, sollte man den Alkoholgehalt dem Hautzustand anpassen. Üblicherweise wird Ethanol verwendet. Isopropanol wirkt noch stärker austrocknend und hat einen unangenehmen Eigengeruch. Während Personen mit fett-feuchter Haut Alkoholkonzentrationen von bis zu 30 % gut vertragen können, genügt bei Personen mit normaler Haut ein Gehalt von 5 bis 10 %. Personen mit trockenen Hautzuständen sollten Gesichtswässer ohne Alkoholzusatz verwenden. Weitere Zusätze in Gesichtswässern sind die kühlend wirkenden Substanzen Kampfer (INCI: Camphor) und Menthol (INCI: Menthol) sowie Pflanzenextrakte für verschiedene Zwecke. So wirken beispielsweise Eichenrinden- und Hamamelis-Extrakte (INCI: Quercus Extract und Hamamelis Virginiana Extract) adstringierend und Kamillenextrakte (INCI: Chamomilla Recutita Extract) antiphlogistisch. Auch Feuchthaltemittel können in einem Gesichtswasser enthalten sein. Zur besseren Entfernung von Reinigungsmittelresten werden teilweise Tensidzusätze eingearbeitet. Da Gesichtswässer wässrige Zubereitungen sind, ist zumindest bei geringem Alkoholgehalt in aller Regel eine Konservierung nötig.

6 Intensivpflege

6.1 Masken und Packungen

Für die besonders intensive Reinigung oder Pflege der Gesichtshaut werden Masken und Packungen angeboten. Sie werden in größeren zeitlichen Abständen, also nicht täglich, auf die gereinigte Haut aufgetragen und je nach Anweisung nach 5 bis 60 Minuten wieder abgenommen. Personen mit Überempfindlichkeit gegen Konservierungsstoffe sollten keine Masken anwenden, da diese Zubereitungen längere Zeit intensiv auf die Haut einwirken. Parfümiert sind Masken normalerweise nicht.

Heute unterscheidet man nicht mehr streng zwischen den beiden Begriffen Maske und Packung. Genaugenommen sind Masken Zubereitungen, die durch Verdunsten des eingearbeiteten Wassers austrocknen und hart werden. Sie werden durch Aufweichen mit feuchten Zellstofftüchern, durch Abnehmen der Maske als Film oder feste Schale oder durch Abrubbeln entfernt. **Packungen** sind dagegen weiche Zubereitungen, die geschmeidig und weich bleiben. Packungen werden mit Wasser abgewaschen oder mit einem Tuch abgenommen. Es setzt sich jedoch immer mehr der Begriff Maske für beide Zubereitungen durch, zumal die Übergänge fließend sind. Nach Entfernen einer Maske wird mit einem geeigneten Gesichtswasser tonisiert und ein Pflegeprodukt aufgetragen. Man kann Masken bzw. Packungen nach verschiedenen Kriterien unterscheiden. Sie werden entweder nach ihrer Wirkung in Reinigungs-, Erfrischungs-, Straffungs- und Aufbaumasken oder nach ihrer Zusammensetzung und Konsistenz eingeteilt.

6.1.1 Crememasken

Unter Crememasken versteht man meist O/W-, seltener auch W/O-Emulsionen, die als dicke Schicht unter Aussparung der Augenpartie auf Gesicht, Hals und Dekolleté verteilt werden. Feuchthaltemittel in der Wasserphase verhindern ein Aushärten. Ihre Hauptwirkung besteht in der Hydratation der obersten Hautschichten, was durch den Okklusionseffekt, bedingt durch die dicke Schicht, noch unterstützt wird. Hierbei wird die natürliche Wasserdampfabgabe durch die Haut verhindert. Die Hornschicht quillt leicht auf, wodurch Fältchen vorübergehend gemildert werden. Für mehrere Stunden sieht die Haut prall und geschmeidig aus.

Weitere in der Maske verarbeitete Wirkstoffe können neben der Feuchtigkeitszufuhr noch andere Wirkungen entfalten. So werden beispielsweise **Aufbaumasken** mit Zusätzen angeboten, die die Faltenbildung verzögern sollen. Crememasken sind je nach Wirkstoffen für alle Hautzustände geeignet. Bei fetter Haut können allerdings durch den relativ hohen Lipidanteil Hautunreinheiten begünstigt werden. Nach der angegebenen Zeit werden Crememasken bzw. der noch auf der Haut verbliebene Teil mit einem Tuch entfernt. Langsam antrocknende Crememasken, die während des Trocknens eine vorübergehende Straffung der Haut bewirken, werden auch als **Lifting-Masken** bezeichnet.

6.1.2 Schaummasken

Wie die Crememasken sorgen auch Schaummasken für eine konzentrierte Feuchtigkeitsversorgung der Haut. Es sind eher flüssige O/W-Emulsionen, die durch Treibgase in entsprechenden Behältnissen als Schäume angewendet werden. Auch sie werden auf das gereinigte Gesicht aufgetragen, ziehen dann allerdings weitgehend vollständig ein. Sie dienen der schnellen Versorgung der Haut mit Feuchtigkeit, weshalb man sie auch als **Erfrischungsmasken** oder **belebende Masken** bezeichnet.

6.1.3 Filmmasken

Filmmasken werden zur Reinigung der Gesichtshaut verwendet. Für Hals und Dekolleté sind sie nicht geeignet. Es sind transparente Hydrogele, die nach dem Auftragen antrocknen und dann als Ganzes abgezogen oder abgerubbelt werden. Hornschüppchen und kleinere Hautunreinheiten werden in den Film eingeschlossen und beim Abziehen des Films ebenfalls entfernt. Als Grundlage wird z. B. Carboxymethylcellulose (INCI: Cellulose Gum) verarbeitet. Filmmasken werden häufig als **Reinigungsmasken** oder **Peel-off-Masken** angeboten.

Praxistipp

Empfehlen Sie Reinigungsmasken bei fetten Hautzuständen und Hautunreinheiten, nicht jedoch bei trockener Haut. Hier können Spannungen und Hautreizungen auftreten.

6.1.4 Feste Masken

Feste Masken werden ebenfalls als **Reinigungsmasken** bei zu Hautunreinheiten neigender Haut eingesetzt. Sie sind wie die Filmmasken nur für das Gesicht geeignet. Es sind streichfähige Pasten oder Pulver, die mit Wasser zu einem streichfähigen Brei verarbeitet werden. Die Masse trocknet nach dem Auftragen an und wird mit feuchten Tüchern wieder entfernt. Als Grundlage wird beispielsweise Tonerde (INCI: Kaolin) verwendet. Neben der hautreinigenden Wirkung wird die Haut durch feste Masken gestrafft. Beim Antrocknen der Masse schließen sich die Poren und das Hautrelief wird feiner. Masken, die beim Antrocknen und Erstarren Wärme freisetzen, zeigen diesen straffenden Effekt in verstärktem Maße. Sie schrumpfen beim Trocknen ein und können dann als Ganzes abgenommen werden. Sie sind unter der Bezeichnung **Thermomasken** erhältlich. Bei trockener Haut ist allerdings Vorsicht geboten, da feste Masken auch immer etwas Fett binden.

6.1.5 Masken auf Öl-Basis

Diese Masken bilden einen dünnen, elastischen Lipidfilm und schließen die Haut nach außen hin weitgehend ab. Durch die Okklusion staut sich die Wärme, was zu einer gesteigerten Durchblutung und Rötung führt. Ziel solcher Masken ist eine Verbesserung der Durchblutung und Anregung des Stoffwechsels. Sie sind vor allem für trockene Hautzustände geeignet. Für diese Masken wird meist Paraffinöl (INCI: Paraffinum Liquidum) als Basis verwendet. Masken auf Öl-Basis werden teilweise als **belebende Masken** bezeichnet.

Praxistipp

Bei Couperose sollten keinerlei Masken mit Thermoeffekt aufgelegt werden, da die Wärme die Äderchen noch zusätzlich erweitert.

6.2 Ampullen

Ampullen sind hochkonzentrierte Reinigungs- oder Pflegeprodukte in einzeldosierter Form. Sie werden steril abgefüllt und sind daher nicht konserviert. Da sie luftdicht verschlossen werden, können auch Wirkstoffe verarbeitet werden, die in anderen Zubereitungen durch Luftsauerstoff oxidiert würden. Aus dem gleichen Grund sind Ampullen nach dem Öffnen zum sofortigen Verbrauch bestimmt.

Der Ampulleninhalt wird auf das Gesicht aufgetragen und mit den Fingerspitzen sanft einmassiert. Mit Ausnahme der Reinigungsampullen soll die Flüssigkeit völlig einziehen und in der Haut verbleiben. Ampullen können in regelmäßigen Abständen, ähnlich wie Masken, oder als Kur an mehreren Tagen hintereinander angewendet werden. Je nach Zusammensetzung der Lösung werden Ampullen für die verschiedenen Hautzustände und verschiedene Körperpartien, wie Dekolleté, sowie für spezielle Hautprobleme, beispielsweise Cellulite, angeboten. Die Wirkstoffe entsprechen im Wesentlichen denen der Pflegeprodukte (▸ Kap. 7). Man unterscheidet Ampullen für die Tiefenreinigung, intensiv Feuchtigkeit spendende Ampullen und Ampullen mit aufbauenden Wirkstoffen. Ampullen mit Reinigungswirkung enthalten häufig Eiweiß spaltende Enzyme, die bereits gelockerte Keratinschüppchen ablösen können. Diese werden zusammen mit der Reinigungslösung mit einem feuchten Tuch entfernt.

7 Hautpflege

An die Hautreinigung und gegebenenfalls die Behandlung mit Intensivpflegeprodukten schließt sich die eigentliche Hautpflege an. Sie dient einerseits der Regeneration des durch die Hautreinigung gestörten Hydrolipidfilms und soll andererseits bei Störungen der Haut die Rückführung in den Normalzustand gewährleisten. Durch geeignete Wirkstoffe und Grundlagen müssen Defizite ausgeglichen werden. Bei normaler Haut wird die Erhaltung dieses Idealzustands erwartet. Nicht zuletzt wird von einer guten Hautpflege auch Schutz vor Umwelteinflüssen gefordert.

Tagescremes unterstützen die Haut bei der Erneuerung des Hydrolipidfilms, speichern Feuchtigkeit und halten den pH-Wert in Balance. Antioxidanzien (▸Kap. 7.7.2), die vor freien Radikalen schützen, sollten in einer Tagespflege nicht fehlen. Viele Tagescremes enthalten UV-Filter. Diese, wegen ihrer fehlenden Tauglichkeit beim Sonnenbaden auch als „Non-Beach-Products" bezeichneten Zubereitungen, liegen mit ihrem Lichtschutzfaktor (▸Kap. 12.9) üblicherweise im Bereich von 4 bis 8. Mittlerweile gibt es aber auch Produkte mit höherem Faktor. Bei der permanenten Verwendung von Pflegeprodukten mit UV-Filtern ist zu beachten, dass die körpereigenen Adaptionsmechanismen an die Sonneneinstrahlung unterdrückt werden und die Haut ständig mit potenziell allergieauslösenden Substanzen belastet wird. Andererseits ist die Sonne der größte Feind der Haut, sodass ein konsequenter UV-Schutz eine der wichtigsten Anti-Aging-Maßnahmen darstellt. In der Nacht ist der Stoffwechsel der Haut auf Regeneration eingestellt. Die Durchblutung ist angeregt und die Zellen teilen sich schneller als bei Tage. Auch die Hauttemperatur ist erhöht. Wirkstoffe können in der Nacht besonders gut aufgenommen werden. Besonders die Hormonrezeptoren sind nachts empfänglicher. Darum enthalten ausgesprochene Nachtcremes häufig mehr Wirkstoffe als Tagescremes. Meist sind sie auch reichhaltiger im Sinne von fetthaltiger. Eine gute Nachtpflege sollte jedoch genauso an den Hautzustand angepasst sein wie die Tagespflege. Verallgemeinernd lässt sich sagen, dass Tagescremes der Pflege und dem Schutz dienen, während Nachtcremes zu Regeneration und Stärkung verwendet werden.

7.1 Darreichungsformen der Hautpflegeprodukte

7.1.1 Emulsionen

Hautpflegeprodukte werden meist in Form von Emulsionen angeboten. Emulsionen für die Gesichtspflege sind halbfest, von streichfähiger Konsistenz und werden als Cremes bezeichnet. Für die Anwendung am übrigen Körper werden wegen der besseren Verteilbarkeit flüssige Emulsionen benutzt, die auch Lotionen genannt werden. Emulsionen sind zwei- oder mehrphasige Systeme, die aus zwei nicht miteinander mischbaren Flüssigkeiten bestehen. Die eine Flüssigkeit hat stets hydrophilen Charakter und ist meist Wasser oder eine wässrige Lösung. Die andere Flüssigkeit ist lipophil. Es kann ein Öl natürlicher oder synthetischer Herkunft oder eine andere organische Flüssigkeit sein. Die hydrophile Phase wird immer mit „W", die lipophile immer mit „O" bezeichnet.

Durch Zugabe geeigneter Emulgatoren wird die Grenzflächenspannung, die für die fehlende Mischbarkeit verantwortlich ist, erheblich verringert. Der hydrophile Anteil des Emulgators löst sich in der wässrigen Phase, der lipophile Teil in der öligen Phase. Emulgatoren reichern sich in dieser Ausrichtung an den Grenzflächen an und verbinden die ansonsten nicht miteinander mischbaren Flüssigkeiten (o Abb. 7.1). Es entsteht eine Emulsion, bei der die eine Flüssigkeit die zusammenhängende äußere Phase bildet, in der die andere in Form kleiner Kügelchen verteilt ist. Einfache Emulsionssysteme bestehen aus zwei Phasen und werden je nach Phasenverteilung als O/W- oder W/O-Emulsionen bezeichnet (o Abb. 7.2). In einem Produkt enthaltene Wirkstoffe können je nach Löslichkeit in der Wasser- oder in der Ölphase gelöst sein. O/W-Emulsionen lassen sich leicht verteilen, ziehen schnell ein und hinterlassen keinen Fettfilm.

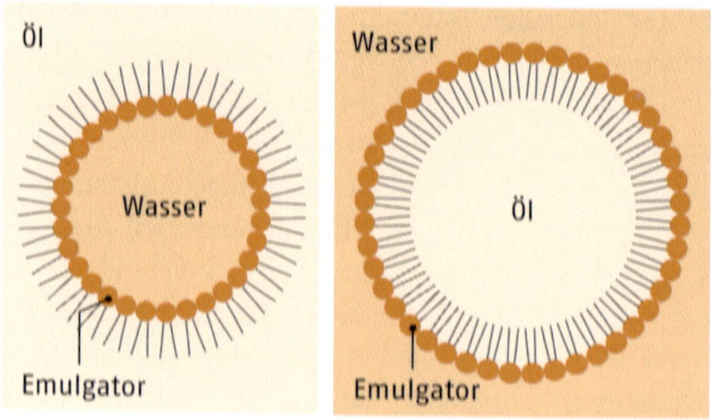

o **Abb. 7.1** Ausbildung eines Emulgatorfilms (Voigt 2010)

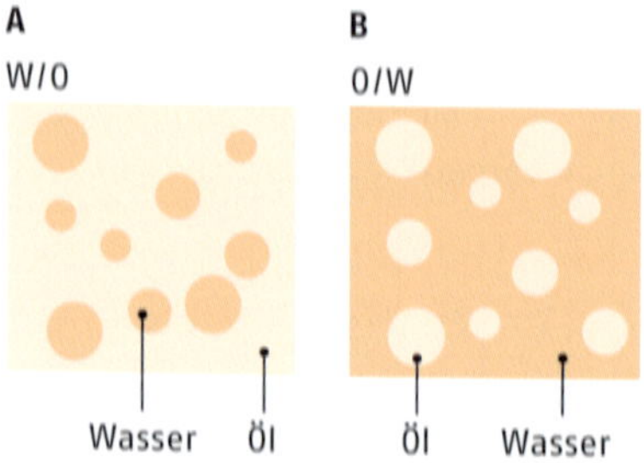

o **Abb. 7.2** **A** W/O-Emulsion, **B** O/W-Emulsion

Durch die Verdunstung der Wasserphase kann ein kurzfristiger Kühleffekt erzielt werden. Dieser Emulsionstyp eignet sich für normale und fette Haut. W/O-Emulsionen werden vor allem bei trockenen Hautzuständen empfohlen. Sie ziehen weniger schnell ein und hinterlassen einen Fettfilm auf der Haut, der den transepidermalen Wasserverlust reduziert. Aufgrund des schützenden Fettfilms wird eine Emulsion vom Typ W/O häufig als gehaltvoller empfunden, auch wenn der absolute Fettgehalt durchaus geringer sein kann als in einer O/W-Emulsion.

Neben diesen einfachen Emulsionen werden von einigen Herstellern auch sog. multiple Emulsionen angeboten (o Abb. 7.3). Charakteristisch für diese Systeme ist, dass die Tröpfchen der inneren Phase ihrerseits noch kleinere Tröpfchen enthalten, die aus äußerer Phase bestehen. Man bezeichnet diese Systeme je nach Phasenverteilung als W/O/W- oder O/W/O-Emulsionen. Trägt man eine W/O/W-Emulsion auf die Haut auf, so wird zunächst das Wasser der äußeren Phase an die Hornschicht abgegeben. Dieser Effekt entspricht dem einer feuchtigkeitsspendenden O/W-Emulsion. Durch Entzug der äußeren Phase vereinigen sich die Öltröpfchen und bilden einen Schutzfilm auf der Haut, wie man ihn von einer W/O-Emulsion erwarten würde. Die in der Fettphase eingeschlossenen Wassertröpfchen stellen ein Feuchtigkeitsdepot dar und können die Haut über längere Zeit mit Feuchtigkeit versorgen.

7.1.2 Nanoemulsionen

Liegt die Tröpfchengröße einer Emulsion bei einem Durchmesser von 50 bis 1 000 nm, so spricht man von einer Nanoemulsion. Sie enthält in aller Regel einen Ölgehalt von 10 bis 20 %. Im pharmazeutischen Bereich werden solche Systeme schon seit langem zur parenteralen Ernährung eingesetzt. Die Tröpfchen oder Partikel weisen einen flüssigen lipophilen Kern auf, der nach außen zur wässrigen Phase eine Monoschicht eines Phospholipids besitzt. Sie unterscheiden sich damit deutlich von Liposomen (▸ Kap. 7.3), bei denen ein hydrophiler Innenraum von einer Phospholipid-Doppelmembran begrenzt wird. Auch mit Lipid-Nanopartikeln (▸ Kap. 7.3) sind sie nicht gleichzusetzen, denn diese besitzen im Innern eine Matrix aus festen Lipiden.

Nanoemulsionen eignen sich hervorragend zum Transport lipophiler Wirkstoffe. Ähnlich den Liposomen unterstützen sie die Penetration von kosmetischen Wirkstoffen und können so zur Erhöhung ihrer Konzentration in der Haut beitragen. Sie sind aber auch wegen ihrer kosmetischen Eigenwirkung von Bedeutung. Durch das Einschleusen geeigneter Lipide in die Haut können sie den transepidermalen Wasserverlust vermindern und die Barrierefunktion der Haut stärken. Günstig ist außerdem ihre große physi-

o **Abb. 7.3** Multiple Emulsionen (Voigt 2010)

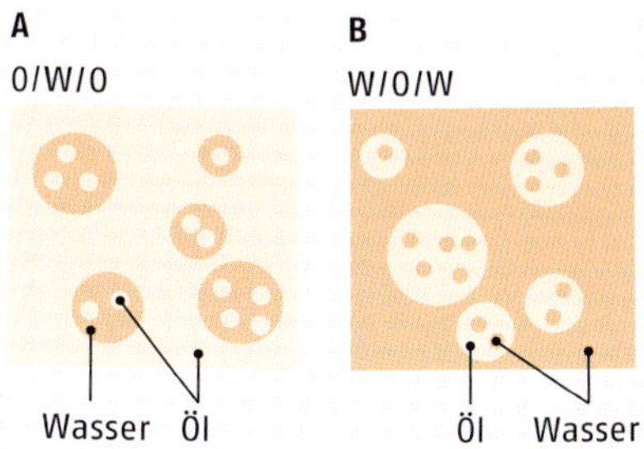

kalische Stabilität, die es ermöglicht, dünnflüssige Zubereitungen zum Sprühen herzustellen, die keine Phasentrennung zeigen.

7.1.3 Gele

Einige Hautpflegeprodukte stellen aus technologischer Sicht Gele dar. Gele besitzen ein zusammenhängendes dreidimensionales Gelgerüst, das von einer Feststoffphase gebildet wird. In diesem Gelgerüst ist eine ebenfalls kohärente, also zusammenhängende flüssige (Lyogele) oder gasförmige (Xerogele) Phase verteilt, wobei in der Kosmetik nur Lyogele von Bedeutung sind. Die einzelnen Moleküle der gerüstbildenden Phase werden durch Wasserstoffbrückenbindungen oder Van der Waalssche Kräfte zusammengehalten. Bei Temperaturerhöhung verflüssigen sich Gele durch den Übergang in ein Sol mit einer inkohärenten festen Phase, durch Abkühlen bildet sich der Gelzustand wieder aus. Aufgrund ihrer plastischen Verformbarkeit und guten Streichfähigkeit eignen sie sich für die Herstellung von Hautpflegeprodukten sowie Arzneimitteln für die kutane Applikation.

Nach der Art der flüssigen Phase unterscheidet man Hydrogele, Kohlenwasserstoffgele und Lipogele. Hydrogele enthalten als flüssige Phase Wasser oder wässrige Lösungen. Das Gelgerüst wird durch sog. Hydrogelbildner aufgebaut. Die Aufnahme des Wassers in die Gelstruktur erfolgt durch Quellung. Zum Schutz vor Verdunstung des Wassers enthalten Hydrogele stets Feuchthaltefaktoren. Zum Schutz vor mikrobiellem Befall müssen sie konserviert werden. Da sie ganz ohne Fett auskommen, werden sie für trockene Hautzustände nicht empfohlen. Vereinzelt finden auch Oleogele als kosmetische Zubereitungen Verwendung. Ihre gerüstbildende Phase wird durch feste Triglyceride gebildet, darin verteilt sind flüssige Triglyceride.

7.1.4 Lamellare Cremegrundlagen

Seit einiger Zeit beobachtet man, dass Tenside die Barrierefunktion der Haut stören. Dies betrifft weniger Tenside aus Hautreinigungsmitteln, sondern in erster Linie Emulgatoren aus Hautpflegemitteln, da sie lange auf der Haut verweilen und daher tiefer eindringen und sich anreichern können. Alle Mizellen bildenden Emulgatoren sind prinzipiell in der Lage, die lamellare Anordnung der Membranlipide aufzulösen und die Lipide beim nachfolgenden Waschen auszuschwemmen. Besonders in die Kritik geraten sind in diesem Zusammenhang die Emulgatoren vom PEG-Typ (▸ Kap. 7.2.3). Derartige Störungen der Barriere können ursächlich an der Entstehung der trockenen Haut und daraus resultie-

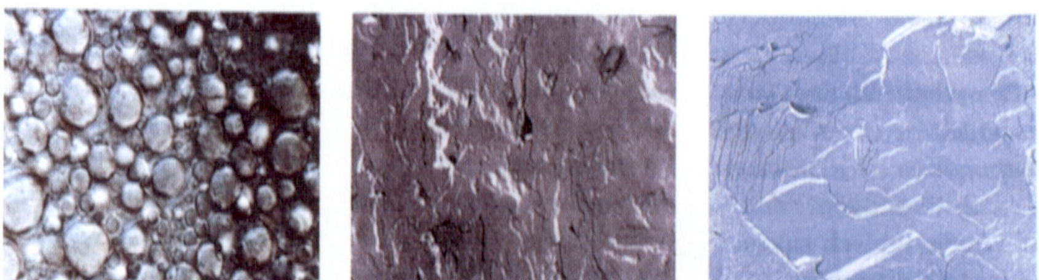

○ **Abb. 7.4** Verschiedene Strukturen im elektronenmikroskopischen Vergleich (Dermotopics Nr. 1 2001)

render Dermatosen beteiligt sein. Dies kann ein Grund sein, weshalb die Zahl der Personen mit trockener und empfindlicher Haut stetig zunimmt und herkömmliche Cremes von vielen nicht mehr vertragen werden.

Diese Erkenntnis hat zur Suche nach neuen biokompatiblen Emulsionssystemen geführt, die die Hautlipide nicht mizellieren. In strukturell mit den Membranlipiden verwandten Substanzen (▸Kap. 7.2.3) hat man eine Alternative zu den herkömmlichen Emulgatoren gefunden, die nicht nur die Cremegrundlage stabilisiert, sondern darüber hinaus die Barrierefunktion der Haut verbessert und so zur Erhöhung des Feuchtigkeitsgehalts und zur Glättung der Haut beiträgt. Bei den zurzeit eingesetzten Systemen ist der Übergang zwischen Lipid und Emulgator fließend. Durch spezielle, aufwändige Emulgierverfahren ist es möglich von den herkömmlichen mizellierten Emulsionskügelchen wegzukommen und flüssigkristalline Strukturen mit lamellarer Ausrichtung der Lipidphase herzustellen. Diese Emulsionssysteme ähneln stark der Struktur der Hautlipide. Untersuchungen zeigen, dass gerade bei trockener Haut die geschädigte Hornschicht wieder restrukturiert und die Barrierefunktion gestärkt wird. ○Abb. 7.4 verdeutlicht die Ähnlichkeit der auch als DMS-Creme (Derma Membran Struktur) bezeichneten Struktur mit den Hautlipiden.

7.2 Hilfsstoffe in Hautpflegeprodukten

7.2.1 Wasser

Einer der Hauptbestandteile von Emulsionen und Gelen ist Wasser. Üblicherweise wird gereinigtes, also demineralisiertes Wasser verwendet, das aus Trinkwasser hergestellt wird. Es wird keimfrei verarbeitet. Einige Kosmetikhersteller bedienen sich heilkräftiger Thermalquellen, um ihr Wasser zu gewinnen. Manche dieser Quellen werden schon seit Jahrhunderten zur Heilung unterschiedlicher Leiden aufgesucht. Das Thermalwasser soll den Stoffwechsel der Haut anregen, ihre Widerstandskraft stärken und gereizte Haut beruhigen. Einige Thermalquellen besitzen einen besonders hohen Gehalt an Mineralien z. B. an Selen, das einen Schutz vor freien Radikalen bieten soll.

7.2.2 Lipidkomponenten

Öle und Fette: Als Lipidkomponente können u. a. folgende pflanzliche Öle und Fette verwendet werden:

- Aprikosenkernöl (INCI: Prunus Armeniaca Kernel Oil),
- Arganöl (INCI:Argania Spinosa Oil)
- Avocadoöl (INCI: Persea Gratissima Oil),
- Erdnussöl (INCI: Arachis Hypogaea Oil),
- Kokosnussöl (INCI: Cocos Nucifera Oil),
- Macadamiaöl (INCI: Macadamia Ternifolia Oil),
- Mandelöl (INCI: Prunus Amygdalus Oil),
- Olivenöl (INCI: Olea Europaea Oil),
- Safloröl aus der Färberdistel (INCI: Carthamus Tinctorius Oil),
- Weizenkeimöl (INCI: Triticum Vulgare Germ Oil),
- Sheabutter (INCI: Butyrospermum Parkii Butter) oder
- Shoreabutter (INCI: Shorea Stenoptera Butter).

Pflanzliche Fette und Öle bestehen hauptsächlich aus Triglyceriden, also aus Estern des dreiwertigen Alkohols Glycerin mit höheren gesättigten und ungesättigten Fettsäuren. Arganöl gilt als das teuerste Öl der Welt. Der Arganbaum wächst ausschließlich im Süden Marokkos und wurde von der UNESCO zum Weltnaturerbe erklärt. Die Früchte werden von Hand geerntet und weiterverarbeitet. Das nussig riechende und schmeckende Öl kann außer für Kosmetika auch in der Küche verwendet werden. Es ist reich an ungesättigten Fettsäuren, insbesondere Linolsäure, und Vitamin E. Macadamiaöl stammt aus den Nüssen des in Australien beheimateten Macadamiabaumes. Es hat ebenfalls einen hohen Gehalt an ungesättigten Fettsäuren und zeigt ein gutes Spreitvermögen, kann sich also leicht von alleine auf der Haut ausbreiten und in die Haut einziehen. Sheabutter wird aus den Nüssen des Sheabutterbaumes hergestellt. Man bezeichnet es auch als Karité-Fett. Shoreabutter wird aus den Fruchtkernen des in Borneo heimischen Shoreabaumes gewonnen. Teilweise werden die Öle gehärtet, wobei Doppelbindungen durch die Addition von Wasserstoff in die weniger oxidationsempfindlichen Einfachbindungen überführt werden. So wird beispielsweise hydriertes Rizinusöl (INCI: Hydrogenated Castor Oil) nicht ranzig und weist noch dazu günstigere kosmetische Eigenschaften auf als das unveränderte Rizinusöl. Da die menschlichen Hautoberflächenlipide zum größten Teil aus gesättigten Fettsäuren bestehen, sollten Pflegecremes nicht zu viele ungesättigte Fettsäuren enthalten, um den Aufbau des Hydrolipidfilms nicht zu stören. Auch chemisch definierte Triglyceride, wie Capryl-/Caprinsäuretriglycerid (INCI: Caprylic-/Capric Triglyceride), ein pflegendes Neutralöl aus den Fettsäuren der Kokosnuss, finden häufig als Lipidkomponente Verwendung.

Wachse: Weitere Grundlagen für Hautcremes sind Wachse. Chemisch sind Wachse Ester höherer einwertiger Alkohole mit höheren, meist gesättigten Fettsäuren. Durch die in natürlichen Wachsen vorkommenden freien Fettsäuren und freien Alkohole haben sie emulgierende Eigenschaften. Wollwachs (INCI: Lanolin) wird aus dem Wollschweiß, einer Hautabsonderung des Schafes, gewonnen. Chemisch besteht es zum überwiegenden Teil aus festen Wachsestern, die aus Stearinen oder Cholesterol als Alkoholkomponente aufgebaut sind. Daneben sind freie Fettsäuren und Alkohole sowie Kohlenwasserstoffe enthalten. In seiner Zusammensetzung ähnelt es den Lipid-strukturen der menschlichen Haut, weshalb es so gut verträglich ist. Ein flüssiger Wachsester ist das Jojobaöl (INCI: Simmondsia Chinensis Oil). Es ist gut verträglich, zeigt ein hohes Spreitvermögen und zieht gut ein. Trotz der ungesättigten Fettalkohole und Fettsäuren, aus denen es besteht, ist es chemisch relativ stabil. Gebleichtes Bienenwachs (INCI: Cera Alba) wird wegen seiner Härte anderen Lipiden zur Konsistenzerhöhung zugesetzt. Isopropylmyristat (INCI: Isopropyl Myristate) wird häufig als Lipidkomponente eingesetzt. Es verbessert die Spreitfähigkeit der gesamten Zubereitung. Die Substanzen Isopropylpalmitat (INCI: Isopropyl Palmitate) und Isopropylstearat (INCI: Isopropyl Stearate) verhalten sich ähnlich und werden in gleicher Weise eingesetzt. Decyloleat (INCI: Decyl Oleate), wie auch die anderen Ester, macht die Haut geschmeidig.

Gesättigte Kohlenwasserstoffe: Hierzu zählen die aus Erdöl gewonnenen Produkte Paraffinöl (INCI: Paraffinum Liquidum), Hartparaffin (INCI: Paraffin) und Vaseline (INCI: Petrolatum) sowie hydriertes Polyisobuten (INCI: Hydrogenated Polyisobutene). Die Verwendung dieser Substanzen ist nicht unumstritten, da man ihnen nachsagt, dass sie durch Abdecken der Haut und Verstopfen der Poren die natürliche Wasserdampfabgabe behindern, was zu Hautschäden führen kann. Wenn jedoch die Zubereitung ein gutes

Spreitvermögen zeigt, was man beispielsweise durch Zugabe hoher Konzentrationen der Wachsester oder verschiedener Emulgatoren erreichen kann, und nicht mehr als 10 % der gesättigten Kohlenwasserstoffe enthalten sind, wird ihr Einsatz akzeptiert. Lediglich in Produkten für alternde Haut sollten gesättigte Kohlenwasserstoffe sparsam oder gar nicht eingesetzt werden, da sie durch Abdecken der Haut ein unerwünschtes Signal an die Basalschicht senden, wodurch die ohnehin verminderte Regeneration der Epidermis zusätzlich verlangsamt wird. Vorteilhaft ist die chemische Stabilität der gesättigten Kohlenwasserstoffe. Außerdem schützen sie die Haut wirksam vor Austrocknung und anderen Einflüssen. Sie finden in zahlreichen Kosmetika Verwendung, darunter auch in Hautschutzsalben und wasserfesten Sonnenschutzmitteln. Ein gut spreitender gesättigter Kohlenwasserstoff ist Squalan (INCI: Squalane), das aus Squalen, einem Bestandteil des Haifischleberöls, gewonnen wird. Die Mineralwachse Ozokerit (INCI: Ozokerite) und Ceresin (INCI: Ceresin) werden ebenfalls zu den gesättigten Kohlenwasserstoffen gezählt.

Siliconöle: Weitere verbreitete Lipidkomponenten sind die Siliconöle. Es sind hochmolekulare Siliciumverbindungen, die auch wegen ihrer entschäumenden Wirkung bei der Herstellung von O/W-Emulsionen verwendet werden. Substanzen wie Dimethylpolysiloxan (INCI: Dimethicone) oder Phenylmethylpolysiloxan (INCI: Phenyl Trimethicone) sind wasserabweisend und verfügen über ein gutes Spreitvermögen. Außerdem vermitteln sie ein angenehmes Hautgefühl. Sie überziehen die Haut mit einem wasserfesten Film, ohne die Wasserdampfabgabe zu beeinträchtigen. Man verwendet sie daher häufig zur Herstellung wasserfester Sonnenschutzprodukte. Durch Strukturabwandlungen kann man ihre Öl- bzw. Wasserlöslichkeit verbessern.

7.2.3 Emulgatoren

Wenn Lipide mit Wasser gemischt werden sollen, ist die Anwesenheit eines Emulgators notwendig, um die beiden Phasen in einer Emulsion stabil zu halten. Teilweise haben die Lipidkomponenten selbst oberflächenaktive Eigenschaften und können eine Emulsion zumindest stabilisieren, meist ist jedoch der Zusatz eines oder mehrerer Emulgatoren unumgänglich.

Anionenaktive Emulgatoren: In kosmetischen Produkten findet man beispielsweise Natriumcetylstearylsulfat (INCI: Sodium Cetearyl Sulfate) und Aluminiumstearat (INCI: Aluminium Stearate) als anionische Emulgatoren.

Kationenaktive Emulgatoren: Hier ist im Gegensatz zu den anionenaktiven Emulgatoren das Kation verantwortlich für die Emulgatorwirkung. In Kosmetika werden sie selten als Emulgatoren eingesetzt. Da sie jedoch auch haarkonditionierende (▸Kap. 15.1) und keimabtötende Wirkungen besitzen, werden sie teilweise als Konditionierer in Haarbehandlungsmitteln oder als konservierende Zusätze verarbeitet.

Amphotere Emulgatoren: Zu der Gruppe der amphoteren, also zwitterionischen Emulgatoren zählen die Phospholipide mit ihrem wichtigsten Vertreter Lecithin (INCI: Lecithin). Als Membranbestandteile sind Phospholipide hautverwandt und gut verträglich. Man kann mit ihnen sowohl O/W- als auch W/O-Systeme herstellen, die anteilsmäßig größere Komponente bildet jeweils die äußere Phase. Allerdings liegt die zerteilte Phase nicht wie in einer klassischen Emulsion kugelförmig vor. Die Phospholipide besitzen eine lamellare Struktur und durchziehen die äußere Phase gelartig. In diese Struktur wird die innere Phase ein emulgiert. Durch eine entsprechende Herstellungstechnologie kann man daraus flüssigkristalline Strukturen herstellen, die die Hautlipide imitieren (▸ Kap. 7.1.4).

Eine neuere Substanzgruppe sind die **Lipoproteine.** Sie werden aus den Samen verschiedener Pflanzen gewonnen und besitzen emulgierende und emulsionsstabilisierende, d. h. viskositätserhöhende Eigenschaften. Den Einsatz von zusätzlichen konventionellen Emulgatoren machen sie überflüssig. Durch ihre Aminosäurestruktur sind sie amphoter und im schwach sauren Milieu einer Creme positiv geladen. Die Stabilisierung von emulgierten Öltröpfchen geschieht nicht durch Mizellierung, sondern durch gleichsinnige Aufladung und damit Abstoßung der Tröpfchen. Wird die Creme auf die Haut aufgetragen, so reagieren die Proteinanteile mit Calciumionen der Haut, die Ladung wird aufgehoben und die Emulsion bricht. Sie kann jetzt die Haut mit einem dünnen Film überziehen und einziehen. Die auch als LPC-Cremes bezeichneten Zubereitungen sind stabil und wirken bereits ohne weitere Wirkstoffe aktiv auf die Haut. Das Resultat ist eine verbesserte Elastizität und Glättung der Hautoberfläche.

Nichtionogene Emulgatoren: Diese Substanzen sind im Gegensatz zu den anderen Emulgatoren relativ wenig durch Elektrolyte und andere chemische Substanzen beeinflussbar. Da sie außerdem in wässriger Lösung neutral reagieren, gewinnen sie immer mehr an Bedeutung. Für die Herstellung kosmetischer Zubereitungen werden häufig isolierte Fettalkohole wie Cetylalkohol (INCI: Cetyl Alcohol) und Stearylalkohol (INCI: Stearyl Alcohol) oder ein Gemisch beider, Cetylstearylalkohol (INCI: Cetearyl Alcohol), und Sterole wie Cholesterol (INCI: Cholesterol) eingesetzt. Sie sind grenzflächenaktiv, haben aber nur eine geringe Tensidwirkung. Man kann mit ihnen W/O-Emulsionen stabilisieren. Sie sind außerdem sehr hautfreundlich und halten die Haut geschmeidig.

Eine relativ gute Emulgatorwirkung haben die Partialfettsäureester des Glycerols. Zur Herstellung von Hautpflegeprodukten werden häufig verwendet:

- Glycerolmonostearat bzw. Stearinsäuremonoglycerid (INCI: Glyceryl Stearate),
- Isostearinsäuremonoglycerid (INCI: Glyceryl Isostearate),
- Laurinsäuremonoglycerid (INCI: Glyceryl Laurate),
- Linolsäuremonoglycerid (INCI: Glyceryl Linoleate),
- Linolensäuremonoglycerid (INCI: Glyceryl Linolenate),
- Ölsäuremonoglycerid (INCI: Glyceryl Oleate).

Sie halten wie Fettalkohole die Haut geschmeidig. Ähnliche Eigenschaften zeigen die Polyglycerylverbindungen, wie:

- Triglyceryldiisostearat (INCI: Polyglyceryl-3 Diisostearate),
- Triglyceryldioleat (INCI: Polyglyceryl-3 Dioleate),
- Triglycerylmonooleat (INCI: Polyglyceryl-3 Oleate),
- Tetraglycerylmonoisostearat (INCI: Polyglyceryl-4 Isostearate).

Die Partialfettsäureester des Sorbitans, also des ringgeschlossenen Ethers des mehrwertigen Alkohols Sorbitol, wie:

- Sorbitanmonoisostearat (INCI: Sorbitan Isostearate),
- Sorbitanmonooleat (INCI: Sorbitan Oleate),

- Sorbitanmonostearat (INCI: Sorbitan Stearate) und
- Sorbitantristearat (INCI: Sorbitan Tristearate)

sind ebenfalls nichtionogene Emulgatoren vom Typ der Partialfettsäureester mehrwertiger Alkohole mit ausgeprägter Emulgatorwirkung.

Ebenfalls nichtionogenen Charakter besitzen die sog. **Zuckertenside** oder **Alkylpolyglykoside** (▸Kap. 4.2). Es handelt sich dabei um Fettsäureester und -ether der Saccharose bzw. Glucose. Sie weisen ebenfalls eine gewisse Verwandtschaft zu einigen Membranlipiden auf und sind daher gut verträglich. Ihre Emulgiereigenschaften sind gut, zudem werden sie wie die Phospholipide aus nachwachsenden Rohstoffen hergestellt und sind biologisch abbaubar. Sie sind je nach Substitutionsgrad in der Lage, O/W- oder W/O-Emulsionen zu stabilisieren, meist trifft man sie jedoch in O/W-Systemen an. Auch Cremes mit lamellarer Struktur sind herstellbar (▸Kap. 7.1.4). Einige Vertreter dieser Gruppe weisen antibakterielle Eigenschaften auf, vor allem gegen Bakterien, die an der Zersetzung von Schweiß beteiligt sind. Zwei immer häufiger in Pflegecremes anzutreffende Vertreter dieser Gruppe sind nach INCI Polyglyceryl-3 Methylglucose Distearate und Cetearyl Glucoside.

In die Kritik geraten sind nichtionogene Emulgatoren auf Ethylenoxidbasis. Die PEG-, also Polyethylenglykol- oder anders bezeichnet Polyoxyethylenverbindungen können unter Einfluss von Licht und Sauerstoff zu Peroxiden oxidiert werden, die wiederum unter Radikalbildung zerfallen. Außerdem sollen zumindest einige von ihnen die Penetrationsfähigkeit anderer, auch unerwünschter Stoffe steigern. Nicht zuletzt ist ihre Herstellung nicht gerade umweltfreundlich. Trotzdem werden noch immer zahlreiche Polyoxyethylenether, wie die verschiedenen POE-Cetylstearylether (INCI: Ceteareth-3 bis -33), die POE-Laurylether (INCI: Laureth-2 bis -23) und POE-Stearyl-ether (INCI: Steareth-2 bis -25), kosmetischen Produkten als Emulgatoren zugesetzt. Auch Polyoxyethylenester, wie POE-Derivate des Rizinusöls bzw. des hydrierten Rizinusöls (INCI: PEG-2 bis -60 Castor Oil bzw. -Hydrogenated Castor Oil), oder Ester mit anderen Fettsäuren werden verwendet. POE-Blockpolymere (INCI: Poloxamer 101 bis 407) gehören ebenfalls zu dieser Gruppe der Emulgatoren. Die Partialfettsäureester des Polyoxyethylenglykolsorbitans, wie POE(20)sorbitanmonolaurat (INCI: Polysorbate 20) und POE(20)sorbitanmonostearat (INCI: Polysorbate 60), enthalten sowohl Sorbitan- wie auch POE-Anteile im Molekül. Die meisten Hersteller sind mittlerweile bemüht, den Einsatz der Polyethylenglykolverbindungen zu begrenzen bzw. ganz darauf zu verzichten. Wegen ihrer günstigen technologischen Eigenschaften ist ein völliger Verzicht momentan noch schwierig. In Zukunft werden in Hautpflegeprodukten vermutlich häufiger Zuckertenside oder Polyglycerylverbindungen anzutreffen sein.

Sonstige Emulgatoren: Ein Emulgator, der nicht in die bisher besprochenen Kategorien passt, ist **Betulin**. Betulin ist die Leitsubstanz einer Gruppe von Triterpenen, die als sekundäre Pflanzenstoffe häufig in Schale, Rinde oder Oberflächenwachs verschiedener Pflanzen vorkommen. Damit schützen sich die Pflanzen vor Krankheitserregern und anderen schädlichen Umwelteinflüssen. Einen besonders hohen Gehalt findet man im Birkenkork, der äußeren weißen Schicht des Birkenstammes. Da Betulin nicht wasserlöslich und so gut wie nicht öllöslich ist, bilden sich so genannte feststoffstabilisierte Emulsionen oder nach ihrem Entdecker benannte Pickering-Emulsionen. Die Feststoffpartikel lagern sich bei einem solchen System an der Grenzfläche zwischen Wasser und Öl an.

Voraussetzung für die Entstehung einer stabilen Emulsion ist, dass der Feststoff von beiden Phasen benetzt, aber nicht gelöst wird. Je nach Benetzungswinkel können O/W- oder W/O-Emulsionen entstehen. Suspendiert man den Betulin-Trockenextrakt in Öl, so entsteht ab einer Konzentration von acht Prozent ein streichfähiges Oleogel. Dabei ist das Verhalten in verschiedenen natürlichen Ölen und flüssigen Wachsen sehr ähnlich. Bei Zugabe von Wasser bildet sich eine sehr stabile W/O-Emulsion. Elektronenmikroskopische Aufnahmen bestätigen, dass es sich bei der Betulin-Emulsion um eine feststoffstabilisierte Emulsion handelt. Zusätzlich ermöglichen die antimikrobiellen Eigenschaften des Betulins einen Verzicht auf Konservierungsmittel. Die Prüfung auf ausreichende Konservierung entspricht den Anforderungen des Europäischen Arzneibuches. Auch eine hautberuhigende Wirkung ist vom Betulin bekannt, weshalb sich solche Zubereitungen besonders bei empfindlicher Haut bewährt haben. Da Betulin-Emulsionen in kein bisher bekanntes galenisches Konzept passen, werden sie auch als „Betulsionen" bezeichnet.

7.2.4 Hydrogelbildner

Hydrogelbildner nehmen unter Quellung Wasser oder wässrige Lösungen auf und bilden Hydrogele. Sehr häufig werden sie auch in O/W-Emulsionen zur Erhöhung der Viskosität der äußeren Phase eingesetzt. So kann einerseits die gewünschte Konsistenz erhalten werden, andererseits verringert sich durch die höhere Viskosität die Aufrahmungs- bzw. Sedimentationsgeschwindigkeit der inneren Phase, was zur Erhöhung der Stabilität der Emulsion beiträgt. Auf diese Weise kann die Konzentration des Emulgators reduziert werden. Man bezeichnet Hydrogelbildner in O/W-Emulsionen deshalb auch als Emulsionsstabilisatoren.

Natürliche Hydrogelbildner: Einige Gelbildner können aus pflanzlichem Material gewonnen werden. Aus Zitrusfrüchten stammt das Pektin (INCI: Pectin), aus Algen werden Agar (INCI: Agar), Natriumalginat (INCI: Algin) und Carrageen (INCI: Carrageenan) gewonnen. Cellulose (INCI: Cellulose) und vor allem ihre halbsynthetischen Derivate, beispielsweise Carboxymethylcellulose (INCI: Cellulose Gum), werden häufig als Verdickungsmittel verwendet.

Synthetische Hydrogelbildner: Sehr häufig findet Polyacrylsäure (INCI: Carbomer) als Stabilisator für Emulsionen, aber auch als Gelbildner für Hydrogele Verwendung. Polyacrylsäure selbst ist kaum löslich in Wasser, erst durch Neutralisation mit Basen wird die Substanz quellfähig.

7.2.5 Konservierungsmittel

Die Konservierung von Kosmetika ist in vielen Fällen nötig und sinnvoll, um einen mikrobiellen Befall zu verhindern. Mikrobiell kontaminierte oder verdorbene Kosmetika zeigen häufig ein verändertes Aussehen und einen unangenehmen Geruch. Vielfach kommt es zu Hautirritationen durch Zersetzungsprodukte von Hilfs- oder Wirkstoffen sowie durch Ausscheidungsprodukte der Mikroorganismen. So können durch mikrobielle Fettzersetzung beispielsweise freie Fettsäuren entstehen, die bekanntlich eine komedogene Wirkung haben. Als Konservierungsmittel in kosmetischen Mitteln gelten nach der Kosmetik-Verordnung Stoffe, die überwiegend zu dem Zweck hinzugefügt werden, die Entwicklung von Mikroorganismen in diesen Produkten zu hemmen. Welche Substanzen hierzu verwendet werden dürfen, regelt die Anlage 6 der EU-Kosmetikverordnung. Stoffe, die zwar antimikrobiell wirksam sind, aber überwiegend zu anderen Zwecken eingesetzt werden, sind demnach keine Konservierungsmittel. Zubereitungen, die ausschließlich durch solche Stoffe konserviert werden, können nach dem Gesetz als konservierungsmittelfrei bezeichnet werden.

Da einige Konservierungsmittel allergische Reaktionen auslösen können, verstärkt sich die Nachfrage nach konservierungsmittelfreien Kosmetika. Manche Produktgruppen benötigen aufgrund ihrer Zusammensetzung keine Konservierung. So sind viele Haut- und Haarreinigungsmittel, insbesondere die Seifen- und Syndetstücke, wegen ihres niedrigen Wasser- und ihres hohen Tensidgehalts auch ohne zusätzliche Konservierung keine attraktiven Nährböden für Mikroorganismen. Die kationenaktiven Tenside, die für die Herstellung von Shampoos verwendet werden, besitzen antimikrobielle Eigenschaften, ohne nach der Kosmetikverordnung als Konservierungsmittel zu gelten. Manche Gesichtspflegepräparate sind durch ihren Alkoholgehalt vor bakterieller Besiedlung geschützt.

Allgemein lässt sich festhalten, dass ein niedriger Wassergehalt und ein hoher Lipidgehalt die Gefahr einer bakteriellen Kontamination verringern. Während O/W-Emulsionen gute Nährböden für Bakterien und Pilze darstellen, kann man bei W/O-Emulsionen leichter auf eine Konservierung verzichten, wenn bestimmte andere Faktoren, wie geringer Keimgehalt der Rohstoffe, optimale Betriebshygiene von der Produktion bis zum Abfüllen und die Art der Verpackung berücksichtigt werden. So ist beispielsweise bei der Entnahme einer Creme aus einer Tube oder einem Spender die Gefahr der Rekontamination wesentlich geringer als bei der Entnahme aus einem Tiegel. Durch intelligente Verpackungen ist es inzwischen teilweise möglich, ganz auf Konservierungsmittel zu verzichten. Ähnlich wie bei Augentropfen gibt es Behältnisse, die verhindern, dass bei der Entnahme Luft zurück ins Behältnis strömt. So dringen auch keine Keime ein, die das Produkt verderben könnten.

Die Sensibilisierungsfähigkeit eines Konservierungsmittels hängt unter anderem von der Konzentration und von der Dauer ab, mit der es einwirkt. Durch die Verwendung mehrerer Konservierungsstoffe in geringer Konzentration kann das Risiko einer allergischen Reaktion gesenkt werden. Durch die Kombination mehrerer Substanzen kann außerdem das Wirkungsspektrum erweitert werden. Produkte, die nur kurze Zeit auf der Haut bleiben (Rinse-off-Produkte), wie Shampoos, lösen seltener Allergien aus als Produkte, die auf der Haut bleiben (Leave-on-Produkte). Beim Auftragen auf geschädigte Haut ist die Gefahr einer Sensibilisierung erheblich größer als bei Kontakt mit intakter Haut. Inzwischen sind von fast allen Produktgruppen konservierungsmittelfreie Zubereitungen auf dem Markt. Allerdings ist zu beachten, dass nicht immer Konservierungsmittel Ursache von Unverträglichkeitsreaktionen sind. Viel häufiger werden Tenside nicht vertragen. Man kann die Konservierungsmittel hinsichtlich ihrer chemischen Struktur in mehrere Gruppen einteilen. Die im Folgenden genannten Substanzen werden am häufigsten in Kosmetika eingesetzt.

Alkohole: Ethanol und Isopropylalkohol haben auch konservierende Eigenschaften, fallen jedoch wegen ihrer überwiegenden Zweckbestimmung als Lösungsmittel per definitionem nicht unter die Konservierungsmittel. Wegen ihrer im Allgemeinen guten Hautverträglichkeit werden

- Benzylalkohol (INCI: Benzyl Alcohol),
- Phenoxyethanol (INCI: Phenoxyethanol) und
- 2-Brom-2-nitropropan-1,3-diol (INCI: 2-Bromo-2-nitropropane-1,3 diol) zur Konservierung verwendet. Sie werden meist mit fungistatischen Wirkstoffen, wie Parabenen, kombiniert.

Säuren und ihre Salze: Auch viele organische Säuren haben konservierende Eigenschaften. Ihre stärkste antimikrobielle Wirkung entfalten sie im Sauren, da sie nur in undissoziierter Form in die Bakterienzelle eindringen können. Verwendung finden:

- Benzoesäure (INCI: Benzoic Acid),
- Natriumbenzoat (INCI: Sodium Benzoate),
- Sorbinsäure (INCI: Sorbic Acid),
- Kaliumsorbat (INCI: Potassium Sorbate),
- Dehydroacetsäure (INCI: Dehydroacetic Acid),
- Natriumdehydroacetat (INCI: Sodium Dehydroacetate).

Guanidinderivate: Zu den Guanidinderivaten zählen die Chlorhexidinverbindungen, wie Chlorhexidindigluconat (INCI: Chlorhexidine Digluconate). Die Substanz zeichnet sich durch gute Haut- und Schleimhautverträglichkeit aus und wird daher häufig zur Konservierung von Produkten für die Säuglingspflege sowie für die Mund-und Intimhygiene verwendet. Allerdings treten relativ häufig Allergien auf.

Aromatische Verbindungen: Die wichtigsten Substanzen aus dieser Gruppe sind die p-Hydroxybenzoesäureester, auch Parabene oder PHB-Ester genannt. Sie werden von allen Konservierungsmitteln am häufigsten verwendet. Zwar können sie Allergien auslösen, bei denen der Betroffene dann auch auf andere Substanzen, die im Molekül p-Hydroxygruppen besitzen, reagiert. In Relation zu ihrem häufigen Einsatz (Arzneimittel, Lebensmittel, Kosmetika) geschieht dies jedoch nicht so oft, wie man aufgrund der vielfach geäußerten Kritik vermuten könnte. Sehr viele Kosmetika werden mit:

- Methylparaben (INCI: Methylparaben),
- Ethylparaben (INCI: Ethylparaben),
- Propylparaben (INCI: Propylparaben),
- Butylparaben (INCI: Butylparaben)

oder Kombinationen mehrerer Parabene konserviert.

Formaldehyddonatoren: Hierunter werden Substanzen zusammengefasst, die Formaldehyd freisetzen, der die eigentliche antimikrobielle Wirkung besitzt. Formaldehyd selbst ist wegen zahlreicher Allergien, die jedoch stark dosisabhängig sind, in die Kritik geraten. Außerdem steht Formaldehyd im Verdacht, kanzerogen zu wirken. Die Formaldehyddonatoren spalten Formaldehyd nach und nach ab, sodass keine hohen Konzentrationen im Produkt erreicht werden. Zu den Formaldehyddonatoren zählen:

- Diazolidinylharnstoff (INCI: Diazolidinyl Urea),
- Imidazolidinylharnstoff (INCI: Imidazolidinyl Urea) und
- 1,3-Dimethylol-5,5-dimethylhydantoin (INCI: DMDM Hydantoin).

Sonstige Konservierungsmittel: Folgende Substanzen lassen sich in keine der bisher genannten Gruppen einordnen:

- 1,2-Dibromo-2,4-dicyanobutan (INCI: Methyldibromo Glutaronitrile),
- 2-Methyl-3-(2H)-isothiazolinon (INCI: Methylisothiazolinone),
- Methylchloroisothiazolinon (INCI: Methylchloroisothiazolinone).

Von den beiden Letztgenannten ist bekannt, dass sie sehr häufig Kontaktallergien auslösen, sie werden allerdings immer noch zur Konservierung einiger Kosmetika verwendet.

7.2.6 Antioxidanzien

Neben der mikrobiellen Zersetzung von Bestandteilen kosmetischer Produkte können vor allem pflanzliche Fette und Öle mit ungesättigten Fettsäuren auch durch oxidative Einflüsse ranzig werden. Dieser chemische Verderb wird beschleunigt durch die Anwesenheit von Licht, Wärme, bereits ranzigen Fetten und Spuren von Schwermetallen, die als Rückstände in natürlichen Rohstoffen vorkommen können. Es entstehen zunächst im Bereich der ungesättigten Fettsäuren freie Radikale, die mit Sauerstoff Peroxidradikale bilden. Ist die Reaktion erst einmal angelaufen, so katalysiert sie sich selbst (Autoxidation) und läuft mit immer höherer Geschwindigkeit im Sinne einer Kettenreaktion ab. Dabei entstehen freie Fettsäuren, Aldehyde und Ketone, von denen vor allem die Methylketone den unangenehmen Geruch hervorrufen.

Antioxidanzien sind in der Lage, Radikale abzufangen und mit ihnen stabile Produkte zu bilden. Damit ist die Kettenreaktion unterbrochen. Vor allem die pflanzlichen Öle mit vielen ungesättigten Fettsäuren enthalten von Natur aus Antioxidanzien. Da diese jedoch beim Aufarbeiten des Öls zum Teil zerstört werden, ist der Zusatz weiterer Antioxidanzien sinnvoll. Meist werden Antioxidanzien in Kombination mit Komplexbildnern eingesetzt, die die katalytisch wirkenden Metallionen abfangen. Solche Verbindungen werden als **Synergisten** bezeichnet.

Tocopherole: Tocopherol, auch als Vitamin E bezeichnet, ist ein natürlich vorkommendes Antioxidans, das aus Pflanzenölen oder synthetisch gewonnen werden kann. Tocopherol (INCI: Tocopherol) und seine Ester, wie Tocopherylacetat (INCI: Tocopherol Acetate), werden am häufigsten zum Schutz vor chemischem Verderb als Antioxidanzien zugesetzt.

Ascorbinsäure: Ascorbinsäure oder Vitamin C (INCI: Ascorbic Acid) ist ein gutes Reduktionsmittel, das leicht durch Sauerstoff oxidiert wird und diesen damit von der Fettoxidation abhält. Da die Substanz sehr hydrophil ist, Antioxidanzien aber vorwiegend in der Fettphase benötigt werden, wird meist das lipophilere Ascorbylpalmitat (INCI: Ascorbyl Palmitate) verwendet.

BHA und BHT: Butylhydroxyanisol (INCI: BHA) und vor allem Butylhydroxytoluol (INCI: BHT) werden sehr häufig, meist in Kombination mit Synergisten, als Antioxidanzien eingesetzt.

Gallate: Von den Gallaten wird gelegentlich das n-Propylgallat (INCI: Propyl Gallate), vorwiegend kombiniert mit Synergisten, eingesetzt.

Synergisten: Synergisten greifen selbst nicht in die Kettenreaktion ein, verstärken aber die Wirkung der eigentlichen Antioxidanzien. Sie können entweder bereits verbrauchte Antioxidanzien regenerieren oder wie bereits erwähnt die Metallionen abfangen. Die am häufigsten verwendeten Synergisten sind EDTA, also Ethylendiamintetraessigsäure (INCI: EDTA), und vor allem ihre Salze, wie Dinatrium-EDTA (INCI: Disodium-EDTA), Trinatrium-EDTA (INCI: Trisodium-EDTA) und Tetranatrium-EDTA (INCI: Tetrasodium-EDTA). Diese Verbindungen bilden mit Metallionen Chelatkomplexe. Weitere Synergisten, die man häufig in Kosmetika antrifft, da sie auch zur Einstellung des pH-Wertes dienen, sind Zitronensäure (INCI: Citric Acid) und ihre Salze, wie Diammoniumcitrat (INCI: Diammonium Citrate) und Natriumcitrat (INCI: Sodium Citrate). Auch Phosphorsäureverbindungen, wie das Pentanatriumsalz der Trimethylaminotriphosphorsäure (Pentasodium Aminotrimethylene Phosphonate), finden als Synergisten Verwendung.

7.2.7 Parfum und Farbstoffe

Der Gesamteindruck, den ein kosmetisches Präparat beim Anwender hinterlässt, wird nicht unerheblich vom Geruch und von der Farbe des Produktes beeinflusst. Viele Hilfs- und Wirkstoffe besitzen einen unangenehmen Eigengeruch, der durch Zugabe eines Parfums verdeckt wird. Bei der Herstellung unparfümierter Produkte ist die Palette der möglichen Bestandteile stark eingeschränkt. Über den Duft und die Farbe können auch diverse Eigenschaften eines Produktes betont werden. Hautreinigungsmittel werden häufig in Grün- oder Blautönen angeboten, was Frische suggerieren soll. Eine gelblich getönte Creme erweckt den Eindruck von Reichhaltigkeit.

Zur Parfümierung werden sowohl natürliche Riechstoffe, beispielsweise ätherische Öle, oder einzelne Inhaltsstoffe, aber auch synthetische Substanzen verwendet. Es stehen etwa 3 000 Riechstoffe zur Verfügung. Eine Parfumkomposition enthält im Durchschnitt etwa 20 bis 100 Riechstoffe. Eine Deklaration aller Einzelkomponenten wird nicht gefordert. Es genügt im Prinzip die INCI-Bezeichnung Parfum. Duftstoffe können jedoch Allergien und andere Unverträglichkeitsreaktionen auslösen. Sie sollen bezüglich ihres allergenen Potenzials noch vor den Konservierungsmitteln stehen. Deshalb müssen seit Oktober 2005 die Riechstoffe, die besonders häufig im Zusammenhang mit allergischen Reaktionen genannt werden, explizit angegeben werden (siehe Kasten), wenn sie einen bestimmten Schwellenwert überschreiten. Dieser Schwellenwert liegt bei Leave-on-Produkten, die auf der Haut verbleiben, bei 0,001 % und bei Rinse-off-Produkten, die wieder abgespült werden, bei 0,01 %. Für den nicht-sensibilisierten Verbraucher sind diese Stoffe jedoch gut verträglich. Die am häufigsten zu Hautirritationen führenden Substanzen, wie beispielsweise die polyzyklischen Moschusverbindungen, sind inzwischen bekannt und werden, zumindest für apothekenexklusive Kosmetik, nicht mehr verwendet. Bei bekannter Allergie auf Parfümstoffe kann es dennoch sinnvoll sein, auf unparfümierte Produkte auszuweichen.

Die zur Herstellung von Kosmetika zugelassenen Farbstoffe sind in der KosmetikVerordnung aufgeführt. Sie müssen zwar deklariert, aber nicht mit ihrem Namen aufgeführt werden. Es genügt die Angabe einer Colour Index-Nummer. So wird beispielsweise das Weißpigment Titandioxid, sofern es als Farbstoff verwendet wird, nach INCI mit CI 77891 angegeben.

Riechstoffe (INCI-Bezeichnung) mit erhöhtem allergenem Potenzial

Alpha-Isomethyl Ionone
Amyl Cinnamal
Amylcinnamyl Alcohol
Anise Alcohol
Benzyl Alcohol
Benzyl Benzoate
Benzyl Cinnamate
Benzyl Salicylate
Butylphenyl Methylpropional
Cinnamal
Cinnamyl Alcohol
Citral
Citronellol Coumarin Eugenol
Evernia Furfuracea Extract
Evernia Prunastri Extract
Farnesol
Geraniol
Hexyl Cinnamal
Hydroxycitronellal
Hydroxyisohexyl-3-Cyclohexene Carboxaldehyde
Isoeugenol
Limonene
Linalool
Methyl 2-Octynoate

7.3 Gesichtspflege für normale Haut

Bei der wenig empfindlichen, weder zu trockenen noch zu fetten Normalhaut sind keine Defizite auszugleichen. Allerdings ist dieser Hautzustand nicht zwangsläufig stabil, sondern kann durch ungünstige innere oder äußere Einflüsse in eine zu trockene oder zu fette Haut übergehen. So wird beispielsweise im Winter durch die kalten Außentemperaturen die Talgproduktion der Haut gedrosselt. Die Haut wird fettarm und kann keinen ausreichenden Hydrolipidfilm mehr bilden. Die Luft ist im Winter außerdem trockener als im Sommer, sodass die Haut vermehrt Feuchtigkeit nach außen abgibt. Hält man sich in geschlossenen Räumen auf, trocknet die Heizungsluft die Haut aus. In der kalten Jahreszeit neigen daher auch Personen mit normaler Haut häufig zu einem fettarm-trockenen Hautzustand. Im Sommer bei hohen Temperaturen ist ebenfalls die Feuchtigkeitsabgabe über die Haut gesteigert. Durch Schwitzen werden körpereigene Feuchthaltesubstanzen aus der Hornschicht gelöst. Bei falscher Hautreinigung oder -pflege kann die Haut ebenfalls austrocknen oder durch Stimulation der Talgdrüsen in einen fetten Zustand übergehen. Meist ist jedoch der Flüssigkeitsverlust der Haut das größere Problem. Ziel einer Gesichtspflege bei normaler Haut muss also sein, diesen erwünschten Idealzustand zu erhalten und zu stabilisieren.

Sowohl für den Tag als auch für die Nacht empfiehlt sich bei normaler Haut die Verwendung einer O/W-Emulsion. Für das Gesicht werden streichfähige Zubereitungen verwendet. Die Zufuhr von Fett und Wasser ist nötig, um nach der Reinigung den verlorengegangenen Hydrolipidfilm zu ersetzen. Der Ölanteil sollte nicht zu gering sein, da sonst das Wasser wegen des unvollständigen Films schnell wieder verdunstet. Ist der Wasseranteil zu hoch, können, wie beim Schwitzen, körpereigene Feuchthaltefaktoren ausgeschwemmt werden. Die Haut beginnt dann nach kurzer Zeit zu spannen. Die Verwendung von W/O-Emulsionen ist bei normaler Haut am Tage wegen des relativ hohen Lipidgehalts nicht nötig und wird auch wegen des möglichen Wärmestaus und der daraus resultierenden Rötung zumindest im Sommer als unangenehm empfunden. Im Winter kann zum Schutz vor übermäßiger Austrocknung auch eine überfettete O/W-Emulsion oder eine leichte W/O-Emulsion aufgetragen werden. Günstig sind neben den einfachen Emulsionssystemen auch multiple Emulsionen. Geeignete Wirkstoffe für die normale Haut sind Feuchthaltefaktoren (▸ Kap. 7.5) und Liposomen.

7.3.1 Liposomen

Seit einigen Jahren werden in der Kosmetik Liposomen, entweder mit Wirkstoffen beladen oder leer, eingesetzt. Liposomen sind kugelförmige Vesikel, die synthetisch hergestellt werden und überwiegend aus Phospholipiden, meist aus Lecithin (INCI: Lecithin), bestehen, das aus Hühnereiern oder Sojabohnen gewonnen wird. Lecithin ist ein Diglycerid, das mit Phosphorsäure, die ihrerseits mit dem Amin Cholin verbunden ist, verestert ist. Daneben sind Cholesterol und Glycolipide enthalten. Bei den Liposomen handelt es sich um Lipid-Doppelmembranen, in denen sich die hydrophilen Köpfe in Richtung innerer und äußerer Membranoberfläche orientieren, während alle lipophilen Reste einander zugewandt nach innen gerichtet sind. Dementsprechend sind Liposomen wasserlöslich und besitzen einen wässrigen Innenraum (o Abb. 7.5). Nach Größe und Anzahl der Membranschichten, auch Lamellen genannt, unterscheidet man mehrere Grundtypen (o Abb. 7.6). **Unilamellare Liposomen** oder allgemein unilamellare Vesikel (UV oder ULV) bestehen nur aus einer Doppelmembran und werden in kleine und große (SUV bzw. LUV) unterteilt. Die kleinen haben einen Durchmesser von bis zu 50 nm. Dies erfordert eine starke Deformation der Membran und erklärt den gespannten Zustand, der wiederum für die geringe Stabilität verantwortlich ist. Große unilamellare Liposomen, mit einem Durchmesser von mehr als 50 nm, besitzen eine weitgehend spannungsfreie Membran und sind daher stabiler. Sie sind als Wirkstoffträger wegen ihres größeren Innenrau-

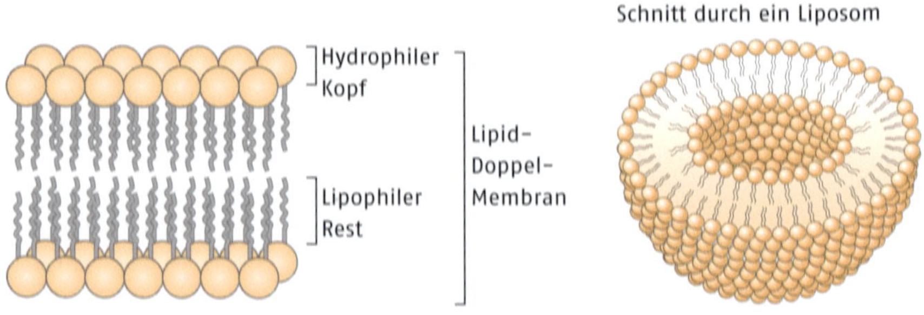

o **Abb. 7.5** Schema der Lipid-Doppelmembran eines Liposoms (Charlet 1989)

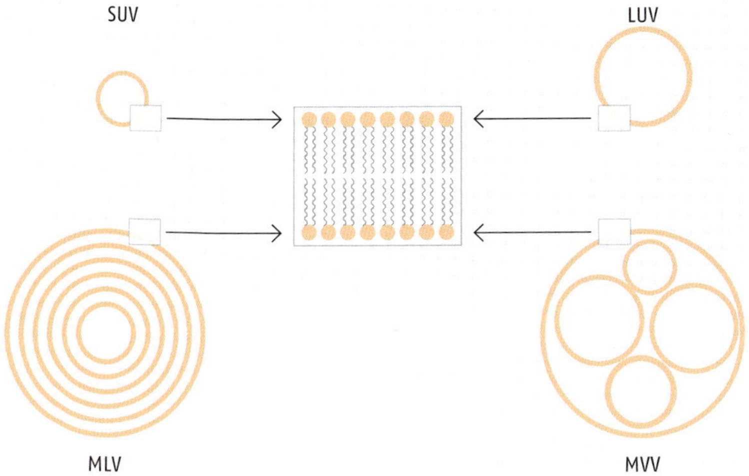

○ **Abb. 7.6** Schematische Darstellung von Liposomen unterschiedlichen Aufbaus (PZ Dermopharmazie 1998)

mes besser geeignet. Wesentlich größer sind die **multilamellaren Vesikel,** die aus einer großen Zahl konzentrisch angeordneter Membranen (MLV) bestehen, die jeweils durch Flüssigkeit voneinander getrennt sind. Sie erreichen Größen von 100 bis zu mehreren 1 000 nm. Ihre große Anzahl an Membranen lässt hydrophile Wirkstoffe nur langsam aus dem Innenraum hinausgelangen, sodass man mit ihnen einen Depoteffekt erzielen kann. Dies spielt allerdings eher bei ihrer Anwendung im medizinischen Bereich eine Rolle. Auch **multivesikulare Vesikel** (MVV), deren innere Membranen nicht konzentrisch, sondern nebeneinander angeordnet sind, können hergestellt werden. In jedem Fall reichern sich hydrophile Wirkstoffe im wässrigen Innenraum der Liposomen an, während lipophile Substanzen in der Lipidhülle zu finden sind. Dies macht man sich beispielsweise beim Einbau öllöslicher UV-Filter zunutze.

Auch die Membranstrukturen menschlicher Zellen bestehen zum größten Teil aus Phospholipiden, was die gute Verträglichkeit von Liposomen erklärt. Im Bereich der Hornschicht der Haut findet man in der Kittsubstanz, die die Interzellularräume auskleidet, anstelle der Phospholipide sog. **Ceramide.** Es sind den Phospholipiden ähnliche Stoffe, die statt des dreiwertigen Alkohols Glycerol den Aminodialkohol Sphingosin enthalten. Man zählt sie zu den Sphingolipiden. Sie haben einen wesentlich kleineren hydrophilen Kopf und erlauben dadurch nur eine geringe Hydratation der Hornschicht. So wird der Organismus wirksam vor übermäßiger Wasserverdunstung geschützt. Eine neuere Entwicklung ist das Salicyloyl-Phytosphingosin (INCI: Salicyloyl Phytosphingosine), das in ▸ Kap. 7.7.2 als Anti-Aging-Wirkstoff besprochen wird.

Lipid-Nanopartikel (○ Abb. 7.7) bestehen im Gegensatz zu Liposomen aus festen Lipiden im Innern, die von einer einlagigen Phospholipidschicht umgeben ist. Sie ähneln damit den Nanoemulsionstropfen (▸ Kap. 7.1.2). Ihre Größe reicht ebenfalls von 50 bis 100 nm. Wirkstoffe können in die Matrix molekulardispers verteilt eingearbeitet werden. Damit können chemisch labile Wirkstoffe stabilisiert und kontrolliert freigesetzt werden. Wie auch die Liposomen besitzen die Lipid-Nanopartikel aber auch eine Eigenwirkung.

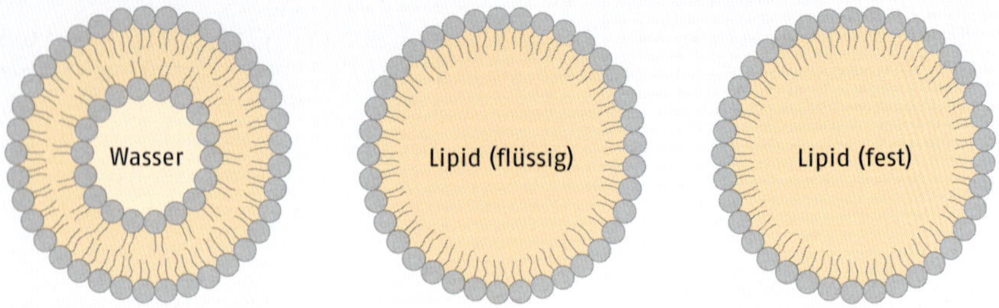

Liposom
Lipiddoppelschicht umschließt hydrophilen Kern

Nanoemulsion
Lipidmonoschicht umschließt flüssige Lipidphase

Lipidnanopartikel
Lipidmonoschicht umschließt feste Lipidphase

Abb. 7.7 Lipid-Nanopartikel und Liposom im Vergleich – ohne Berücksichtigung der Größenverhältnisse

Sie steigern die Hydratation der Haut und schützen durch Filmbildung auf der Haut vor Austrocknung. Sie sind sehr stabil und mit anderen Rezepturbestandteilen meist kompatibel, sodass ein Zusatz zu bereits bestehenden Formulierungen meist ohne Probleme möglich ist.

Die Hauptwirkung von Liposomen in der Kosmetik besteht darin, dass sie den Feuchtigkeitsgehalt der Hornschicht erhöhen. Die Lipid-Doppelmembranen der Liposomen vereinigen sich mit denen der Kittsubstanz. Dadurch werden zusätzliche hydrophile Gruppen eingebaut, die Wasser binden können. Schon Leerliposomen üben diesen Effekt aus, durch Verarbeitung von Feuchthaltestoffen in die Liposomen lässt sich diese Wirkung noch steigern. Die Fusion mit körpereigenen Zellmembranen führt darüber hinaus zu einer erhöhten Fluidität, also Beweglichkeit oder Elastizität der Hornschicht. Dadurch glättet sich die Hautoberfläche.

Die erhoffte Einschleusung von Wirkstoffen in lebende Hautschichten, also ins Stratum basale oder gar die Lederhaut, konnte nicht bewiesen werden. Liposomen zerfallen aufgrund ihrer Größe bereits in der Hornschicht. Zwar sind Liposomen in der Lage an Hautzellen zu adsorbieren und Wirkstoffe an die Zellen abzugeben, im Bereich der toten Hornzellen können dadurch jedoch keine Effekte erwartet werden. Allerdings bewirkt dies, verglichen mit liposomenfreien Emulsionen, eine verlängerte Wirkung der in die Liposomen eingebauten Wirkstoffe. Außerdem wurde eine penetrationsfördernde Wirkung beobachtet. Insbesondere bei trockenen Hautzuständen sind liposomenhaltige Kosmetika wegen der Erhöhung des Feuchtigkeitsgehalts, der Glättung der Hautoberfläche, der guten Verträglichkeit und der langanhaltenden Wirkung gut geeignet. Ein tatsächlicher Transport von Wirkstoffen in tiefere Hautschichten wird für sog. **Transfersomen** beschrieben. Sie unterscheiden sich von Liposomen durch ihre hohe Tensidkonzentration. Man kann Liposomen wegen der Möglichkeit, sie mit Wirkstoffen zu beladen, den Hilfsstoffen zurechnen. Da aber schon Leerliposomen ausgeprägte Effekte zeigen, kann man sie mit Recht auch als Wirkstoffe bezeichnen. Liposomen werden meist in Gele oder Emulsionen eingearbeitet, wobei es einiger Erfahrung bedarf, Liposomen in Emulsionen stabil zu halten.

Vor einiger Zeit gelang es Liposomen aus den wichtigsten Hornschichtlipiden herzustellen. Diese sog. **Cerasomen** enthalten Ceramide, Cholesterin, Lecithin und Fettsäuren. Auf die Haut aufgebracht, werden sie von den Hornzellen adsorbiert und verschmelzen zu lamellaren Strukturen. Da die Lipidzusammensetzung in der Barriereschicht entscheidend für den Wasserverlust ist, bieten Cerasomen einen idealen Ansatz für ein gesundes Erscheinungsbild der Haut.

7.4 Gesichtspflege für fett-feuchte Haut

Der fett-feuchte Hautzustand ist durch grobporige Haut mit fettigem Glanz und Neigung zu Unreinheiten gekennzeichnet. Hier sind keine Defizite auszugleichen, sondern es gilt den Überschuss an Talg zu binden und die Infektion der Follikel zu verhindern. Da fette Haut sehr widerstandsfähig gegenüber äußeren Einflüssen aller Art ist, sind keine besonders schützenden Wirkstoffe nötig. Hautirritationen durch Pflegeprodukte treten bei diesem Hautzustand vergleichsweise selten auf. Die Gesichtspflege sollte sowohl tagsüber wie auch nachts aus einer O/W-Emulsion mit geringem Fettgehalt bestehen. Teilweise enthalten die Produkte für fette Haut Emulgatoren im Überschuss, die den Talg emulgieren können. Dadurch kann der zu viel produzierte Talg von der Creme aufgenommen und die Haut vor dem störenden Fettglanz bewahrt werden. Zur Abdeckung der Hautunreinheiten sind für die Anwendung am Tage getönte Tagescremes sinnvoll. Sie werden ausschließlich als O/W-Emulsionen angeboten. Getönte Cremes enthalten zusätzlich lösliche Farbstoffe und Pigmente, beispielsweise das gut deckende Titandioxid (INCI bei Verwendung als Pigment: CI 77891) und Eisenoxide (INCI: Iron Oxides). Getönte Tagescremes pflegen in gleicher Weise wie nicht getönte, geben jedoch der Haut dabei gleichzeitig ein frisches Aussehen und decken Hautunreinheiten ab. Ein Verstopfen der Poren durch die Pigmente ist nicht zu befürchten.

Um einzelne Pickel zu verdecken, eignen sich **Abdeckstifte,** die neben wachsartigen Grundsubstanzen und Decksubstanzen wie Titandioxid und Zinkoxid (INCI: Zinc Oxide) antiseptische Zusätze enthalten sollten. Geeignete Wirkstoffe in Pflegeprodukten für fett-feuchte Haut sind Adstringenzien und Antiseptika. In einigen Produkten findet man Feuchthaltefaktoren, denen jedoch bei diesem Hautzustand keine große Bedeutung zukommt. Adstringenzien, wie Hamamelis-Extrakt (INCI: Hamamelis Virginiana Extract), beeinflussen die für fette Haut typischen erweiterten Poren positiv. Antiseptika, wie Chlorhexidindigluconat (INCI: Chlorhexidine Digluconate) und Triclosan (INCI: Triclosan), sollen die Besiedlung der Mitesser mit Keimen verhindern. Auch Benzoylperoxid (▸Kap. 19.1) wird wegen seiner austrocknenden und desinfizierenden Wirkung für fette, unreine Haut eingesetzt. Die Wirksamkeit von Substanzen, die die gesteigerte Sekretion der Talgdrüsen normalisieren sollen, ist umstritten. Gelegentlich wird zu diesem Zweck Vitamin B_6 (INCI: Pyridoxine) oder sein Hydrochlorid (INCI: Pyridoxine HCl) eingesetzt.

Vor dem Auftragen der Creme empfiehlt sich beim fett-feuchten Hautzustand die regelmäßige Anwendung (ein- bis dreimal wöchentlich) eines Gesichtspeelings (▸Kap. 4.3.4), um die verstopften Follikelausgänge zu öffnen.

7.5 Gesichtspflege für fettarm-trockene Haut

Die fettarme, trockene Haut ist wegen ihres Fett- und Feuchtigkeitsmangels und ihrer besonderen Empfindlichkeit gegenüber Einflüssen aller Art ein besonders problematischer Hautzustand. Hier muss jeder zusätzlich austrocknende oder hautirritierende Einfluss vermieden werden. Zunächst muss, wie bei den anderen Hautzuständen auch, der nach der Hautreinigung verloren gegangene Hydrolipidfilm ersetzt werden, was hier jedoch wegen der unzureichenden Eigenleistung der Haut besonders wichtig ist. Noch entscheidender für das Wohlbefinden der Anwenderin ist allerdings die Erhöhung des Feuchtigkeitsgehalts, wobei großer Wert auf eine Steigerung des Wasserbindevermögens zu legen ist. Zu diesem Zweck eignen sich vor allem W/O-Emulsionen oder O/W-Emulsionen mit hohem Lipidanteil. Lipide in ausreichender Menge gewährleisten eine flächendeckende Ausbildung des Hydrolipidfilms und verhindern durch einen leichten Okklusionseffekt ein übermäßiges Verdunsten von Wasser. Soll nach der Tagespflege noch ein Make-up aufgetragen werden, so empfiehlt sich die Verwendung einer O/W-Emulsion, da das Make-up durch den hohen Anteil an pulverförmigen Inhaltsstoffen einen gewissen austrocknenden Effekt besitzt und eine Okklusion durch das darüber liegende Make-up überflüssig wird.

Wirkstoffe, die sich für Kosmetika bei trocken-fettarmer Haut bewährt haben, sind vor allem Feuchthaltefaktoren und Liposomen. Daneben werden häufig die reizlindernd und hautberuhigend wirkenden Substanzen Allantoin (INCI: Allantoin) und Bisabolol (INCI: Bisabolol) eingesetzt. Beide sind natürlich vorkommende Substanzen, Bisabolol ist Bestandteil des ätherischen Öls der Kamille.

7.5.1 Feuchthaltefaktoren

Damit die Haut geschmeidig bleibt, benötigt sie einen bestimmten Gehalt an Wasser, der für die Hornschicht 10 bis 20 % beträgt. Geht mehr Wasser verloren, so entstehen kleine Fältchen und Schüppchen. Um auch bei ungünstigen äußeren Bedingungen nicht zu viel Wasser zu verlieren, besitzt die Haut wasserbindende Substanzen, die das Wasser in der Hornschicht festhalten. Diese Substanzen stammen aus dem Schweiß und Talg oder entstehen beim Verhornungsprozess. Die Summe dieser wasserbindenden Stoffe der Haut wird als **NMF** (**n**atural **m**oisturizing **f**actor) bezeichnet. Der NMF enthält zu einem großen Teil Aminosäuren, vor allem Serin und Citrullin. Weiter findet man die aus der Aminosäure Arginin hervorgegangene Pyrrolidoncarbonsäure (PCA), Harnstoff, Salze organischer Säuren, wie Lactat, sowie anorganische Ionen. Alle diese Substanzen bilden um sich eine Hydrathülle und halten auf diese Weise Wassermoleküle in der Hornschicht. Als Feuchthaltesubstanzen in Kosmetika, auch Moisturizer genannt, finden unter anderem die einzelnen Bestandteile des NMF oder Kombinationen, die dem NMF in ihrer Zusammensetzung ähnlich sind, Verwendung.

Aminosäuren: Aminosäuren und ihre Derivate sind sehr effektive Moisturizer, da sie mehrere Ladungen pro Molekül tragen können und so relativ viel Wasser binden. Zur Herstellung kosmetischer Produkte wird beispielsweise Glycin (INCI: Glycine) verwendet.

Pyrrolidoncarbonsäure: Pyrrolidoncarbonsäure (INCI: PCA) ist zu etwa 12 % in NMF enthalten. Sie wird meist in Form ihres Natriumsalzes (INCI: Sodium PCA) eingesetzt, das im Gegensatz zur freien Säure stark hygroskopisch ist.

Harnstoff: Harnstoff (INCI: Urea) ist in gesunder Haut zu etwa 7 % zu finden. Er hat von allen natürlichen Feuchthaltefaktoren die größte Bedeutung. In Dermatika ist mit Harnstoff ab 2 % eine deutliche Erhöhung des Feuchtigkeitsgehalts der Haut zu erreichen. Aufgrund seiner guten Wasserlöslichkeit senkt Harnstoff den Dampfdruck von Wasser. So wird die Verdunstung an der Oberfläche der Haut reduziert. Die Substanz ist nicht toxisch, nicht sensibilisierend und wirkt außerdem Juckreiz stillend, entzündungshemmend und antimikrobiell, weshalb sie sehr häufig in kosmetischen Präparaten verarbeitet wird. Zahlreiche Pflegecremes fürs Gesicht, aber auch viele Körperlotionen enthalten Harnstoff als Moisturizer. Hierbei spielt für die Wirkung des Harnstoffs die Emulsionsform eine entscheidende Rolle. Bei O/W-Emulsionen findet sich nach kurzer Zeit Harnstoff in relativ hohen Konzentrationen in oberen Bereichen der Hornschicht. Wird Harnstoff dagegen in Form einer W/O-Emulsion appliziert, so fehlt dieser Sofort-Effekt und der Harnstoff ist stattdessen nach einiger Zeit auch in tieferen Schichten der Epidermis und in der Lederhaut zu finden. Durch die regelmäßige Verwendung harnstoffhaltiger Pflegeprodukte wird die Haut auch unempfindlicher gegen austrocknende Einflüsse. Dies scheint auf einer durch Harnstoff gesteigerten Anregung der Synthese von Lipiden zu liegen, die an der Barriere beteiligt sind, sodass der transepidermale Wasserverlust ähnlich wie bei Verwendung von W/O-Emulsionen verringert wird. Der gleiche Mechanismus wurde auch bei der regelmäßigen Verwendung von Glycerol in Hautpflegeprodukten gefunden. In der Kosmetik ist die zulässige Harnstoffkonzentration auf 10 % beschränkt, in der Dermatologie wird Harnstoff auch höher konzentriert eingesetzt. In medizinischen Zubereitungen nutzt man die Fähigkeit des Harnstoffs, die Penetration anderer Arzneistoffe durch die Haut zu verbessern. In Konzentrationen über 10 % wirkt Harnstoff zusätzlich keratolytisch. Dabei wird die Interzellularsubstanz im Stratum corneum aufgelockert und erweicht.

Lactat: Milchsäure (INCI: Lactic Acid) und vor allem ihre Salze, wie Natriumlactat (INCI: Sodium Lactate), sind stark hygroskopisch. Neben der guten Feuchtigkeit bindenden Wirkung werden Kombinationen aus Milchsäure und ihren Salzen auch häufig zur Einstellung und Pufferung des gewünschten pH-Wertes eingesetzt.

Mehrwertige Alkohole: Die Alkohole Glycerol (INCI: Glycerin), Propylenglykol (INCI: Propylene Glycol) und Sorbit (INCI: Sorbitol) sind stark hygroskopisch, benötigen allerdings genügend Feuchtigkeit aus der Pflegekosmetik, da sie sonst leicht Wasser aus tieferen Hautschichten anziehen. Sie dienen nicht nur dazu, Feuchtigkeit in der Haut anzureichern, sondern sollen auch die kosmetische Zubereitung vor dem Austrocknen schützen. Glycerol findet man vor allem in Handcremes, wo es die Haut vor Rissen schützen soll.

Zucker: Auch Zuckern und ihren Polymeren wird ein Feuchtigkeit bindender Effekt zugeschrieben. Stoffe wie Inosit (INCI: Inositol), Glucose (INCI: Glucose) und Fructose (INCI: Fructose) werden gelegentlich zu diesem Zweck eingesetzt.

Kollagen: Das Faserprotein Kollagen (INCI: Collagen) bildet den größten Teil des Bindegewebes und der Lederhaut (▸ Kap. 1.3.2). Das Molekül besteht aus drei zur Tripelhelix verdrillten Polypeptidketten. Kollagen aus jungem Bindegewebe ist überwiegend unvernetzt und durch die Anordnung seiner polaren Gruppen gut hydratisierbar. Man spricht von löslichem Kollagen oder Tropokollagen. Die Bezeichnung Tropokollagen bezieht sich auf die Art der Extraktion. Es wird durch Behandlung mit Säuren oder Neutralsalzen erhalten. Während des Alterungsprozesses bilden sich im Kollagen Quervernetzungen. Dadurch vermindert sich das Wasseraufnahmevermögen, das Kollagen wird unlöslich. Für die Verarbeitung in kosmetischen Produkten wird Kollagen aus den Häuten junger, gesunder Tiere durch Säureextraktion gewonnen. So soll gewährleistet werden, dass Kosmetika möglichst reines, natives Tropokollagen mit gutem Wasserbindevermögen enthalten.

Als Gesichtspflegecreme appliziert, bewirkt Kollagen die Bindung von Feuchtigkeit in der Hornschicht. Dieser Effekt geht auch bei niedriger Luftfeuchtigkeit nicht verloren. Allerdings sind relativ hohe Konzentrationen nötig. Darüber hinaus wird die Haut durch Kollagen glatt, weich und geschmeidig. Dass Kollagen aus kosmetischen Mitteln bis in die Lederhaut eindringt und dort den Verlust an löslichem Kollagen ausgleicht oder die Neubildung anregt, konnte nicht belegt werden. Ein solcher Verjüngungseffekt ist wegen der Molekülgröße und der damit verbundenen Penetrationsproblematik nicht zu erwarten. Zu bedenken ist außerdem, dass es sich um ein Eiweiß handelt, das in seiner Aminosäurensequenz geringfügig vom menschlichen Kollagen abweicht. Es kann daher als Fremdeiweiß erkannt werden und allergische Reaktionen hervorrufen.

Wird Tropokollagen über 35 °C erwärmt, so wird es unter Zerstörung der Helixstruktur denaturiert. Daher sollten kollagenhaltige Zubereitungen stets kühl gelagert werden. Auch in Gegenwart von Formaldehyd bricht die Helixstruktur zusammen, weshalb Kollagen nicht zusammen mit Formaldehyd abspaltenden Konservierungsmitteln verarbeitet werden darf.

Kollagenhydrolysate sind Abbauprodukte des Kollagens, die aus einzelnen Aminosäuren oder niederen Peptiden bestehen (INCI: Collagen Amino Acids). Sie sollen ebenfalls den Feuchtigkeitsgehalt der Hornschicht erhöhen und die Haut geschmeidig halten. Man verwendet sie auch in Haarpflegemitteln, da sie wie Kollagen gut auf das Haar aufziehen und einen Schutzfilm bilden.

Sonstige Feuchthaltefaktoren: Vor einigen Jahren wurde der aus dem Bakterium *Halomonas elongata* stammenden Stoff **Ectoin** (INCI: Ectoin) entdeckt. Es handelt sich dabei um eine Tetrahydropyrimidincarbonsäure. Die Bakterien schützen damit ihre DNA, ihre Membranen und ihre Proteine vor Wasserentzug und können so unter extremen Bedingungen, beispielsweise in Salzseen und bei großer Hitze, überleben. Bei In-vitro-Untersuchungen konnte darüber hinaus ein schützender Effekt vor UV-Strahlung gefunden werden. Die Zahl der „Sunburn-Cells" wurde deutlich verringert.

Ein weiterer Feuchthaltefaktor ist **Aloe Vera** (INCI: Aloe). Es handelt sich um einen dickflüssigen Extrakt, der aus den Blättern der Aloe-Pflanze durch Auspressen oder Extraktion mit Wasser gewonnen wird. Der Extrakt ist auch unter dem Namen Aloe-Vera-Gel bekannt. Er enthält vor allem Heteropolysaccharide, die in der Pflanze für die Wasserspeicherung zuständig sind. In kosmetischen Mitteln wirkt Aloe Vera dementsprechend Feuchtigkeit bindend, aber auch entzündungshemmend, weshalb es gelegentlich auch zur Linderung von Sonnenbränden verwendet wird.

7.6 Gesichtspflege für Mischhaut

Bei der Mischhaut weicht der Hautzustand normalerweise nur geringfügig von dem der normalen Haut ab. Die Haut im Bereich der T-Zone ist fetter, an den seitlichen Wangenpartien trockener als bei normaler Haut. Für die Pflege der Mischhaut sind daher in den meisten Fällen die gleichen Hautpflegeprodukte geeignet wie für die Normalhaut. Bei stärkerer Abweichung vom Normalzustand ist für die T-Zone auch die Verwendung einer Creme für fett-feuchte Haut und für den Bereich der Wangen die Verwendung einer Creme für trocken-fettarme Haut möglich.

7.7 Gesichtspflege für alternde Haut

7.7.1 Physiologie der Hautalterung

Während des Alterns der Haut verringert sich die Schweiß- und Talgdrüsensekretion, wodurch der Hydrolipidmantel nicht mehr flächendeckend die Hautoberfläche überzieht. Auch die Produktion der körpereigenen Feuchthaltefaktoren nimmt immer mehr ab. Zusammen mit der durch Falten und Runzeln vergrößerten Oberfläche sind dies die Ursachen für die ausgesprochene Trockenheit der gealterten Haut, die man dann als Altershaut oder freundlicher ausgedrückt als anspruchsvolle oder reife Haut bezeichnet. Die Trockenheit bedingt das Erscheinungsbild der Altershaut mit schuppigen und rissigen Arealen und durch den verminderten Eigenschutz die Empfindlichkeit gegenüber äußeren Einflüssen, unter der viele ältere Menschen leiden. Schon lange bevor sich der Feuchtigkeitsverlust der Haut so deutlich bemerkbar macht, verliert die Haut aufgrund der Vorgänge in tieferen Hautschichten an Spannung. Es entstehen Fältchen und Falten. Unter diesem äußerlich sichtbaren Merkmal des Alterns leiden viele Menschen besonders. Der Zeitpunkt, an dem die ersten Fältchen bemerkt werden, wird häufig als der Beginn der Hautalterung angesehen. Daher ist die Verwendung einer Gesichtspflege mit entsprechenden Wirkstoffen nicht erst beim voll ausgeprägten Bild der Altershaut, sondern schon vorher, bei alternder Haut sinnvoll. In welchem Alter die ersten Falten entstehen und die Haut trockener wird, ist individuell verschieden und hängt von der genetischen Disposition und dem Lebenswandel ab.

Bei bereits sehr trockener und fettarmer Haut besteht die wesentliche Aufgabe einer Pflegekosmetik in der Substitution des Hydrolipidfilms. Hierfür eignen sich für den Tag O/W-Emulsionen mit besonders hohem Lipidanteil oder besser W/O-Emulsionen. Bei der Auswahl der Inhaltsstoffe ist wegen der Empfindlichkeit der Altershaut besonders auf gute Verträglichkeit zu achten. Für die Anwendung in der Nacht sollte W/O-Emulsionen der Vorzug gegeben werden. Ist die Drüsensekretion der Haut noch ausreichend, können Emulsionen mit geringerem Lipidgehalt, jedoch mit den gleichen Wirkstoffen benutzt werden. Wegen ihrer Wirkung auf die Mitoserate der Basalzellenschicht sollten gesättigte Kohlenwasserstoffe als Lipidkomponente nur in geringen Mengen zugesetzt werden (▸Kap. 7.2.2).

Zu den wichtigsten kosmetischen Wirkstoffen gegen Hautalterung zählen Substanzen mit antioxidativen Eigenschaften, wie die Vitamine A, C und E, Niacinamid (Vitamin B_3), Alpha-Liponsäure, Coenzym Q_{10} und die pflanzliche Polyphenole. Ihnen allen ist gemeinsam, dass sie die Konzentration von freien Radikalen in der Haut reduzieren. Freie Radikale gelten als Hautpursache der Hautalterung. Sie schädigen Membranen, DNA, Lipide. Proteine und Kollagenfasern. Geeignete Wirkstoffe bei alternder Haut und Altershaut sind auch die Feuchthaltesubstanzen (▸Kap. 7.5). Leere oder mit Wirkstoffen beladene Liposomen (▸Kap. 7.3) eignen sich wegen ihres pflegenden und wirkungsverlängernden Effektes ebenfalls für die Pflege von alternder und Altershaut. Häufig findet man auch Wirkstoffe, die eine Anregung des bei Altershaut verlangsamten Stoffwechsels bewirken sollen, die sog. Stoffwechselaktivatoren. Fruchtsäuren werden eingesetzt, um die Faltenbildung zu verlangsamen bzw. bereits vorhandene Fältchen abzumildern. Ein sog. **Anti-Aging-Produkt,** das zum Schutz vor Hautalterung angeboten wird, sollte neben den Antioxidanzien auf jeden Fall UV-A- und -B-Filter enthalten.

7.7.2 Wirkstoffe zur äußerlichen Anwendung

Antioxidanzien, Stoffwechselaktivatoren und andere Anti-Aging-Wirkstoffe

Gerne wird im Zusammenhang mit alternder Haut von der Ernährung der Haut gesprochen. Allerdings können die meisten Nährstoffe die Hornschicht kaum überwinden. Zumindest werden keine nennenswerten Konzentrationen in tieferen Hautschichten erreicht, die die Bezeichnung Ernährung rechtfertigen würden. Die Haut ist auf die Versorgung über die Blutbahn angewiesen. Ausnahmen bilden die Vitamine A und E sowie die essenziellen Fettsäuren. Sie sind aufgrund ihrer Lipophilie in der Lage die Barriere zu durchdringen.

Vitamin E: Unter dem Begriff Vitamin E werden verschiedene Tocopherole zusammengefasst. Das natürliche Vitamin E, D-α-Tocopherol, unterscheidet sich von synthetisch hergestelltem DL-α-Tocopherol durch seine stärkere Wirkung und seine bessere Freisetzung aus der Acetatform, die wegen ihrer höheren Stabilität meist verwendet wird. Vitamin E ist aufgrund seiner Lipophilie in der Lage, die Barriere der Hornschicht zu überwinden und bis in die Lederhaut vorzudringen. Die Wirkung des Vitamin E beruht auf der Fähigkeit freie Radikale abzufangen. Freie Radikale entstehen durch die Einwirkung von UV-Strahlen oder andere energiereiche Einflüsse. Sie reagieren mit geeigneten reaktionsfreudigen Bausteinen der Haut. Dazu gehören vor allem die DNA, Proteine und ungesättigte Fettsäuren. Dieser oxidative Stress bewirkt Veränderungen an den Fettsäuren der Zellmembranen und an der Erbinformation, was schlimmstenfalls zu malignen Entartungen führen kann. Auch die Vernetzung des Kollagens und die daraus resultierende Abnahme des Wasserbindevermögens kann durch Radikalreaktionen eingeleitet werden. Ebenso werden für die Degeneration der elastischen Fasern Radikale verantwortlich gemacht. Die Folge sind das sog. Umweltaltern (▸ Kap. 1.6), vorzeitige Hautalterung sowie möglicherweise Hautschäden und Hautkrankheiten.

Vitamin E gilt als der wichtigste Inhibitor für freie Radikalkettenreaktionen im lipophilen Milieu. Es kann direkt in die Zellmembran eingebaut werden. Mit seiner lipophilen Seitenkette liegt es im Inneren der Membran zwischen den lipophilen Anteilen der Fettsäuren. Der hydrophile Teil mit der phenolischen OH-Gruppe orientiert sich in Richtung der hydrophilen Anteile der Membranphospholipide, wobei das Vitamin E die Membran überragt (○ Abb. 7.8). Die phenolische OH-Gruppe ist in der Lage freie Radikale abzufangen, ohne dabei selbst weitere Kettenreaktionen auszulösen, da das entstandene Tocopheroxyl-Radikal relativ stabil ist. Es wird anschließend von körpereigenen Redoxsystemen, wobei Vitamin C eine wichtige Rolle spielt, regeneriert. Vitamin E kann sowohl bereits gebildete freie Radikale abfangen als auch in gerade ablaufende Reaktionen eingreifen. In jedem Falle wird die Radikalkettenreaktion unterbrochen und die Zelle vor oxidativen Schäden geschützt. Mit Vitamin-E-haltigen Hautpflegeprodukten ist es daher möglich, die vorzeitige Hautalterung durch UV-Strahlung zu vermindern. Durch den Schutz von Membranen und vor allem interzellulären Lipiden in der Kittsubstanz wird außerdem die Barrierefunktion der Haut stabilisiert. Dies führt zu einer Verminderung des transepidermalen Wasserverlusts, sodass Vitamin E auch den Feuchtigkeitsgehalt der

Hornschicht verbessert. Nach neueren Erkenntnissen blockiert Vitamin E unabhängig von der Fähigkeit, Radikale abzufangen, den enzymatischen Abbau des Kollagens in der Lederhaut. So kann mit Vitamin E zusätzlich zu den bereits genannten Effekten der physiologische Alterungsprozess der Haut verlangsamt werden. Da auch die Entstehung der Altersflecken (▸ Kap. 1.6) durch Radikalreaktionen initiiert wird, kann durch die Applikation von Vitamin E ihre Ausbildung verhindert werden.

Eine weitere kosmetische Wirkung des Vitamin E beruht auf der Fähigkeit, die Mitoserate der Basalzellen zu erhöhen. Diese nimmt bekanntlich mit zunehmendem Alter immer mehr ab, wodurch sich die Epidermis verdünnt. Geeignete Vitamin-E-haltige Hautcremes sind in der Lage, die Zellteilungsrate um bis zu 18 % zu steigern. In der Dermatologie wird Vitamin E zur schnelleren Heilung von Wunden und bei entzündlichen Hauterkrankungen mit Erfolg eingesetzt.

Die Epidermis enthält normalerweise nur sehr geringe Mengen an Vitamin E. Auch durch zusätzliche orale Aufnahme kann dies nur ungenügend gesteigert werden. Wegen der genannten Wirkungen und seiner sehr guten Hautverträglichkeit sowie fehlenden Toxizität und Allergisierungsfähigkeit ist der Zusatz von Vitamin E in Hautcremes sehr sinnvoll.

Nicht nur Zubereitungen für alternde Haut, sondern alle Hautpflegecremes sollten Vitamin E enthalten. Entscheidend ist dabei die Konzentration, in der Vitamin E eingesetzt wird, da die Dosis eng mit der Wirkung korreliert. In Konzentrationen von 0,05 bis 0,2 % wird Vitamin E als Antioxidans zum Schutz der Lipidkomponenten in kosmetischen Zubereitungen eingesetzt. In dieser Dosierung kann noch keine nennenswerte kosmetische Wirkung erwartet werden. Hierfür sind Konzentrationen von 2 bis 10 % nötig. Um dermatologische Effekte zu erzielen, werden Konzentrationen von bis zu 25 % verwendet.

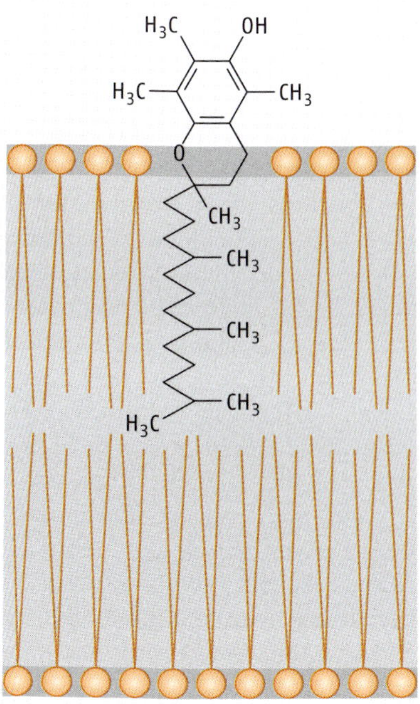

Abb. 7.8 Vitamin E zwischen den Phospholipiden der Zellmembran

Generell wird Vitamin E gut und schnell aus W/O-Emulsionen freigesetzt, noch besser jedoch aus Mikro- und Nanoemulsionen. Liposomen beschleunigen die Penetration durch die Hornschicht.

Vitamin A und Retinoide: Mit Vitamin A oder Retinol (INCI: Retinol) bezeichnet man den Retinalkohol. Zu den Retinoiden zählen die Ester des Retinols Retinylpalmitat (INCI: Retinyl Palmitate) und Retinylacetat (INCI: Retinyl Acetate), die aufgrund ihrer höheren Stabilität häufiger als Retinol in kosmetischen Präparaten zu finden sind. Weitere Retinoide sind Retinal, der Retinaldehyd und die Säuren Tretinoin (Vitamin-A-Säure, all-trans-Retinsäure) und Isotretinoin (13-cis-Retinsäure). Retinylester sind auch die biologisch inaktiven Speicherformen, in der Retinol in der Leber gespeichert wird. Bei Bedarf wird daraus Retinol freigesetzt und mittels Transportproteinen unter anderem zu den Hautzellen transportiert. Wird Vitamin A benötigt, so wird der Alkohol in einer reversiblen Reaktion zum Aldehyd umgewandelt. Eine weitere Oxidation zur Vitamin-A-Säure lässt irreversibel die eigentliche Wirkform des Vitamin A entstehen.

Vitamin-A-Säure kann als Hormon bezeichnet werden, da sie im Zellkern an spezifische Rezeptoren bindet und auf diese Weise epidermale Funktionen steuert. Ein normaler Vitamin-A-Gehalt der Haut, wie er bereits durch ausgewogene Ernährung gewährleistet ist, regelt die Differenzierung der Epidermiszellen und den Bindegewebsab- und -aufbau. Die Wirkung von zusätzlich durch Kosmetika zur Verfügung gestelltem Vitamin A besteht in einer gesteigerten Mitoserate der Basalzellen und damit einer Verdickung der Epidermis. Die Wirkung übertrifft die des Vitamin E deutlich. Außerdem erhöht Vitamin A die Anzahl an bindegewebsbildenden Zellen in der Lederhaut und steigert die Produktion von Kollagen. Die Aktivität der bindegewebsabbauenden Kollagenasen wird hingegen gesenkt. Durch die Anwendung von Vitamin-A-Säure wird die atrophierte Altershaut wieder dicker. Außerdem wirkt die Haut glatter und straffer, kleine Fältchen und Runzeln gehen zurück. Zusätzlich wird das Hautoberflächenrelief gleichmäßiger, da Pigmentierungs- und Verhornungsstörungen reduziert werden. Vor kurzem wurde ein weiterer Mechanismus des Retinols nachgewiesen. In kultivierten menschlichen Hautfibroblasten induzierte Retinol die Expression des Elastin-Gens und die Bildung von elastischen Fasern. Bei Belastung der Haut mit UV-Strahlung ist die topische Zufuhr von Vitamin A zusätzlich zur Aufnahme mit der Nahrung besonders wichtig. Durch die Strahlung wird Vitamin A zerstört und der Gehalt in der Haut sinkt. Eine geregelte Bildung von Bindegewebsfasern ist dann nicht mehr möglich. Das Bindegewebe degeneriert und es entsteht die typische ledrige Haut der Lichtalterung. Hieran ist lichtgealterte Haut von natürlich gealterter Haut unabhängig vom Alter der Person zu erkennen. Teilweise kann Vitamin A sogar bereits geschädigte Kollagenfasern neu strukturieren.

Für die Anwendung in der Kosmetik sind Retinol und Retinaldehyd zugelassen. Beide sind gut verträglich, wirken nicht photosensibilisierend und gelangen auch nicht in den systemischen Blutkreislauf. Sie werden als Vorstufen der Vitamin-A-Säure langsam und kontinuierlich in die Wirkform überführt. Da Retinol aus dermalen Zubereitungen jedoch schon auf dem Weg zum Zellkern teilweise abgebaut wird, zeigt Retinaldehyd einen wesentlich stärkeren Regenerationseffekt als der Alkohol. Vitamin-A-Säure selbst unterliegt aufgrund ihrer stark irritativen Nebenwirkungen der Verschreibungspflicht (▸ Kap. 19.1). Häufig wird Vitamin A auch mit Vitamin E und Ascorbylpalmitat kombiniert, um Vitamin A zu stabilisieren. Vitamin-A-haltige Präparate, die auch zur Anwendung am Tage bestimmt sind, sollten UV-Filter enthalten, da Vitamin A durch UV-Strahlung inaktiviert wird.

Beta-Carotin (▸ Kap. 12.8.4), das Provitamin A (INCI: Beta-Carotene), kann aufgrund seiner kräftigen orangeroten Farbe nur in geringen Konzentrationen in Kosmetika verwendet werden. Die Substanz wirkt als Radikalfänger und kann die Wirkung von Vitamin E unterstützen.

Vitamin C: Vitamin C oder Ascorbinsäure (INCI: Ascorbic Acid) gehört zu den bestuntersuchten Anti-Aging-Wirkstoffen. Ihre Effektivität wurde in mehreren placebokontrollierten Doppelblindstudien nachgewiesen. Ascorbinsäure selbst ist in wässrigen Lösungen instabil. Sie muss zuverlässig vor Licht- und Sauerstoffeinfluss geschützt werden, um sich nicht innerhalb weniger Stunden nach dem Öffnen des Behältnisses zu zersetzen. Aus diesem Grund werden häufig Ascorbylpalmitat (INCI: Ascorbyl Palmitate) oder andere stabile Derivate eingesetzt, die im Körper wieder zu Ascorbinsäure umgewandelt werden. Vitamin C ist maßgeblich an der Wiederherstellung der antioxidativen Eigenschaften des Vitamin E beteiligt, indem es das Tocopheroxyl-Radikal an der Membranoberfläche regeneriert. Darüber hinaus besitzt es selbst auch antioxidative Eigenschaften, die es aufgrund seiner Wasserlöslichkeit besser im Plasma ausüben kann. Im Vergleich zu Vitamin E sind die antioxidativen Effekte des Vitamin C jedoch eher untergeordnet. Ein weiterer Grund für seinen Einsatz in Kosmetika ist die anregende Wirkung auf die Kollagensynthese in der Lederhaut. Vitamin C ist direkt an Reaktionen im Verlauf der Kollagensynthese beteiligt. Es ist für die Hydroxylierung der Aminosäure Prolin im Bereich der Proteinstränge des Kollagenmoleküls verantwortlich. Durch eine vermehrte Zufuhr von Vitamin C kann man die Kollagensynthese fördern und teilweise sogar altersbedingte Bindegewebsschäden regenerieren. Außerdem hemmt Vitamin C kollagen- und elastinabbauende Enzyme. Bei einem schweren Vitamin-C-Mangel kommt die Kollagensynthese völlig zum Erliegen. Dies ist die Ursache für Skorbut. Gelegentlich wird Vitamin C auch in Cremes zur Behandlung von Altersflecken eingesetzt, weil ihm ein aufhellender Effekt zugeschrieben wird.

Coenzym Q_{10}: Das Chinonderivat Ubichinone -10 (INCI: Ubiquinone) ist wie Vitamin E ein lipophiles Antioxidans. Für den menschlichen Körper ist es eine lebenswichtige Substanz, die, wie Selen oder Vitamin E, zum antioxidativen Schutzsystem der Zelle gehört. Außerdem spielt es eine wichtige Rolle bei der Bereitstellung von Energie. 40 bis 50 % des Coenzyms Q_{10} werden daher in den Mitochondrien gespeichert. Topisch appliziertes Ubichinon ist in der Lage, die Bildung freier Radikale zu vermindern und oxidiertes Vitamin E zu reduzieren. Allerdings muss Ubichinon dafür zunächst ins Zellinnere gelangen, denn es übt diese Funktion hauptsächlich an der inneren mitochondrialen Membran aus. Allein durch diese Tatsache ist Ubichinon dem Vitamin E bezüglich seiner Antioxidanswirkung unterlegen.

Pflanzliche Polyphenole: Sie werden von Pflanzen produziert, um diese vor freien Radikalen zu schützen. Einige dieser Pflanzenstoffe werden in Anti-Aging-Cremes eingesetzt, dazu zählen Anthocyane, Bioflavonoide, Proanthocyanidine, Katechine, Hydroxyzimtsäuren und Hydroxybenzoesäuren. Reich an Anthocyanen sind Rotwein und Beeren; Bioflavonoide findet man in Gingko biloba, Ginseng, Aloe vera, Zitrusfrüchten, Sojabohnen, Weintraubenkernen und Rotwein. Proanthocyanidine kommen unter anderem in Kakao, Rotwein, Seegrasextrakt, grünem und schwarzem Tee vor; Katechine in Tee, Schokolade, Äpfeln, Käse und Rotwein; Hydroxyzimtsäuren findet man in Kaffee und Rotwein; Hydroxybenzoesäuren in Früchten, Nüssen, Tee und Rotwein. Bioflavonoide wirken antioxidativ und antientzündlich. Anthocyane reduzieren die UV-B-induzierte DNA-Schädigung sowie die Anzahl freier Sauerstoffradikale in den Hautzellen. Den phenolischen Isoflavonen aus Soja und Rotklee wird eine Phytoestrogenhormonwirkung zugeschrieben. Proanthocyanidine scheinen die Produktion freier Radikale und proentzündlicher Mediatoren, wie Histamin, Prostaglandine und Leukotriene zu hemmen. Hautschützende antioxidative Eigenschaften werden vor allem den Polyphenolen aus grünem und schwarzem Tee zugeschrieben, von denen hauptsächlich Epikatechine aus Extrakten des **grünen Tees** (INCI: Camellia Sinensis Extract) in Kosmetika eingesetzt werden. Grüner Tee soll auch eine antikanzerogene Wirkung besitzen. Kontrollierte Studien zur topischen Applikation von pflanzlichen Polyphenolen bei Hautalterungserscheinungen fehlen bislang noch.

Phytoestrogene: Unter dem Begriff Phytoestrogene werden verschiedene aus Pflanzen stammende Verbindungen zusammengefasst, die im menschlichen Körper estrogenartige Wirkungen auslösen. Es sind chemisch gesehen hauptsächlich Isoflavone, aber auch Cumestane und Lignane, die aufgrund einer gewissen Strukturähnlichkeit mit dem körpereigenen 17β-Estradiol an die entsprechenden Hormonrezeptoren der Haut binden. Ihre estrogene Potenz ist jedoch wesentlich geringer, sodass keine systemischen Nebenwirkungen zu erwarten sind. Lässt die körpereigene Hormonproduktion mit dem Eintritt in die Wechseljahre nach, so wirkt sich dies auch auf die Haut aus. Der fallende Estrogenspiegel wird als ein Faktor für die intrinsische Hautalterung postmenopausaler Frauen angesehen. Vermutlich beruht dies auf einer Verminderung der Kollagen- und der elastischen Fasern sowie auf einer Abnahme des Hyaluronsäuregehalts. Durch den Einsatz von Phytoestrogenen, beispielsweise aus Soja (INCI: Glycine Soja Extrakt) oder grünem Tee (INCI: Camellia Sinensis Extrakt), versucht man, den Prozess zu verlangsamen und damit das Gewebe zu festigen. In Untersuchungen konnte eine Stimulation des Kollagenstoffwechsels gezeigt werden. Weitere phytoestrogenhaltige Pflanzen sind Traubensilberkerze, Ginseng, Klee, Ginster und Sonnenblume.

Niacinamid (Vitamin B_3): Dieses Vitamin ist in den letzten Jahren immer häufiger als Anti-Aging-Wirkstoff eingesetzt worden. In-vivo-Untersuchungen zeigen, dass mit einer fünfprozentigen Niacinamid-Creme feine Falten, Hyperpigmentierungen und Hautrötungen als Zeichen der Altershaut signifikant gemindert werden. Zudem wurde eine Zunahme der Hautelastizität festgestellt.

Biotin: (INCI: Biotin) Das auch als Vitamin H bezeichnete Biotin wird häufig zur Gruppe der B-Vitamine gezählt. Es ist ein Wachstumsfaktor für die Hautzellen, der die Aktivität einiger Enzyme sowie die Proteinsynthese beeinflusst. Man geht davon aus, dass Biotin die Funktion der Epidermis besonders im Bereich der Reinschen Barriere (▸ Kap. 1.3.1) fördert. Nachgewiesen ist auch seine günstige Wirkung als Haar- und Nageltherapeutikum. Allerdings sind diese Wirkungen nur nach oraler Applikation zu erwarten. Für die topische Applikation auf Haut und Haar konnte keine Wirkung nachgewiesen werden.

D-Panthenol: (INCI: Panthenol) Ein weiteres Vitamin, das man in Hautpflegepräparaten findet, ist das als Provitamin B_5 bezeichnete Panthenol. Es penetriert gut in die Haut und wird dort rasch zur Pantothensäure, dem Vitamin B_5, umgewandelt. Pantothensäure ist Bestandteil von Coenzym A und damit an zahlreichen Stoffwechselprozessen beteiligt.

Bei topischer Anwendung wirkt Panthenol einerseits in unveränderter Form als Feuchthaltefaktor, da die Substanz aufgrund ihrer hydrophilen Eigenschaften Wasser binden und in der Hornschicht speichern kann. Andererseits kann die Pantothensäure Hautfunktionen regulierend beeinflussen. In Form von Coenzym A aktiviert D-Panthenol die Synthese von Hornschichtlipiden und unterstützt die Zellproliferation der Basalzellen. Beide Faktoren führen zu einer Verbesserung der Barrierefunktion. D-Panthenol kann generell die Regenerationsfähigkeit der Epidermis erhöhen, was auch am schnelleren Abklingen kleinerer Verletzungen zu erkennen ist. Die Substanz wirkt außerdem entzündungshemmend und Juckreiz kann zumindest gemildert werden. Wegen dieser entzündungshemmenden und heilungsfördernden Wirkungen wird Panthenol häufig in Sonnenschutzmitteln und After-Sun-Präparaten eingesetzt. Da Panthenol auch gut in den Haarschaft eindringen kann und dort ebenfalls Feuchtigkeit bindet, wird es gelegentlich auch in Haarpflegemitteln verarbeitet.

Pyridoxin: (INCI: Pyridoxine) Das Vitamin B_6 sowie aufgrund der besseren Löslichkeit auch sein Hydrochlorid (INCI: Pyridoxine HCL) sind ebenfalls in Hautpflegepräparaten zu finden. Pyridoxin soll sich günstig auf eine übermäßige Talgdrüsenproduktion auswirken, weshalb es gelegentlich als Wirkstoff in Hautcremes für fette Haut eingesetzt wird

2-Dimethylaminoethanol (DMAE): Seit kurzem beobachtet man vielversprechende Effekte bei der Anwendung dieses Vitamin-B-Cholinanalogons. Die Applikation von dreiprozentigem DMAE im Gesicht führte in einer Studie nach 16 Wochen zu einer Verbesserung von Falten, Augenringen, Dunkelverfärbungen, Nasolabialfalten sowie zu einer Straffung der Halshaut.

Hyaluronsäure: Hyaluronsäure (INCI: Hyaluronic Acid) wurde ursprünglich in der Medizin zur Förderung der Wundheilung eingesetzt. Heute gehört sie zu den meist verwendeten Wirkstoffen in Kosmetikprodukten. Hochmolekulare Hyaluronsäure zählt zu den Feuchthaltefaktoren, niedermolekulare Hyaluronsäure ist ein geeigneter Wirkstoff gegen Hautalterung. Sie wird nicht nur zum Unterspritzen von Falten verwendet, sondern auch in verschiedensten Anti-Aging-Cremes eingesetzt. Hochmolekulare Hyaluronsäure ist ein Mucopolysaccharid, das unter anderem am Aufbau des Bindegewebes beteiligt ist. Die höchste Konzentration an Hyaluronsäure findet sich in der Haut. Die Substanz ist in der Lage, mehr als das 1 000-fache ihres eigenen Gewichtes an Wasser zu binden und kann bereits in Konzentrationen ab 1 % ein elastisches, kohärentes Gerüst bilden. Früher wurde Hyaluronsäure für die Verwendung in der Kosmetik aus Hahnenkämmen gewonnen, die besonders reich daran sind. Heute wird es gentechnisch hergestellt. Wird Hyaluronsäure als Feuchthaltemittel in kosmetischen Pflegepräparaten verwendet, so bildet sie einen luftdurchlässigen Film auf der Haut, der die Feuchtigkeit sehr fest bindet und so einen wirksamen Schutz gegen Austrocknung bietet. Selbst in extrem trockener Umgebung geht diese Fähigkeit nicht verloren. Aufgrund ihrer enormen Molekülgröße kann die hochmolekulare Hyaluronsäure, äußerlich aufgetragen, jedoch nur an der Hautoberfläche wirken. In tiefere Hautschichten gelangt sie nicht. Hyaluronsäure und ebenso ihr Natriumsalz, das Natriumhyaluronat (INCI: Sodium Hyaluronate), sind gut verträglich, untoxisch und lösen keine Allergien aus. Sie sind in ihrem Wasserbindevermögen allen anderen zu diesem Zweck eingesetzten Verbindungen überlegen, werden jedoch wegen ihres hohen Preises eher sparsam eingesetzt. In verschiedenen Untersuchung konnte gezeigt werden, dass niedermolekulare Hyaluronsäure, also Hyaluronsäurefragmente bestimmter Länge, auf die Haut appliziert, in die Haut eindringen und der Hautatrophie entgegenwirken können. Mit Fragmenten mittlerer Länge gelang es, Keratinozyten in vitro zur Proliferation anzuregen, was zu einer Zunahme der Hautdicke führte. Auch auf die Faltentiefe und die Hautelastizität zeigen die Hyaluronsäurefragmente positive Effekte. Inzwischen weiß man, dass Hyaluronsäurefragmente mit einem Molekulargewicht von 50 kDa bessere Penetrationseigenschaften aufweisen als Hyaluronsäurefragmente mit Molekulargewichten von mehr als 300 kDa. Darüber hinaus beeinflusst die 50 kDa-Hyaluronsäure die Expression verschiedener Gene, welche die Differenzierung von Keratinozyten steuert.

Alpha-Liponsäure: (INCI: Alpha Lipoic Acid) Das lipophile Coenzym ist vor allem in den Mitochondrien zu finden. Es wirkt in der Haut als Antioxidans und ist in der Lage, freie Sauerstoffradikale wie Wasserstoffperoxid, Hydroxyl-Radikale, Superoxidradikale und Stickoxide zu neutralisieren. Vor kurzem konnte gezeigt werden, dass Alpha-Liponsäure nicht nur antioxidativ wirkt, sondern auch die Biosynthese von neuem Kollagen verbessert.

Polypeptide: Eine relativ neue Entwicklung unter den in Anti-Aging-Produkten eingesetzten Wirkstoffen stellen die Polypeptide dar. Schon länger ist bekannt, dass ein Polypeptidfragment mit der Aminosäuresequenz Lysin-Threonin-Threonin-Lysin-Serin, die Synthese von Kollagen in dermalen Fibroblasten signifikant erhöht. Um dieses Peptid lipophiler zu machen und dadurch seine Penetration in die Haut zu erhöhen, wurde es an Palmitinsäure gebunden und unter dem Namen Palmitoyl-Lysin-Threonin-Threonin-Lysin-Serin (INCI: Palmitoyl Pentapeptide-4) patentiert. Vor kurzem wurde für ein weiteres Polypeptid, ein Tetrapeptid mit der Sequenz Glycin- Glutaminsäure-Lysin-Glycin (INCI: Tetrapeptide-21), ein Anti-Aging-Effekt nachgewiesen. Die Effekte eines weiteren Peptids, nämlich eines Dipeptids bestehend aus Prolin und Hydroxyprolin, wurden bisher nur in einer In-Vitro-Studie an dermalen Fibroblasten untersucht. Die Zugabe des Dipeptids führt ebenfalls zu einer Steigerung der Proliferationsrate und zu einem Anstieg der Hyaluronsäuresynthese. Kombiniert man mehrere Peptide, so lässt sich der Anti-Aging-Effekt der Formulierung offenbar noch steigern.

Salicyloyl-Phytosphingosin: (INCI: Salicyloyl Phytosphingosine) Die Substanz gehört zur Stoffgruppe der Sphingolipide. Durch Fermentation mit Hilfe von Hefen entsteht ein hautidentische Phytosphingosin, das anschließend durch Veresterung mit Salicylsäure lipophiler und damit penetrationsfähiger gemacht wird. Sowohl in vitro als auch in vivo konnte gezeigt werden, dass Salicyloyl-Phytosphingosin bei Einsatz in einer geeigneten Grundlagen bereits in einer Konzentration von 0,2 % die Zeichen der lichtgeschädigten Altershaut vermindert. Eine weitere Untersuchung zeigt, dass Salicyloyl-Phytosphingosin imstande ist, eine gestörte Hautbarriere zu regenerieren.

Omega-6-Fettsäuren: Omega-6-Fettsäuren findet man hauptsächlich in pflanzlichen Ölen, während Omega-3-Fettsäuren überwiegend in Fischölen vorkommen. In der Kosmetik werden vor allem die Omega-6-Öle aus der Nachtkerze (INCI: Oenothera Biennis Oil) und dem Borretsch (INCI: Borago Officinalis Seed Oil) verwendet. Beide enthalten große Mengen an Linolsäure (INCI: Linoleic Acid) und Linolensäure (INCI: Linolenic Acid). Diese mehrfach ungesättigten Fettsäuren sind Bestandteile von Hautlipiden der Kittsubstanz und von Phospholipiden, die wesentlich am Aufbau der Zellmembranen beteiligt sind. Weitere Öle, die mehrfach ungesättigte Fettsäuren enthalten, sind beispielsweise Maiskeimöl (INCI: Zea Mays Oil) und Weizenkeimöl (INCI: Triticum Vulgare Germ Oil). Die essenziellen Fettsäuren aus Hautpflegeprodukten werden in Zellmembranen und Kittsubstanz eingebaut, wo sie die Barrierefunktion der Epidermis verbessern. Dadurch vermindert sich der transepidermale Wasserverlust und die Haut wird vor Austrocknung geschützt. Die auf diese Weise stabilisierten Zellmembranen sind flexibel und halten die Haut elastisch. Wie alle ungesättigten Fettsäuren sind auch Linol- und Linolensäure sehr oxidationsempfindlich, weshalb sie in den natürlichen Ölen schon mit Vitamin E zusammen vorkommen. Da im Zuge der Hautalterung der Gehalt an mehrfach ungesättigten Fettsäuren abnimmt, sind die Omega-6-Öle wie auch die isolierten Fettsäuren geeignete Wirkstoffe für die alternde Haut.

Elastin: Die elastischen Fasern in Sehnen, Bändern und Bindegewebe verdanken ihre Dehnbarkeit dem Faserprotein Elastin. Im Elastinmolekül sind mehrere Polypeptidketten über die Aminosäuren Desmosin und Isodesmosin quervernetzt. Elastin ist im Gegensatz zu Kollagen unempfindlich gegen Hitze und unlöslich in Wasser. Gewonnen wird es aus den Nackenbändern von Rindern, die zum größten Teil aus Elastin bestehen. Im nativen Zustand ist es wegen seines Lösungsverhaltens ungeeignet für die Anwendung in Kosmetika. Daher wird es durch Kochen mit Oxalsäure oder Alkalilaugen in wasserlösliche Hydrolysate überführt. Lösliches Elastin oder Elastinhydrolysat (INCI: Hydrolyzed Elastin) kann nur geringe Mengen Feuchtigkeit binden und in der Hornschicht anreichern, hält jedoch die Haut glatt und geschmeidig. Beide Stoffe werden hauptsächlich zur Pflege der alternden Haut angewandt, die durch Verdickung und Brüchigkeit ihrer Elastinfasern an Elastizität verloren hat. Das lösliche Elastin soll in der Lederhaut die Bildung neuer elastischer Fasern anregen und so der Faltenbildung entgegenwirken. Ob es allerdings in der Lage ist, die Reinsche Barriere zu überwinden und in tiefere Hautschichten vorzudringen, ist fraglich.

Fruchtsäuren: Fruchtsäuren sind chemisch gesehen *Alpha*-Hydroxy-Säuren. Aufgrund der englischen Bezeichnung **a**lpha **h**ydroxy **a**cids werden sie auch als **AHAs** bezeichnet. Eine *Alpha*-Hydroxy-Struktur besitzen:

- Glykolsäure (INCI: Glycolic Acid),
- Weinsäure (INCI: Tartaric Acid), Zitronensäure (INCI: Citric Acid),
- Äpfelsäure (INCI: Malic Acid),
- Milchsäure (INCI: Lactic Acid).

Da die Salicylsäure (INCI: Salicylic Acid) eine ähnliche Wirkung zeigt, wird sie gelegentlich ebenfalls zu den Fruchtsäuren gezählt. Auch für die Ascorbinsäure, die als Antioxidans eingesetzt wird und unterstützend bei der Inaktivierung von freien Radikalen wirken kann, wird darüber hinaus eine Fruchtsäurewirkung diskutiert.

Die Wirkung der Fruchtsäuren besteht in einer Auflockerung der Hornschicht, wodurch die einzelnen Hornschüppchen leichter abgeschilfert werden. Die Hautoberfläche wird dadurch gleichmäßiger und glatter, kleine Fältchen werden geglättet. Eine Beseitigung von tiefen Falten ist jedoch nicht möglich. Durch diesen Peeling-Effekt und die dadurch nach oben verdünnte Epidermis wird ein Signal an die Basalschicht gesendet, das eine erhöhte Mitoserate zur Folge hat. Dies wird gelegentlich werbewirksam als Verjüngungseffekt bezeichnet, kann aber auch als Irritation mit anschließender Neubildung der Haut gesehen werden. Außerdem sind Fruchtsäuren gute Feuchthaltesubstanzen. Bis auf die Feuchtigkeit speichernde Wirkung sind alle Effekte abhängig von der Konzentration der Fruchtsäuren sowie vom pH-Wert der Zubereitung. Ab Konzentrationen von 6 % und pH-Werten von 4 und darunter ist mit den genannten Wirkungen zu rechnen. Im sauren Milieu liegen die Fruchtsäuren protoniert und damit unpolarer vor als im neutralen. So können sie besser in die Haut penetrieren, was die Abhängigkeit der Wirkung vom pH-Wert erklärt. Allerdings führen Fruchtsäuren unter diesen Umständen leicht zu Hautreizungen. Sie äußern sich in Spannungsgefühlen und verstärkter Abschuppung sowie Rötung der Haut. Durch die Kombination mehrerer, dafür niedrig konzentrierter Fruchtsäuren können diese unerwünschten Nebenwirkungen vermindert werden. Bei pH-Werten über 6 sind keine Auflockerung der Hornschicht und keine Steigerung der Mitoserate mehr festzustellen. Auch Hautirritationen treten dann nicht mehr auf. Nur der Feuchtigkeit spendende Effekt bleibt erhalten.

Neuere Untersuchungen haben gezeigt, dass Fruchtsäuren auch eine Stimulation der Kollagensynthese bewirken können. Möglicherweise ist diese Wirkung vergleichbar mit der Wirkung der Ascorbinsäure, die strukturelle Verwandtschaft zu den Fruchtsäuren aufweist. Die Kritik, in die Fruchtsäurepräparate geraten sind, ist zum größten Teil auf unsachgemäße Applikation in Augennähe zurückzuführen In der Dermatologie werden Fruchtsäuren in deutlich höheren Konzentrationen (40 bzw. 70 %) bei Erkrankungen, die durch eine übermäßige Verhornung gekennzeichnet sind, also beispielsweise Akne oder Psoriasis oder sogar zur Entfernung von Warzen, eingesetzt.

Praxistipp

Fruchtsäurehaltige Hautpflegemittel sollten nicht zu nahe am Auge angewandt werden, da es leicht zu Reizungen am Auge und seiner Umgebung kommen kann. Hochkonzentriert und mit niedrigen pH-Werten sollten sie nicht über einen längeren Zeitraum verwendet werden, da sonst die normale Regeneration der Haut gestört wird. Ihre Anwendung wird meist in Form einer 2- bis 3-monatigen Kur empfohlen. Mit der verdünnten Hornschicht nimmt auch die Lichtschwiele ab, weshalb man die Kundin auf die erhöhte Sonnenempfindlichkeit aufmerksam machen sollte.

Argireline: Dieses synthetische Hexapeptid soll, als Creme aufgetragen, die Mikroanspannung der Hautfasern vermindern und so innerhalb weniger Wochen die Faltentiefe bis zu 50 % reduzieren. Die Wirkung wird mit der von Botox® (▸ Kap. 7.7.3) verglichen. Im Unterschied zu diesem kann Argireline als relativ kleines Molekül jedoch gut in tiefere Hautschichten permeieren und muss daher nicht gespritzt werden. Man verwendet Cremes mit Argireline auch zur Verlängerung der Botox®-Wirkung. Durch die daraus folgende niedrigere Behandlungsfrequenz soll es seltener zu Botox®-Resistenzen kommen.

Resveratrol-Oleyl: Die aus Weintrauben gewonnene Substanz soll der Verzuckerung (Glykation) der Haut, also dem Anheften von Zuckern an Proteinfasern, entgegenwirken. So soll die Haut länger elastisch bleiben.

□ Tab. 7.1 zeigt die geeigneten Grundlagen und Hilfsstoffe in Abhängigkeit vom Hautzustand.

7.7.3 Wirkstoffe zur Injektion

Mit muskellähmenden und faltenunterspritzenden (augmentativen) Verfahren stehen hochwirksame Methoden zur Faltenbeseitigung zur Verfügung. Die Wirkung von Injekti-

Tab. 7.1 Gesichtspflege bei verschiedenen Hautzuständen

Hautzustand	Geeignete Wirkstoffe	Grundlage für die Tagespflege	Grundlage für die Nachtpflege
Normale Haut	Feuchthaltefaktoren Vitamin E Liposomen	O/W-Cremes im Winter: überfettete O/W-Cremes oder W/O-Cremes	O/W-Cremes Leichte W/O-Cremes
Fett-feuchte Haut	Vitamin E Vitamin B_6	Leichte O/W-Cremes mit hohem Emulgatorgehalt	Leichte O/W-Cremes
Fettarm-trockene Haut	Feuchthaltefaktoren Vitamin E Liposomen Omega-6-Fettsäuren Allantoin Betulin Bisabolol	Reichhaltige O/W-Cremes W/O-Cremes	W/O-Cremes
Mischhaut	Feuchthaltefaktoren Vitamin E Liposomen	O/W-Cremes im Winter: überfettete O/W-Cremes oder W/O-Cremes	O/W-Cremes Leichte W/O-Cremes
Altershaut	Feuchthaltefaktoren! Vitamine, vor allem E, A, C und B sowie Coenzym Q_{10} Pflanzliche Polyphenole Phytoestrogene Polypeptide 2-Dimethylaminoethanol Alpha-Liponsäure Hyaluronsäure Salicyloyl-Phytosphingosin Liposomen Omega-6-Fettsäuren, u. U. Fruchtsäuren	Überfettete O/W-Cremes W/O-Cremes	W/O-Cremes

onen ist der lokalen Applikation deutlich überlegen, allerdings sind diese Verfahren mit wesentlich mehr Risiken und unerwünschten Nebenwirkungen behaftet als die Verwendung einer Antifaltencreme.

Botulinumtoxin A (Botox®, Dysport®): Das Exotoxin, das unter anaeroben Bedingungen als eines von sieben Subtypen von *Clostridium botulinum* sezerniert wird, ist das stärkste Gift, das in der Toxikologie bekannt ist. Die tödliche Dosis liegt bei 0,000001 mg pro kg Körpergewicht. Der Name wird vom lateinischen Wort botulus (Wurst) abgeleitet, weil die anaeroben Bakterien in Lebensmitteln, die unter Luftabschluss, beispielsweise unter Wursthäuten, gelagert werden, optimale Lebensbedingungen finden. Es kam vor allem in Zeiten, in denen Lebensmittel unter schlechten hygienischen Bedingungen hergestellt wurden, häufig zu schwersten, meist tödlichen Lebensmittelvergiftungen mit einem Krankheitsbild, das als Botulismus bezeichnet wird. Arzneilich verwendet wird Botulinumtoxin aufgrund seiner muskellähmenden Wirkung unter anderem gegen Schielen und zur Behandlung von übermäßigem Schwitzen.

Neben dem intrinsischen Alterungsprozess und der UV-Belastung der Haut sind es besonders die mimischen Muskelaktivitäten, wie Stirnrunzeln und Zusammenziehen der Augenbrauen, die die charakteristischen Gesichtsfalten hervorrufen. Bezeichnungen wie Zornes- oder Sorgenfalten zeigen schon, wie negativ besetzt ein dementsprechender Gesichtsausdruck beim Betrachter ist. Im Gegensatz zu Füllmaterialien, wie Kollagen oder Hyaluronsäure, wird Botulinumtoxin nicht in die sichtbare Hautfalte gespritzt, sondern deutlich entfernt davon in den verursachenden Muskel. Auf diese Weise kann man theoretisch jede mimische Falte korrigieren. Es werden jedoch nur solche Muskeln ausgewählt, deren Funktion für eine normale Mimik entbehrlich ist. Besonders geeignet sind die Muskeln im oberen Gesichtsdrittel. Bei korrekter Dosierung kommt es nicht zu einer mimischen Starre, lediglich das Zusammenziehen der Augenbrauen zu einem zornigen Gesichtsausdruck ist nach der Behandlung nicht mehr möglich. Auch im Lippenbereich kann eine Behandlung erfolgreich sein, hier muss die Injektion jedoch besonders vorsichtig dosiert und ganz exakt platziert werden.

Die Glättung der Falten beruht auf mehreren Effekten. Bereits nach zwei bis fünf Tagen tritt eine Lähmung des behandelten Muskels durch langfristige Blockade cholinerger Nerven ein, sodass die zur Faltenbildung führende Bewegung nicht mehr ausgeführt werden kann. Schon etwa acht Wochen nach der Behandlung beginnt der Regenerationsprozess der Nerven durch Einsprossen neuer Nervenendigungen in den Muskel. Danach gewinnt der Muskel seine Funktionstüchtigkeit langsam wieder zurück. Die Lähmung hält aber noch etwa drei bis acht Monate an. Der Gegenspielermuskel gewinnt in dieser Zeit mehr an Einfluss und zieht die Falte glatt. Außerdem wird das Bindegewebe nun nicht mehr mechanisch belastet, es kann auf- bzw. umgebaut werden, was zusätzlich zu einer Verbesserung des Aussehens führt. Bei einer Nachinjektion kann die Wirkung länger anhalten. Besonders günstige Voraussetzungen für ein optimales Behandlungsergebnis sind einzelne mimische Falten bei jüngeren Patienten. Weniger Erfolg versprechend ist die Behandlung bei älteren Menschen mit stark verminderter Hautelastizität und jahrzehntelang bestehenden Hautfurchen.

Füllmaterialien: Schon seit Jahren bekannt ist die Unterspritzung mit **Kollagen.** Vier Wochen vor der eigentlichen Behandlung sollte eine Probeinjektion zum Ausschluss einer Allergie durchgeführt werden, da tierisches Kollagen mit einer geringfügig anderen Aminosäurensequenz verwendet wird. Die eigentliche Injektion erfolgt dann direkt in die zu behandelnde Hautfalte, um diese zu unterpolstern und anzuheben. Die Wirkung hält ungefähr sechs Monate an.

Im Gegensatz dazu kommt es bei der Injektion von **Hyaluronsäure** normalerweise nicht zu Allergien, da Hyaluronsäure kein artfremdes Eiweiß ist. Allerdings kann bei bestehender Hühnereiweißallergie und der Verwendung von Hyaluronsäure aus Hahnenkämmen eine Unverträglichkeitsreaktion auftreten. Auch die Behandlung mit Hyaluronsäure erfolgt direkt in die entsprechenden Falten oder Fältchen bzw. in die Lippen. Die physiologische Aufgabe der Hyaluronsäure ist es, kollagene Fibrillen in die Grundsubstanz der Lederhaut einzubinden. Die dreidimensionale Struktur der extrazellulären Matrix ist dadurch überhaupt erst möglich. Zusätzlich wird das Wachstum der Fibroblasten angeregt. Eine weitere Aufgabe der Hyaluronsäure besteht in ihrer Eigenschaft als Radikalfänger. Injizierte Hyaluronsäure revitalisiert die Haut durch Kollagenneubildung und Zellschutz und führt zu einem strafferen Hautbild. Die Wirkung hält sechs bis zwölf Monate an.

Ein aufwändigeres Verfahren ist die Faltenunterspritzung mit **Eigenfett**, das zuvor aus dem Bauch oder dem Oberschenkel entnommen wird. Damit ist es möglich, größere Bereiche zu unterpolstern. Meist wird dieses Verfahren in Kombination mit einer Operation zur Straffung kombiniert. In allen Fällen der Unterspritzung mit Füllmaterialien besteht das Risiko von Blutergüssen.

Lichtstreuende Pigmente

Ein ganz anderer Weg, das Alter weniger sichtbar zu machen, ist mit lichtstreuenden Pigmenten oder Light-Diffusing-Pigments möglich. Hierbei handelt es sich um kleine Pigmentkügelchen von durchschnittlich etwa 5 µm Durchmesser, die den gleichen Brechungsindex besitzen wie die Haut. Trifft Licht auf die Haut, so fällt es in vorhandene Falten und es entsteht ein Schatten, durch den die Falte erst sichtbar wird. Trifft das Licht jedoch stattdessen auf das Kügelchen, so werden die Strahlen diffus in alle Richtungen gestreut. Der Schatten wird reduziert, die Falte sieht flacher aus. Außerdem erhält die Haut ein weicheres Aussehen. Mit einem Eindringen der Pigmentkügelchen in tiefere Hautschichten ist aufgrund der Größe nicht zu rechnen. Wird die Creme abgewaschen, so ist die Wirkung vorbei. Die Kügelchen bestehen aus Siliciumdioxid und werden mit Titandioxid und Eisenoxid beschichtet, damit sie die gewünschten physikalischen Eigenschaften erhalten. Dementsprechend sind sie unter den INCI-Bezeichnungen Silica, CI 77891 bzw. Titanium Dioxide und CI 77491 bzw. Iron Oxides zu finden.

7.8 BB-Cremes

Multifunktionale Cremes versprechen, in so ziemlich jedes Gesicht einen makellosen Seidenteint zu zaubern. Die so genannten BB-Cremes sollen kaschieren, abdecken, stimulieren, Feuchtigkeit spenden und vor Sonnenlicht schützen sowie den Teint ebenmäßig machen und teilweise auch Alters- und Pigmentflecken wegbleichen. Das BB steht für Blemish Balm, also Makelbalsam. Im Grunde sind sie eine Kombination einer feuchtigkeitsspendenden Tagescreme mit Make-up. Dafür enthalten sie eine Vielzahl von Inhaltsstoffen: Feuchthaltefaktoren, lichtstreuende Pigmente, Vitamine, Puderpartikel und Lichtschutzsubstanzen. Mittlerweile ist für jeden Hauttyp eine BB-Creme erhältlich, auch in verschiedenen Tönungen. Im asiatischen Raum sind solche mit einem bleichenden Effekt besonders beliebt. Porzellanhaut ist dort zurzeit das Schönheitsideal. Häufig enthalten sie zu diesem Zweck Arbutin (INCI: Arbutin). Dieses steht im Verdacht in der Haut enzymatisch zu Hydrochinon umgewandelt zu werden. Hydrochinon hat sich im Tierversuch als krebserregend und erbgutverändernd gezeigt. In Europa sind hydrochinonhaltige Kosmetika bereits seit 2001 verboten. Arbutinhaltige Cremes scheinen daher kein guter Ersatz zu sein. Die meisten BB-Cremes, die bei uns auf dem Markt zu finden sind, enthalten natürliche Bleichmittel, wie Vitamin C (INCI: Ascorbic Acid).

Eine Weiterentwicklung der BB-Cremes sind die CC-Cremes. Das CC steht für Complexion Corrector oder Colour Corrector. Sie haben eine intensivere Deckkraft als BB-Cremes und können das Make-up ganz ersetzen. Es wird auch damit geworben, dass sie mehr Feuchtigkeit spenden und einen höheren Lichtschutzfaktor (15 bis 30) besitzen. Sie werden teilweise auch für ganz spezielle Bedürfnisse angeboten. So sind welche mit Grünanteil erhältlich, die rötliche Hautareale neutralisieren.

Die neueste Entwicklung in dieser Richtung sind die DD-Cremes. DD steht für Dynamic Do All Make-up oder Disguise and Diminish, was so viel heißt wie verstecken und vermindern. Sie kombinieren die Fähigkeiten der BB- und der CC-Cremes. Der Teint soll nicht nur ausgeglichen wirken, Flecken und Rötungen sollen komplett abgedeckt werden. Auch die pflegenden Eigenschaften wurden noch intensiviert.

Praxistipp

Personen mit empfindlicher, aber auch mit fett-feuchter Haut sollten bei BB-, CC- oder DD-Cremes eher zurückhaltend sein. Die Entwicklung von BB zu DD hat die Produkte immer reichhaltiger werden lassen, so dass empfindliche Haut überfordert und irritiert und fett-feuchte Haut überpflegt werden kann.

7.9 Naturkosmetik

Eine besondere Richtung der Körperpflege ist die Naturkosmetik. Sie dient der Pflege und Verschönerung des Körpers mit Wirkstoffen aus der Natur, die vorwiegend pflanzlicher Herkunft sind. Bei vielen Herstellern von Naturkosmetik stehen außerdem spezielle Philosophien im Vordergrund. Naturkosmetik soll der Haut in jedem Lebensalter zu ihrem natürlichen Gleichgewicht verhelfen. Häufig wird die Haut dabei als ganzheitliches Organ angesprochen, wodurch die Einteilung in Hautzustände entfällt. Die natürlichen Hautfunktionen sollen angeregt und unterstützt werden. Dass dies auch ohne isolierte Wirkstoffe allein durch pflanzliche oder mineralische Rohstoffe möglich ist, erklärt sich u.a. durch das Vorhandensein pflanzlicher Begleitsubstanzen, beispielsweise Vitamin E in Pflanzenölen.

Mit dem Gedanken der Naturkosmetik verbunden ist auch die Forderung nach der ökologischen Verträglichkeit der Produkte. Der Verbraucher sollte von Naturkosmetik erwarten dürfen, dass nur Rohstoffe aus kontrolliert-biologischem Anbau oder umweltverträglichen Wildsammlungen enthalten sind. Weitere Forderungen sind u.a. der Verzicht auf synthetische Farb- und Duftstoffe, ethoxylierte Rohstoffe, also beispielsweise Emulgatoren vom Typ der Polyethylenglykolverbindungen (▸ Kap. 7.2.3), Silikonverbindungen sowie Paraffine und andere Erdölprodukte. Zur Konservierung sollten neben natürlichen Substanzen nur bestimmte naturidentische Stoffe zugelassen sein. Emulgatoren und Tenside müssen aus natürlichen, nachwachsenden Rohstoffen hergestellt werden. Diese sind dann auch biologisch abbaubar. Der Einsatz von Rohstoffen toter Wirbeltiere wie Nerzöl oder Kollagen tierischer Herkunft lässt sich nicht mit dem Begriff Naturkosmetik vereinbaren. Auch die radioaktive Bestrahlung von Rohstoffen oder Endprodukten sowie der Einsatz von genmanipulierten Rohstoffen müssen verboten sein.

Da der Begriff Naturkosmetik allerdings nicht rechtlich geschützt ist, darf jeder Hersteller, der Substanzen natürlichen Ursprungs verwendet, mit den Begriffen Naturkosmetik oder natürliche Kosmetik werben, auch wenn nur geringe Zusätze natürlicher Herkunft verarbeitet wurden und das Endprodukt nicht dieser Zielsetzung entspricht. Um den Begriff Naturkosmetik transparenter zu machen, wurde 1996 die Arbeitsgruppe Naturkosmetik des BDIH (Bundesverband Deutscher Industrie- und Handelsunternehmen für Arzneimittel, Reformwaren, Nahrungsergänzungsmittel und Körperpflegemittel e. V.) gegründet, in der auch ein großer Teil der Naturkosmetikhersteller mitarbeitet. Es existiert eine Verbandsrichtlinie „kontrollierte Naturkosmetik", nach der in Deutschland Naturkosmetik geprüft und zertifiziert wird. Zu erkennen sind diese zertifizierten Produkte an dem **Prüfzeichen des BDIH** (o Abb. 7.9).

Im Jahre 2007 schlossen sich dann mehrere europäische Hersteller von Natur- und Biokosmetik zusammen und gründeten Natrue. Das Netzwerk setzt sich für hochwertige Ausgangsstoffe und Endprodukte ein, unterstützt die biologische Landwirtschaft und alle anderen Maßnahmen zum Erhalt der Artenvielfalt. Das **NaTrue-Siegel** wurde 2009 als internationaler Standard eingeführt. Es garantiert natürliche Inhaltsstoffe und umweltfreundliche Herstellungsprozesse. Dabei werden drei Zertifizierungsstufen unterschieden: Naturkosmetik, Naturkosmetik mit Bioanteil und Biokosmetik (o Abb. 7.10).

Darüber hinaus kann von der Inspektions- und Zertifizierungsstelle für ökologische Produkte und Qualitätssicherungssysteme das **EcoControl-Siegel** vergeben werden. Besonderer Wert wird hierbei auf eine ganzheitliche Firmenphilosophie sowie Transparenz im Herstellungsverfahren gelegt. Alle verwendeten Substanzen müssen aus natürlichen Rohstoffen hergestellt werden (o Abb. 7.11).

o **Abb. 7.9** Prüfzeichen des BDIH für kontrollierte Naturkosmetik

o **Abb. 7.10** NaTrue-Siegel

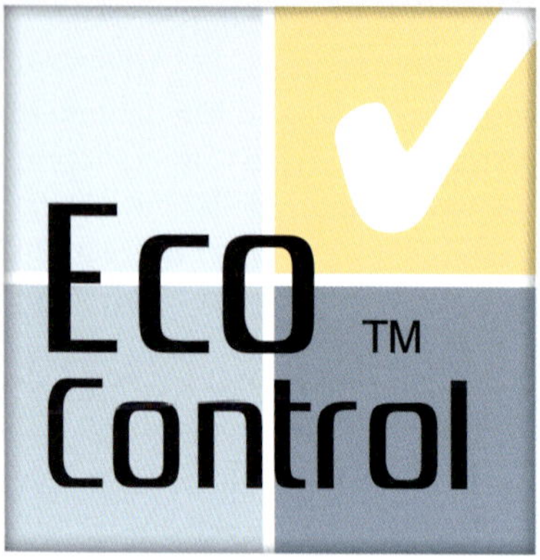

Abb. 7.11 EcoControl-Siegel

Die **Ecocert-Siegel** „Natürliche Kosmetik“ und „Biokosmetik“ werden vom Kontroll- und Zertifizierungsverband Ecocert mit Hauptsitz in Frankreich vergeben. Um das Siegel für natürliche Kosmetik zu erhalten, müssen mindesten 50 % der Inhaltsstoffe eines Produktes natürlichen Ursprungs sein und mindestens 5 % der pflanzlichen Inhaltsstoffe aus kontrolliert-biologischem Anbau stammen. Sind mindestens 95 % der Inhaltsstoffe biologischen Ursprungs und stammen mindestens 10 % der pflanzlichen Stoffe aus kontrolliert-biologischem Anbau, so erhält das Produkt das Ecocert-Siegel für Biokosmetik.

Neben Prüfsiegeln zu ökologischen Produktmerkmalen, gibt es weitere, die bestimmte dermatologische Eigenschaften bescheinigen. Relativ bekannt sind die Siegel des Deutschen Allergie- und Asthmabundes (DAAB) sowie das der Europäischen Stiftung für Allergieforschung (ECARF).

7.10 Pflege der Augenpartie

Die Haut im Bereich der Augen ist die empfindlichste Region des Gesichtes. Da dieser Bereich nur über wenig Unterhautfettgewebe verfügt, ist die Haut hier besonders dünn. Darunter befindet sich nur wenig Muskulatur, die die Haut stützen könnte. Die Haut der Augenpartie kann sehr leicht Wasser einlagern, was zu geschwollenen Lidern und Tränensäcken führen kann. Keine andere Region im Gesicht verrät mehr über Müdigkeit, Krankheit und Stimmungen als die Augenpartie. Die Anzahl der Talgdrüsen ist deutlich niedriger als in der übrigen Gesichtshaut, weshalb die Augenpartie mehr als alle anderen Regionen zu Trockenheit und Faltenbildung neigt. Frauen mit heller Haut leiden besonders häufig unter Augenschatten oder Augenringen. Da ihr Teint so zart ist, schimmern die Blutgefäße bläulich durch. Aber auch Frauen mit einem dunkleren Hautton können zu Augenringen tendieren. Diese sind eher bräunlich, da die Haut unter den Augen häufig stärker pigmentiert ist. Die Verwendung von Augen-Make-up und die dadurch nötige besonders gründliche Reinigung beansprucht die Haut besonders. Ein unsanfter Umgang mit der zarten Haut kann die Hyperpigmentierung verstärken. Aus all diesen Gründen ist es durchaus sinnvoll, der Haut im Bereich der Augen eine besondere und sanfte Pflege zukommen zu lassen.

Augencremes oder -gele können, sofern sie eine ausreichende Pflegewirkung aufweisen, unabhängig vom Hautzustand fast jeder Kundin empfohlen werden. Als Augencremes werden meist O/W-Emulsionen verwendet, die oftmals einen hohen Lipidanteil aufweisen. Es ist darauf zu achten, dass keine spreitenden Bestandteile enthalten sind. Die Zubereitung könnte sonst ins Auge „kriechen". Augencremes sollen die Augenpartie geschmeidig halten und Trockenheitsfältchen verringern. Geeignete Wirkstoffe sind Vitamin A und E. Sie können durch Steigerung der Mitoserate und Abfangen von freien Radikalen der Hautalterung entgegenwirken. Augengele auf Hydrogelbasis werden vor allem bei Neigung zu geschwollenen Augenlidern und Tränensäcken zur Straffung und Abschwellung der Haut verwendet. Sie sollten bei trockener Haut nicht verwendet werden. Augencremes und Augengele werden üblicherweise morgens und abends auf die gereinigte Partie unterhalb und seitlich des Auges aufgetragen. Danach kann gegebenenfalls Augen-Make-up verwendet werden.

7.11 Lippenpflege

Die Lippen zählen wie die Augenpartie zu den besonders empfindlichen Bereichen der Gesichtshaut. Es handelt sich um einen Übergangsbereich zwischen Haut und Schleimhaut. Hier ist die Haut, insbesondere die Hornschicht, sehr dünn, weshalb daruntergelegene gut durchblutete Schichten sichtbar werden und die Lippen rot erscheinen. Talg- und Schweißdrüsen fehlen völlig. Daher neigt die Haut hier ganz besonders zum Austrocknen. Dies wird durch häufiges Benetzen der Lippen mit Speichel noch begünstigt. Die Lippen werden rau und es entstehen kleine Risse. Die Lippen „springen auf". Durch Besiedelung mit Mikroorganismen können daraus Lippen- und vor allem Mundwinkelentzündungen entstehen. Die Lippen besitzen kaum Melanin und sind nicht in der Lage, durch Pigmentierung oder Verdickung der Hornschicht einen Schutz vor UV-Strahlung aufzubauen. Sie sind daher besonders anfällig für Lichtschäden. Die Lippenpflege sollte einen gewissen Feuchtigkeits- und Fettgehalt der Lippen gewährleisten und auf diese Weise vor Austrocknung schützen. So wird rauen Lippen und den daraus entstehenden Lippenentzündungen vorgebeugt. Das Auftragen einer Lippenpflege kann beliebig oft erfolgen.

Die an Lippenpflegeprodukte gestellten Anforderungen werden sowohl von Lippenpflegecremes als auch von Lippenpflegestiften erfüllt. Lippenpflegecremes sind entweder wasserfreie Salben oder lipidreiche W/O-Emulsionen.Vor allem bei Neigung zu sehr trockenen Lippen sind sie wegen ihrer besseren Spreitfähigkeit in Relation zu den Lippenpflegestiften diesen vorzuziehen. Zu ihrer Herstellung finden die in ▸ Kap. 7.2 genannten Hilfsstoffe Verwendung. Lippenpflegestifte unterscheiden sich von den Cremes durch ihre Konsistenz. Wachse, die bei Raumtemperatur fest sind und erst bei Temperaturen über 60 °C schmelzen, bilden die Grundmasse. Sie ermöglichen die Herstellung von festen Stiften, die bei Körperoberflächentemperatur erweichen und sich auftragen lassen. Solche festen Wachse sind Carnaubawachs (INCI: Carnauba Wax), welches den Glanz erhöht und durch seinen hohen Schmelzpunkt zur Schmelzpunkterhöhung der gesamten Zubereitung beiträgt, Bienenwachs (INCI: Cera Alba), Wollwachs (INCI: Lanolin) und Candelillawachs (INCI: Candelilla Cera), das aus einer mexikanischen Wolfsmilchart gewonnen wird und in der Lage ist, flüssige Öle zu binden. Mikrokristalline Wachse (INCI: Cera Microcristallina), synthetisches Bienenwachs (Synthetic Beeswax) sowie die

Mineralwachse Ozokerit (INCI: Ozokerite) und Ceresin (INCI: Ceresin) werden ebenfalls zur Herstellung von Lippenpflegestiften als konsistenzgebende Komponente eingesetzt. Darüber hinaus findet man in Lippenpflegestiften auch häufig die wachsartig festen Alkohole Cetylakohol (INCI: Cetyl Alcohol), Wollwachsalkohole (INCI: Lanolin Alcohol) und 2-Ethylhexyldodecanol (INCI: Octyldodecanol).

Die Fettphase, die für Geschmeidigkeit, bessere Auftragbarkeit und Glanz verantwortlich ist, besteht meist aus natürlichen Ölen wie Rizinusöl (INCI: Ricinus Communis Oil), synthetischen Triglyceriden wie Capryl-/Caprinsäuretriglyceriden (INCI: Caprylic-/Capric Triglyceride) und flüssigen Wachsestern wie Isopropylmyristat und -palmitat. Geeignete Wirkstoffzusätze sind UV-Filter und die reizlindernd wirkenden Substanzen Allantoin, Bisabolol und Panthenol (▸ Kap. 7.5 und ▸ Kap. 7.7).

7.12 Körperlotionen und -öle

Nach der Reinigung der Körperhaut durch Duschen oder Baden und eventuell der Verwendung eines Körperpeelings, welches jedoch nicht häufiger als einmal pro Monat benutzt werden sollte, schließt sich die Pflege mittels Körperlotionen oder Körperölen an. **Körperlotionen** oder **Bodylotions** sind meist O/W-Emulsionen, für trockene oder stark beanspruchte Haut auch W/O-Emulsionen, die im Gegensatz zu Gesichtspflegeprodukten mehr Wasser enthalten und dadurch dünnflüssiger sind. Sie lassen sich so leichter großflächig auf der Haut verteilen. In erster Linie dienen sie zur Regeneration des Hydrolipidfilms. Darüber hinaus sollen sie ein angenehmes Körpergefühl hinterlassen. Die verwendeten Hilfsstoffe wie Lipide, Emulgatoren und die bei wasserhaltigen Zubereitungen meist notwendigen Konservierungsmittel entsprechen den Bestandteilen der Gesichtspflegepräparate. Häufig eingesetzte Wirkstoffe in Körperlotionen sind Feuchthaltefaktoren, Vitamine und die hautberuhigend wirkenden Substanzen Allantoin, Bisabolol und Panthenol.

Körperöle sind flüssige Zubereitungen aus pflanzlichen Ölen wie Mandelöl (INCI: Prunus Amygdalus Oil), Mineralölen oder Siliconölen, die die entfettende Wirkung der vorangegangenen Hautreinigung ausgleichen und die Haut vor dem Austrocknen schützen sollen. Häufig wird die Verteilbarkeit auf der Haut durch spreitungsverbessernde Zusätze erhöht. Jojobaöl (INCI: Simmondsia Chinensis Oil), ein flüssiger Wachsester, ist wegen seiner guten Spreitfähigkeit und dem angenehmen Hautgefühl häufiger Bestandteil sowohl in Körperölen wie in Körperlotionen.

Massageöle sollen die Gleitfähigkeit der Haut während einer Massage erhöhen, Hautfunktionsöle regen die Durchblutung an und enthalten zu diesem Zweck durchblutungsfördernde Mittel. Sportöle sind Kälteschutzöle, die die Haut bei niedrigen Temperaturen vor Wärmeverlust schützen sollen. Auch sie enthalten gelegentlich durchblutungsfördernde Zusätze.

7.13 Handpflege- und Handschutzpräparate

Hände verraten das wahre Alter. Werden sie nicht richtig gepflegt, wird die Haut faltig und schlaff. Durch den Umgang mit Wasser und hautreizenden Stoffen beim Arbeiten im Haushalt und im Beruf sowie durch häufige und falsche Reinigung werden die Hände stark beansprucht. Bei länger anhaltender Einwirkung dieser schädigenden Einflüsse kann es zu trockener, rauer Haut kommen. Man spricht in diesem Zusammenhang auch von einer Abnutzungsdermatose. Die Barrierefunktion der Haut ist dabei durch die lückenhafte Hornschicht stark gestört, sodass Fremdstoffe leichter in tiefere Hautschichten eindringen können. Einerseits kann sich hieraus ein sog. kumulativ-toxisches Ekzem entwickeln, andererseits wird so die Sensibilisierung gegen allergisierende Substanzen gefördert, was zum allergischen Kontaktekzem führen kann. Das Auftreten dieser massiven Störungen kann durch geeignete Handreinigungsmittel sowie Handpflege- und Handschutzpräparate zumindest verzögert werden. Häufig ermöglicht nur das konsequente Tragen von Handschuhen oder das Meiden von bestimmten Substanzen dauerhafte Heilung.

Bei Neigung zu rauen Händen sollten keine alkalischen Seifen zum Händewaschen verwendet werden. Saure Syndets beanspruchen die Haut weniger und erhalten den physiologischen pH-Wert, der vor der Besiedlung durch Mikroorganismen schützt. Bei sehr stark verschmutzten Händen sollte ein Spezialreinigungsmittel, das auf die Art und den Grad der Verschmutzung abgestimmt ist, verwendet werden.

Handpflegepräparate sind meist mehr oder weniger dickflüssige Emulsionen vom Typ W/O oder O/W. Diese Cremes sollen trotz ausreichend hohem Lipidanteil keinen Fettfilm auf der Haut hinterlassen. Glycerol, das aufgrund seiner Hygroskopizität Feuchtigkeit in der Haut binden kann, ist häufig in Konzentration von 10 bis 20 % enthalten. Auch Propylenglykol und Sorbit werden zu diesem Zweck eingesetzt. Als Lipidkomponenten finden neben Paraffinkohlenwasserstoffen, Fettalkoholen und fetten Ölen meist Siliconöle wie Polydimethylsiloxan (INCI: Dimethicone) Verwendung, da sie einen wasserabweisenden, jedoch wasserdampfdurchlässigen Schutzfilm auf der Haut ausbilden. Sinnvolle Wirkstoffe für die Anwendung an den Händen sind neben Feuchthaltefaktoren vor allem reizmildernde Wirkstoffe, also beispielsweise Allantoin, Bisabolol und Panthenol sowie Vitamin E.

Neben **Handcremes** werden auch **Handgelees** angeboten. Handgelees sind Hydrogele, die auf der Haut eintrocknen und einen hygroskopischen Film bilden. Das Wasser wird in der obersten Hornschicht festgehalten, wodurch die Haut geschmeidig wird. Lipide sind meist gar nicht oder nur in geringer Konzentration enthalten.

Handschutzpräparate dienen dem Schutz der Haut vor hautschädigenden Stoffen. Sie werden ausschließlich vor und während Tätigkeiten mit aggressiven Arbeitsstoffen angewendet. Bei der Auswahl eines Präparates müssen außer dem Hautzustand des Anwenders auch die Eigenschaften der Schadstoffe berücksichtigt werden, mit denen der Betroffene in Berührung kommt. Meist werden gegen hydrophile Schadstoffe W/O-Emulsionen oder wasserfreie Zubereitungen und gegen lipophile Schadstoffe O/W-Emulsionen oder Hydrogele empfohlen. Die Praxis zeigt allerdings, dass es eine Reihe von Ausnahmen gegen diese Regel gibt. So ist beispielsweise Vaseline als Schutzpräparat gegen hydrophile Schadstoffe ungeeignet. Als günstig gegenüber hydrophilen Noxen haben sich Emulsionen vom Typ W/O/W erwiesen.

Wichtig ist beim Hautschutz am Arbeitsplatz ein komplettes, auf die jeweiligen Arbeitsstoffe abgestimmtes Hautschutzprogramm, das nicht nur aus Hautschutzpräparaten, sondern auch aus effektiven und dennoch schonenden Hautreinigungsprodukten sowie regenerierenden Hautpflegeprodukten zur Anwendung nach der Arbeit besteht. Die entsprechenden Hautreinigungsprodukte enthalten als Tenside (▸ Kap. 4.2) meist gut reinigende Alkylethersulfate, die allerdings nur befriedigend hautverträglich sind und deshalb mit milden, besonders hautfreundlichen Cotensiden wie Betainen oder Zuckertensiden kombiniert werden. Vielfach sind außer den Tensiden Reibekörper oder Schleifpartikel nötig, um stärkere Verschmutzungen zu entfernen. Zur Entfernung von sehr stark haftenden Verschmutzungen, wie Lacken oder Harzen, werden auch Hautreinigungsmittel mit organischen Lösungsmitteln verwendet. Wegen ihrer stark entfettenden Wirkung sollten sie jedoch so sparsam wie möglich eingesetzt werden.

7.14 Pflege der Füße

Die Pflege der Füße wird meist vernachlässigt, obwohl gerade die Füße einiges zu leisten haben und durch das Tragen von Schuhen und Strümpfen die Haut an den Füßen stark belastet wird. Im Bereich der Fußsohlen sind zahlreiche ekkrine Schweißdrüsen lokalisiert, die bei hohen Temperaturen und durch psychische Anspannung vermehrt Schweiß produzieren. Das Tragen von Schuhen und Strümpfen aus luftundurchlässigem Material trägt zur Entstehung von Schweißfüßen bei. Mikroorganismen wie Pilze finden hier ideale Lebensbedingungen. Weitere Fußprobleme, wie müde, schmerzende oder brennende Füße, entstehen durch Überanstrengung oder durch falsches Schuhwerk, was auch zu Druckstellen wie Hühneraugen, Schwielen und Blasen führen kann.

Die kosmetische Fußpflege umfasst die Pflege des gesunden Fußes und geringfügiger Beschwerden. Die Behandlung von krankhaften Zuständen wird zur medizinischen Fußpflege gerechnet. Zu den kosmetischen Produkten zur Pflege der Füße zählen die **Fußbäder**, die in Form von Badesalzen, Badetabletten oder flüssigen Badezusätzen angeboten werden. Sie enthalten meist ätherische Öle oder Parfümöle sowie zum Kühlen und Erfrischen Menthol (INCI: Menthol) oder Kampfer (INCI: Camphor). Bäder sollen die Füße nicht nur reinigen, sondern sind vor allem zur Förderung der Durchblutung bei Ermüdungserscheinungen gedacht. Sie sollten nicht länger als fünf bis zehn Minuten dauern, damit die Haut nicht aufquillt und Mikroorganismen eindringen. Zur Aufweichung oberflächlicher Verhornungen reichen wenige Minuten aus. Auch zu warm darf ein Fußbad nicht sein. Eine Temperatur von 38 °C sollte nicht überschritten werden, darauf ist ganz besonders bei Neigung zu Krampfadern zu achten. Anschließend müssen die Füße sorgfältig abgetrocknet werden, vor allem in den Zehenzwischenräumen, da ein feucht-warmes Klima gute Bedingungen für Hautpilze schafft.

Im Anschluss an das Bad können gegebenenfalls Schwielen, also verdickte Hornhautareale oder Hühneraugen behandelt werden. Dies kann medizinisch oder mechanisch durch Abraspeln mit einer Hornhautfeile oder Abhobeln mit Hornhauthobeln geschehen. Die Feile sollte nach der Behandlung gereinigt werden, damit sich keine Bakterien darauf vermehren. Das geht am besten mit Wasser und einer Handbürste. Das Entfernen der Hornhaut ist nicht täglich nötig, je nach Hornhautbildung genügt die Behandlung ein- bis dreimal wöchentlich. Bei sehr hartnäckiger und fester Hornhaut kann diese mit dem Hornhauthobel entfernt werden. Hier besteht allerdings die Gefahr, dass man sich durch zu großen Druck beim Ansetzen tiefe Schnittverletzungen zufügt. Vor allem Diabetiker sollten wegen der Gefahr schlechtheilender Wunden darauf verzichten.

Wenn durch schlechtsitzende Schuhe die Haut zwischen Fußknochen und Schuh gequetscht wird oder Zehen aneinander reiben, verdickt sich die Hornhaut und wölbt sich nach außen. Ein Hühnerauge ist entstanden. Auf den Zehen bilden sich meist harte Hühneraugen, deren Kern auf darunterliegende Nervenenden drücken kann. Die wichtigste Maßnahme zur Behandlung ist das Meiden der auslösenden Schuhe. Zur Polsterung und

Druckentlastung sind **Filzpflaster** und **Druckschutzringe** empfehlenswert. **Zehenkeile** verhindern das Reiben der Zehen aneinander. Zur direkten Bekämpfung werden **Hühneraugenpflaster** und **-tinkturen** angeboten, die vielfach Salicylsäure (INCI: Salicylic Acid) enthalten und die Hornhautwucherungen innerhalb weniger Tage auflösen.

Nach der Behandlung sollte die Haut an den Füßen mit einer Fußcreme eingerieben werden. Da die Haut der Fußsohlen keine Talgdrüsen besitzt, kann der Verlust von Feuchtigkeit und Talg kaum ausgeglichen werden. Die Haut wird trocken und spröde. Daher sollte der Lipidgehalt einer Fußcreme nicht zu gering sein. Eine Beeinträchtigung von Hautatmung und Wärmeregulation ist auch bei sehr fettreichen Zubereitungen nicht zu erwarten. Als Hilfsstoffe können alle in ▸Kap. 7.2 besprochenen Stoffe Verwendung finden.

Fußbalsame enthalten häufig ätherische Öle, die für einen angenehmen Geruch sorgen sollen. Eine große Rolle in der kosmetischen Fußpflege spielen die Mittel zur Fußdeodorierung. Häufig werden **Fußpuder** angeboten, da diese zusätzlich Schweiß aufsaugen. **Fußsprays** entsprechen im Wesentlichen den Deosprays, können jedoch wie die Fußpuder auch zur Behandlung der Schuhe verwendet werden. Sie enthalten als Wirkstoffe häufig Antitranspiranzien und Deodoranzien (▸Kap. 8).

Entstehen in verdickter Hornhaut Risse, so können daraus leicht Fissuren werden, die bis in tiefere Hornschichten reichen. Meist findet man diese als Schrunden bezeichneten Risse an der Ferse, da diese beim Gehen den meisten Druck aushalten muss. **Schrundensalben** mit Harnstoff (INCI: Urea) können die rissige Haut regenerieren. Wenn sich durch Reibung die Epidermis von der Lederhaut ablöst, entstehen Blasen. Sie sollten keinesfalls eröffnet werden, denn die geschlossene Haut schützt vor Infektionen. **Blasenpflaster** nehmen den Druckschmerz und binden durch ihren Hydrokolloidaufbau die Flüssigkeit. Sie bleiben mehrere Tage auf der Haut und überstehen auch das Duschen. **Blasenschutzpflaster** und **-gel** werden vorbeugend auf blasenanfällige Stellen aufgetragen, um die Reibung durch die Schuhe zu vermindern.

7.15 Nutrikosmetik

Unsere Haut ist auch das Spiegelbild unserer Ernährung. Man kann ihr verschiedene Mangelerscheinungen ansehen. Produkte, die zusätzlich im Sinne von Nahrungsergänzungsmitteln eingenommen werden, können eine ausgewogene Ernährung nicht ersetzen. Sie können jedoch ganz gezielt zur Unterstützung der Hautfunktion oder zur Vorbeugung und Behandlung bestimmter Hauterscheinungen eingenommen werden. Der Begriff Nutrikosmetik ist eine Wortschöpfung aus dem englischen Wort nutrition (Ernährung) und Kosmetik.

Schon lange bekannt ist die Wirkung von **Kieselerde** auf die Haut. Sie erhöht das Feuchtigkeitsbindevermögen und unterstützt Festigkeit und Elastizität. **Lykopen** ist der rote Farbstoff der Tomate, der als Radikalfänger bekannt ist. Er soll Haut, die im Alter an Dichte und Festigkeit verliert, schützen. Sinnvoll erscheint auch die Einnahme von **Soja-Isoflavonen,** die jenseits der Wechseljahre die Kollagensynthese stimulieren und den Abbau verzögern. **Omega-3-** und **Omega-6-Fettsäuren** wirken aufbauend und tragen zur Geschmeidigkeit der Haut bei. Sie mildern darüber hinaus Juckreiz und Spannungsgefühle. **Vitamin E** schützt die Lipidanteile der Haut vor oxidativen Schäden, **Beta-Carotin** bereitet die Haut darüber hinaus auch auf die Sonne vor (▸Kap. 12.8.4). **Biotin** unterstützt das Haarwachstum und erhöht die Festigkeit der Nägel.

8 Deodoranzien und Antitranspiranzien

Die apokrinen Schweißdrüsen (▸ Kap. 1.4.2), die im Achsel-, Brust- und Anogenitalbereich zu finden sind, scheiden ein Sekret ab, das zum Teil aus organischen Verbindungen wie Fetten, Proteinen und Kohlenhydraten besteht. Im Gegensatz dazu enthält der ekkrine Schweiß, der in den über den ganzen Körper verteilten ekkrinen Schweißdrüsen gebildet wird, nur einen geringen Anteil organischer Substanzen. Zum Zeitpunkt der Ausscheidung sind beide Sekrete praktisch geruchlos. Der als unangenehm empfundene Schweißgeruch entsteht erst durch bakterielle Zersetzung der organischen Bestandteile. Diese übelriechenden Verbindungen sind in erster Linie kurzkettige Fettsäuren wie Buttersäure und Capronsäure, aber auch ranzig gewordene höhere Fettsäuren. Im feucht-warmen Milieu des Achsel- und Anogenitalbereichs sowie im Bereich der meist mehr oder weniger luftdicht abgeschlossenen Füße finden Mikroorganismen ideale Lebensbedingungen. Zusätzlich verschieben durch Bakterien entstandene Abbauprodukte den pH-Wert des Schweißes, der im frischen Zustand im schwach Sauren liegt, ins Alkalische und verbessern damit die Bedingungen für das Wachstum von Bakterien. Auch die Haare unter den Achseln stellen ein geeignetes Biotop für Mikroorganismen dar. Der zersetzte Schweiß von Männern unterscheidet sich durch seinen stechenden Geruch deutlich von dem der Frauen. Kindern fehlt der typische Schweißgeruch des zersetzten apokrinen Schweißes, da diese Drüsen erst durch die Sexualhormone aktiviert werden.

Grundvoraussetzung für die Vermeidung des Schweißgeruches ist regelmäßiges Waschen mit geeigneten Reinigungsmitteln wie sauren Syndets. Zu häufiges Waschen oder die Benutzung ungeeigneter Reinigungsmittel kann durch Störung der physiologischen Hautflora die Entstehung von Schweißgeruch sogar begünstigen. Auch an den Kleidern kann unangenehmer Körpergeruch haften. Hier hilft nur die Reinigung oder das Waschen der verschwitzten Kleidungsstücke. Um darüber hinaus auch bei schweißtreibenden Arbeiten oder hohen Umgebungstemperaturen den Schweißgeruch zu unterbinden, werden Deodoranzien oder Antitranspiranzien verwendet. Die beiden Begriffe werden, obwohl ein unterschiedliches Wirkprinzip dahintersteckt, häufig synonym verwendet. Viele Produkte enthalten auch Wirkstoffe aus beiden Gruppen.

8.1 Darreichungsformen

Deodoranzien und Antitranspiranzien werden in den unterschiedlichsten Darreichungsformen angeboten. Während die früher sehr beliebten Aerosole aus Gründen des Umweltschutzes in ihrer Verbreitung stark zurückgegangen sind, werden heute hauptsächlich Pumpsprays, Roller und Stifte verwendet. Daneben gibt es aber auch Puder, Lösungen, Gele, Cremes und Pasten.

Aerosole: Bei Aerosolen werden die in einem geeigneten Lösungsmittel gelösten Wirkstoffe zusammen mit dem unter Druck verflüssigten oder komprimierten Treibgas in eine druckfeste Dose abgefüllt. Beim Betätigen des Sprühknopfs öffnet sich das Ventil und das Treibgas verdampft, wobei es feine Tröpfchen der Wirkstofflösung mitreißt. Wegen der besseren Löslichkeit der Wirkstoffe besteht das Lösungsmittel meist aus Ethanol-Wasser-Gemischen. Nur bei Aluminiumverbindungen als Wirkstoff muss auf den Wasserzusatz verzichtet werden, da das Behältnis sonst korrodiert. Als Treibgase werden heute Propan, Butan und Dimethylether oder Kohlendioxid eingesetzt, FCKW werden für diese Zwecke nicht mehr verwendet.

Pumpsprays: Pumpsprays enthalten ebenfalls verdünnte alkoholische Wirkstofflösungen. Ein Treibgaszusatz ist nicht nötig. Die Entnahme des Sprays erfolgt rein mechanisch durch Betätigen der Pumpe. Die austretenden Tröpfchen sind nicht so fein wie bei Verwendung eines Aerosols, was für die Anwendung als Deodorans oder Antitranspirans auch nicht erforderlich ist. Bei relativ hohen Ethanolgehalten klingt das nasse Gefühl nach der Applikation schnell wieder ab.

Deoroller: Bei den Deorollern befindet sich die Zubereitung in einer Flasche, die im Verschluss mit einer Kugel ausgestattet ist. Diese dreht sich bei der Anwendung und verteilt das Deodorant bzw. das Antitranspirant auf der Hautoberfläche. Die Zubereitung darf nicht zu dünnflüssig sein, da sie sonst nicht auf der Haut haftet. Daher werden hier meist Emulsionen vom Typ O/W oder Lösungen mit hoher Viskosität verwendet. Kohlenhydrate, wie Hydroxypropylcellulose (INCI: Hydroxypropylcellulose), und mehrwertige Alkohole, wie Glycerol (INCI: Glycerin) oder Propylenglykol (INCI: Propylene Glycol), dienen wie die dickflüssigen gesättigten Kohlenwasserstoffe, beispielsweise Paraffinöl (INCI: Paraffinum Liquidum), zur Erhöhung der Viskosität. Letztere dienen auch zum Rückfetten der Haut. Gelegentlich findet man auch hautberuhigend wirkende Zusätze.

8

Deostifte: Deostifte werden aus alkoholischen Wirkstofflösungen durch Zugabe von Natriumstearat (INCI: Sodium Stearate) oder anderen wachsartigen Substanzen hergestellt. Sie müssen einerseits über eine gewisse Härte verfügen, andererseits jedoch weich genug sein, um sich bei der Benutzung auf der Haut abstreifen zu lassen. Bei relativ hohen Ethanolgehalten neigen die Stifte durch Verdampfen des Alkohols zum Schrumpfen. Durch fest schließende Behältnisse kann dies vermieden werden. Deostifte mit Alkalistearaten können bei empfindlicher Haut durch die Erhöhung des physiologischen pH-Wertes Irritationen hervorrufen.

Deocremes und Deopuder: Deocremes sind üblicherweise Emulsionen vom Typ O/W, seltener auch W/O-Zubereitungen. Als Emulsionsgrundlage dienen die in ▸ Kap. 7.2 genannten Hilfsstoffe. Puder sind in der Lage, Schweiß aufzusaugen und so den Geruch zu binden. Sie können aber auch zusätzlich deodorierende oder schweißhemmende

Zusätze enthalten. Meist werden Talkum (INCI: Talc) und Siliciumdioxid (INCI: Silica) als Grundlage eingesetzt. Puder werden häufig zur Fußdeodorierung verwendet, im Bereich der Achseln benutzt man sie selten.

8.2 Deodoranzien

Deodoranzien werden nach der morgendlichen Wäsche auf die Haut im Achselbereich aufgetragen. Dort wirken sie entweder durch eine Bekämpfung der Schweiß zersetzenden Bakterien bzw. ihrer Enzyme oder durch Binden der unangenehm riechenden Schweißbestandteile.

Substanzen mit antimikrobieller Wirkung sollten möglichst selektiv auf die Schweiß zersetzenden Bakterien wirken und nicht die gesamte Hautflora zerstören. Daher wirken sie meist auch nur bakteriostatisch und nicht bakterizid. Als Bakteriostatika in Deodoranzien findet man hauptsächlich Triclosan (INCI: Triclosan), daneben können auch Triclocarban oder Chlorhexidin verwendet werden. Für eine bakteriostatische Wirkung ist wegen der starken Wirksamkeit eine geringe Konzentration ausreichend, die auf intakter Haut nicht zu Irritationen führt. Das ursprünglich aus dem Lindenblütenöl gewonnene Farnesol (INCI: Farnesol) zeichnet sich durch eine zwar schwache, jedoch sehr selektive Wachstumshemmung der für den Zersetzungsgeruch verantwortlichen Bakterien aus. Da die Gewinnung von natürlichem Farnesol sehr teuer ist, wird es heute synthetisch hergestellt.

Enzyminhibitoren, wie Triethylcitrat (INCI: Triethyl Citrate), sind in der Lage, die Schweiß zersetzenden Enzyme der Mikroorganismen zu hemmen, ohne dabei die Bakterien selbst zu schädigen. Durch die Freisetzung von Zitronensäurewird der pH-Wert und damit die Aktivität der Enzyme gesenkt.

Geruchsbindende Stoffe oder Geruchsabsorber, wie das Zinkricinoleat (INCI: Zinc Ricinoleate), binden die übelriechenden Stoffe in Form von Einschlussverbindungen. Diese als Clathrate bezeichneten Komplexe nehmen den Schweißbestandteilen die leichte Flüchtigkeit, die für die Wahrnehmung über den Geruchssinn notwendig ist. Zinkricinoleat ist sehr gut hautverträglich und beeinflusst die physiologischen Hautkeime nicht.

Die meisten Deodoranzien enthalten außer den genannten Wirkstoffen noch Parfümöle, die neben der Parfümierung der Zubereitung auch auf der Haut einen Duft entfalten und so unangenehmen Körpergeruch überdecken.

8.3 Antitranspiranzien

Antitranspiranzien greifen im Gegensatz zu Deodoranzien zu einem früheren Zeitpunkt in die Entstehung des unangenehmen Schweißgeruches ein. Sie fällen Eiweiße und bilden mit Mucopolysacchariden der Haut Verbindungen, die sich an den Ausführungsgängen der Schweißdrüsen ablagern. So werden die Ausgänge verengt und die Ausscheidung um bis zu 80 % reduziert. Um die Schweißdrüsen nicht zu schädigen, sollte die Anwendung nicht häufiger als einmal täglich erfolgen. Eine völlige Unterdrückung des Schwitzens ist wegen möglicher Stauungen in den Schweißdrüsen und daraus resultierenden Schweißdrüsenabszessen nicht erwünscht. Personen, die schon an Schweißdrüsenabszessen erkrankt waren, sollten statt Antitranspiranzien besser Deodoranzien benutzen. Der günstigste Zeitpunkt für das Auftragen von Antitranspiranzien ist der Abend, da die Wirkstoffe über Nacht in die Ausführungsgänge eindringen können. Da nur kleine Körperflächen mit Antitranspiranzien behandelt werden, wird die Transpiration des Gesamtorganismus nicht beeinträchtigt. Trotzdem stellen Deodoranzien die schonendere Alternative dar.

Wirkstoffe, die adstringierend auf die Schweißdrüsenausgänge wirken und als Antitranspiranzien Verwendung finden, sind Aluminiumsalze wie Aluminiumchlorohydrat (INCI: Aluminium Chlorohydrate) und Aluminiumsulfat (INCI: Aluminium Sulfate). Das früher häufiger verwendete saure Aluminiumsalz Aluminiumchlorid (INCI: Aluminium Chloride) wird wegen seiner hautreizenden Nebenwirkungen kaum noch eingesetzt. Durch Zugabe von Harnstoff können die Hautirritationen vermindert werden. Auch Aluminium-Zirkonium-Komplexe, wie Aluminium-Zirkonium-Tetrachlorhydrat/Glycin-Komplex (INCI: Aluminium Zirconium Tetrachlorohydrex Gly), finden als Antitranspiranzien Verwendung. Zirkoniumverbindungen dürfen wegen Reizungen der Atemwege nicht in Form von Aerosolen verwendet werden.

Sogenannte Mineral-Deosteine sind ebenfalls Aluminiumverbindungen, meist Kalium-Aluminium-Alaun-Kristalle. Sie verengen wie die anderen Antitranspiranzien die Schweißdrüsenausgänge und hemmen wegen ihres sauren pH-Wertes das Wachstum der für die Geruchsbildung verantwortlichen Keime. Eine zusätzliche Parfümierung bieten sie üblicherweise nicht.

Aluminium wird zunehmend als bedenkliches Metall dargestellt und in Zusammenhang mit verschiedenen Erkrankungen gebracht. So wird immer wieder gesagt, dass Aluminiumsalze in Antitranspiranzien Brustkrebs auslösen können. Üblicherweise enthalten sie Aluminiumchlorohydrat in Konzentrationen zwischen 3 und 7 Prozent. Nach Einschätzung des Bundesinstituts für Risikobewertung (BfR) konnte bisher kein kausaler Zusammenhang zwischen der Aufnahme von Aluminium aus Kosmetika und der Entstehung von Brustkrebs wissenschaftlich belegt werden. Es fehlen größere epidemiologische Studien. Auch für die Annahme, Aluminiumsalze in Kosmetika würden das Alzheimer-Risiko erhöhen, fehlen klare wissenschaftliche Beweise. Bekannt ist, dass Aluminiumverbindungen die gesunde Haut kaum zu durchdringen vermögen. Nach einer Rasur unter den Achseln kann dies aber anders sein. Daher wird empfohlen, nach einer Rasur für etwa sechs Stunden auf aluminiumhaltige Deos zu verzichten.

9 Intimhygiene

Der Intimbereich, also die Region der äußeren Geschlechtsorgane und die Analgegend, bedarf vor allem bei der Frau einer besonders sorgfältigen Reinigung. Aber auch beim Mann sollte die Reinigung des Intimbereichs zur täglichen Körperpflege gehören. Kontakte mit Körperausscheidungen und die bakterielle Zersetzung von Körpersekreten reizen die empfindliche Schleimhaut und können zur Geruchsbildung führen.

Zur Reinigung des Intimbereichs sollten milde und besonders schleimhautverträgliche Syndets verwendet werden. Da inzwischen in den meisten Hautreinigungsmitteln auf stark reizende und austrocknende Stoffe verzichtet wird, sind normalerweise die üblichen Syndets auch für diesen Zweck geeignet und ausreichend. Spezielle Intimpflegemittel sind Intimwaschlösungen, Intimsprays und Intimtücher. Letztere sind einzeln verpackte Vliestücher, die mit einer wässrigen Lösung getränkt sind und zur Reinigung des Anogenitalbereichs dienen. Alkoholhaltige Zubereitungen dürfen nicht verwendet werden. Intimsprays besitzen nur eine deodorierende Wirkung.

Alle Zubereitungen enthalten antimikrobiell wirksame Substanzen, die die Sekret und Schweiß zersetzenden Bakterien in ihrem Wachstum hemmen. Verwendet wird beispielsweise Chlorhexidindigluconat (INCI: Chlorhexidine Digluconate). Antitranspiranzien, also Substanzen, die verengend auf die Ausführungsgänge der im Anogenitalbereich reichlich vorhandenen apokrinen Schweißdrüsen wirken, sind für Intimpflegemittel ungeeignet. Der physiologische pH-Wert im Vaginalbereich liegt bei 4,5 bis 5. Durch Zugabe von schwachen organischen Säuren werden Intimkosmetika auf diesen Wert eingestellt. Intimpflegemittel sind meist schwach parfümiert.

10 Kosmetik für Männer

Kosmetische Mittel dienen unter anderem dazu, den menschlichen Körper zu reinigen, zu parfümieren, zu schützen und in gutem Zustand zu halten. Dies ist nicht auf den weiblichen Körper beschränkt, sondern gilt genauso für Männer. Immer mehr Männer nehmen mittlerweile die Pflege ihres Körpers ernst und verwenden dazu auch Kosmetika.

Die Haut des Mannes unterscheidet sich in einigen Punkten von der Haut der Frau (▸Kap. 1.7). Entscheidend für die Kosmetik sind der Bartwuchs im Gesicht und die Unterschiede im Bereich der Hautoberfläche und der Epidermis. Durch die androgengesteuerte höhere Talgdrüsenaktivität neigen Männer eher zu fetten Hautzuständen mit grobporiger Haut. Trocken-fettarme Haut tritt bei ihnen seltener auf. Durch die dickere Hornschicht wirkt Männerhaut robuster und weniger empfindlich als die Haut der Frauen. Dies hat dazu geführt, dass man lange Zeit annahm, Männerhaut brauche keine besondere Pflege.

Von allen Kosmetika sind die Produkte, die im Rahmen der Rasur verwendet werden, die einzigen, die von jedem Mann akzeptiert werden. Für die Nassrasur müssen die Barthaare zuvor durch Rasierseifen, -cremes oder -schaum erweicht werden. Rasierseifen werden mit einem Rasierpinsel in etwas Wasser aufgeschäumt und dann auf die Haut aufgetragen. Sie enthalten in der Regel große Anteile an Kaliumseifen, wie Kaliumstearat (INCI: Potassium Stearate), die für die geschmeidige Konsistenz verantwortlich sind. Weitere Inhaltsstoffe sind Emulgatoren, Rückfetter und hautberuhigende Zusätze. Rasiercremes werden meist ohne weitere Vorbereitung aufgetragen. Sie sind ähnlich zusammengesetzt wie die Rasierseifen, enthalten jedoch schon Wasser und sind meist W/O-Emulsionen. Da ihr Lipidanteil relativ hoch ist, sind sie besonders für Personen mit trockener, empfindlicher Haut geeignet. **Rasierschäume** sind flüssige Rasierseifen, die in Druckbehältnissen wie ein Aerosol abgefüllt werden.

Zur Vorbereitung auf eine Elektrorasur können sog. **Pre-Shave-Präparate** verwendet werden. Durch ihren hohen Alkoholgehalt entfernen sie den Feuchtigkeits- und Fettfilm auf den Haut, der sonst das Gleiten des Elektrorasierers bremst. Außerdem sollen sie die Haare aufrichten, damit sie leichter vom Rasierer erfasst werden. Die Pre-Shave-Präparate werden als Lotionen oder Gele angeboten. **Rasiersteine** dienen zur Stillung von kleineren Blutungen. **After-Shave-Präparate** werden üblicherweise in Form von Lotionen angeboten, es gibt sie allerdings auch als Cremes, Gele, Sprays oder Schäume. Durch ihren hohen Alkoholgehalt, der bei bis zu 60 % liegen kann, wirken sie desinfizierend und beugen Entzündungen vor. Darüber hinaus erfrischen sie die Haut und sollen durch geeignete Zusätze die von der Rasur strapazierte Haut beruhigen. Häufig verwendete Zusätze für After-Shave-Präparate sind Rückfetter, adstringierende Zusätze, beispielsweise Hamamelis-Extrakt (INCI: Hamamelis Virginiana Extract), organische Säuren zur Wiederherstellung des durch die Rasierseifen ins Alkalische verschobenen pH-Wertes und kühlende Wirkstoffe wie Menthol. Besondere Bedeutung haben Parfümöle, die in relativ hoher Konzentration in kaum einem After-Shave fehlen.

Während körperbewusste Männer vor einigen Jahren noch heimlich die Cremes ihrer Frauen benutzen mussten, gibt es inzwischen eine stetig wachsende Zahl an Pflegecremes und ganzen Pflegeserien für Männer. Neben der etwas herberen Parfümierung unterscheiden sie sich durch dem Hautzustand angepasste niedrigere Lipidgehalte.

11 Pflege der Säuglings- und Kinderhaut

Gerade die besonders empfindliche Haut der Säuglinge und Kinder benötigt konsequente Pflege. Reinigung und Pflege von Säuglingshaut entspricht in vielerlei Hinsicht der Reinigung und Pflege von fettarm-trockener Haut bei Erwachsenen. Entscheidend dabei ist, dass auf alle hautreizenden Stoffe verzichtet wird, damit die noch unreife Haut sich ungestört entwickeln kann.

11.1 Besonderheiten der Säuglingshaut

Die Haut von Säuglingen und in geringerem Maß auch die Haut von Kleinkindern unterscheidet sich deutlich von der Erwachsenenhaut. Babyhaut ist wesentlich dünner, sie beträgt im Durchschnitt nur ein Fünftel der Dicke der Haut von Erwachsenen. Besonders dünn ist die Hornschicht. Die einzelnen Hornschichtzellen sind auch wasserhaltiger und noch nicht so dicht gepackt wie in höherem Lebensalter, darum besitzt die Haut noch keine vollständige Barrierefunktion. Zu berücksichtigen ist in diesem Zusammenhang die gesteigerte Penetration von topisch applizierten Substanzen. Auch Wirkstoffe aus Pflegeprodukten können resorbiert werden, weshalb Substanzen, die systemische Wirkungen zeigen, ungeeignet sind. So ist beispielsweise das deodorierend und desinfizierend wirkende Hexachlorophen wegen möglicher Schäden am Zentralnervensystem nach kutaner Resorption als Inhaltsstoff von Säuglingspflegemitteln verboten. Da auch die Produktion der Talgdrüsen bis zur Pubertät stark vermindert ist, überzieht nur ein sehr dünner Hydrolipidfilm die Säuglingshaut. Die Folge ist ein leichteres Austrocknen der Haut und eine herabgesetzte Schutzfunktion gegenüber äußeren Einflüssen aller Art. Bei Neugeborenen liegt der Haut-pH-Wert im schwach Sauren, nahe dem Neutralpunkt. Erst in den Wochen nach der Geburt verändert er sich auf Werte, die mit 5 bis 6 dem pH-Wert auf der Oberfläche der Erwachsenenhaut entsprechen. Allerdings ist auch dann noch das Alkalineutralisationsvermögen vermindert. Die Besiedelung mit Mikroorganismen der physiologischen Hautflora erfolgt ebenfalls in den ersten Lebenswochen. Erst um das zwölfte Lebensjahr ist die Haut mit der eines Erwachsenen zu vergleichen.

Besondere Bedingungen herrschen im Windelbereich. Durch Urin, Kot und den Okklusionseffekt der Windel ist die Haut hier besonderen Belastungen ausgesetzt. Zum einen entstehen hier hautreizende Stoffe und zum anderen finden Mikroorganismen günstige Lebensbedingungen vor.

11.2 Hautreinigung

Gesicht und Hände des Säuglings sollen täglich, die Windelregion mindestens nach jedem Entfernen einer vollen Windel gewaschen werden. Für den übrigen Körper reicht normalerweise ein wöchentliches Bad. Vom früher empfohlenen täglichen Baden wird heute wegen der Gefahr der Austrocknung der Haut abgeraten. Meist ist dies auch wegen des geringen Aktionsradius eines Babys in der ersten Zeit nicht nötig. Alle Hautreinigungsprodukte müssen besonders mild und schleimhautverträglich sein, da sie in den Augen nicht brennen dürfen. Außerdem dürfen sie nicht toxisch sein, damit beim Verschlucken keine Vergiftungen auftreten. Idealerweise sollen sie einen sauren pH-Wert besitzen, um den noch dünnen Hydrolipidfilm und die sich entwickelnde physiologische Hautflora nicht zu stören.

Babybäder und Waschlotionen: Als waschaktive Substanzen werden ausschließlich Syndets verwendet. Sie sollten auf einen sauren pH-Wert eingestellt werden. Hautreizende Substanzen wie das Natriumlaurylsulfat (INCI: Sodium Lauryl Sulfate), werden nur noch selten und höchstens in Kombination mit milderen Substanzen eingesetzt. Geeigneter sind in jedem Fall die milderen Weiterentwicklungen wie Dinatriumlaurylsulfobernsteinsäureester (INCI: Disodium Lauryl Sulfosuccinate), Kokosfettsäureamidopropylbetain (INCI: Cocamidopropyl Betaine), Eiweißfettsäurekondensate und die Zuckertenside. Üblicherweise werden mehrere Tenside kombiniert, ihre Konzentration in Säuglingspflegeprodukten ist geringer als in vergleichbaren Präparaten für Erwachsene. Um die Hautverträglichkeit zu erhöhen, werden vor allem in ölige Bäder rückfettende Substanzen wie Paraffinöl (INCI: Paraffinum Liquidum), Jojobaöl (INCI: Simmondsia Chinensis Oil) oder Polysiloxan/Polyglykol-Copolymer (INCI: Dimethicone Copolyol) eingearbeitet. Feuchthaltesubstanzen sollen ein Austrocknen verhindern. Hier finden Glycerol (INCI: Glycerin), Sorbitol (INCI: Sorbitol) und Propylenglykol (INCI: Propylene Glycol) Verwendung. Häufig werden auch hautpflegende und hautberuhigende Wirkstoffe wie Panthenol, Allantoin und Bisabolol zugesetzt. In Badezusätzen findet man außerdem oft Pflanzenextrakte und ätherische Öle. Eine Konservierung ist wegen des Wassergehalts der Zubereitungen in den meisten Fällen nötig. Der Zusatz von Parfümölen hingegen ist, vor allem wegen ihres allergenen Potenzials, unnötig. Allerdings wird nur in wenigen Präparaten darauf verzichtet.

Babyseifen: Babyseifen enthalten Natrium- und Kaliumsalze von Fettsäuren. Der pH-Wert der Seifenlösung liegt damit im Alkalischen, was wegen der im Säuglingsalter verminderten Alkalineutralisationsfähigkeit und der noch leicht zu störenden Hautflora unerwünscht ist. Rückfettende, hautpflegende und Feuchtigkeit speichernde Wirkstoffe sind häufig enthalten. Auf eine Parfümierung wird auch hier selten verzichtet. Geeigneter für die Reinigung der Babyhaut sind Syndets in flüssiger oder fester Form.

Babyshampoos: Die waschaktiven Substanzen von Shampoos für Babys und Kleinkinder entsprechen im Wesentlichen denen der Hautreinigungsprodukte. Im Gegensatz zu Präparaten für Erwachsene sollten hier keine quartären Ammoniumverbindungen zur Haarkonditionierung (▸ Kap. 15.1) eingesetzt werden, da sie in den Augen brennen. Außerdem ist das Vermitteln von Haarfülle und leichter Kämmbarkeit bei Säuglings- und Kleinkinderhaaren in aller Regel noch kein Thema.

11.3 Hautpflege

Wegen der noch unausgereiften Talgproduktion und dem dadurch nicht voll funktionsfähigen Hydrolipidmantel ist die Versorgung der Babyhaut mit Lipiden besonders wichtig. Die zu diesem Zweck verwendeten Produkte sind Haut-und Gesichtscremes sowie Körperlotionen. Meist handelt es sich hierbei um O/W-Emulsionen, bei den Gesichtscremes werden auch W/O-Emulsionen angeboten. Der Lipidgehalt variiert sehr stark. Körperlotionen enthalten ungefähr 20 %, Schutzcremes gegen Austrocknung und Kälte können über 70 % Fett enthalten. Als Lipidkomponente werden pflanzliche Öle, wie:

- Avocadoöl (INCI: Persea Gratissima Oil),
- Erdnussöl (INCI: Arachis Hypogaea Oil),
- Jojobaöl (INCI: Simmondsia Chinensis Oil),
- Sonnenblumenöl (INCI: Helianthus Annuus Oil),
- Weizenkeimöl (INCI: Triticum Vulgare Germ Oil),
- gelegentlich auch tierische Produkte, wie Wollwachs (INCI: Lanolin), verwendet.

Auch hydrierte Öle, wie hydriertes Rizinusöl (INCI: Hydrogenated Castor Oil), sind zu finden. Gesättigte Kohlenwasserstoffe werden aufgrund ihrer guten Stabilität und Verträglichkeit ebenfalls gerne in Säuglingspflegeprodukten verwendet. Bei einem hohen Gehalt von Paraffinöl (INCI: Paraffinum Liquidum) oder Vaseline (INCI: Petrolatum) ist darauf zu achten, dass die Zubereitung wegen der möglichen Okklusion nicht zu dick aufgetragen wird. Auch Siliconöle, wie Polydimethylsiloxan (INCI: Dimethicone), werden verwendet. Als Emulgatoren finden vor allem Substanzen mit zusätzlich hautpflegenden Eigenschaften, wie die Fettalkohole, beispielsweise Cetylalkohol (INCI: Cetyl Alcohol), Stearylalkohol (INCI: Stearyl Alcohol) oder Wollwachsalkohole (INCI: Lanolin Alcohol), Verwendung. Zur Einstellung des pH-Wertes auf schwach saure Werte werden schwache organische Säuren zugesetzt. Hier wird vor allem die Milchsäure (INCI: Lactic Acid) wegen ihrer zusätzlichen Feuchtigkeit speichernden Eigenschaften verwendet.

Wirkstoffe in Babypflegeprodukten können Feuchthaltesubstanzen wie Glycerol, Sorbitol oder Harnstoff (INCI: Urea) sein. Allantoin, Bisabolol und Panthenol werden, wie auch einige entzündungshemmende Pflanzenextrakte, wegen ihrer hautpflegenden Eigenschaften verwendet. Der Einsatz von Vitamin E und A ist aufgrund der Eigenschaften als Radikalfänger auch in Pflegecremes für Säuglinge durchaus sinnvoll.

11.4 Reinigung und Pflege der Windelregion

Für die Reinigung der Windelregion eignen sich Wasser und Reinigungslotionen, die am einfachsten mit einem Einmalwaschlappen angewendet werden. Zur einfacheren Handhabung für unterwegs sind Vliestücher mit Reinigungslotion und Wasser getränkt, in Form einzeln eingeschweißter Reinigungstücher, erhältlich. Eine andere Möglichkeit, die Windelregion schonend zu reinigen, besteht in der Benutzung von Babyölen. Sie werden entweder mit Hilfe von Zellstofftüchern angewendet oder man benutzt fertige Ölpflegetücher. Die Reinigung mit Ölen hinterlässt im Gegensatz zur Reinigung mit Wasser einen schützenden Fettfilm auf der Haut, der eine zusätzliche Pflege mit einer Hautcreme überflüssig macht. Zu dick sollte der Ölfilm jedoch wegen des Okklusionseffektes nicht sein. Es kann sonst zum Wärmestau und daraus resultierenden Hautreizungen kommen. Außerdem wird durch einen Überschuss an Öl, ebenso wie bei dick aufgetragenen Pflegecremes, die Saugfähigkeit der Windel beeinträchtigt.

Babyöle, die nicht nur zur Reinigung der Windelregion, sondern auch zum Einreiben und Massieren des ganzen Körpers verwendet werden können, bestehen meist zum größten Teil aus gesättigten Kohlenwasserstoffen, in der Regel aus Paraffinöl. Auch die bereits genannten pflanzlichen Öle können zu diesem Zweck verwendet werden. Wegen ihrer geringeren Stabilität ist vor allem bei den Ölen mit ungesättigten Fettsäuren ein Zusatz von Antioxidanzien nötig. Wie bei den Pflegecremes können hautpflegende Wirkstoffe zugesetzt werden. Auf Konservierungsstoffe kann verzichtet werden, da wasserfreie Zubereitungen keine geeigneten Nährböden für Mikroorganismen darstellen.

Spezielle Windel- und Wundschutzcremes werden bei bereits geröteter Haut in der Windelregion benutzt, um einer Windeldermatitis (▸ Kap. 19.3.1) vorzubeugen oder sie zum Abklingen zu bringen. Es sind W/O-Emulsionen oder Pasten, die durch ihren hohen Lipidgehalt die Haut vor reizenden Substanzen aus Harn oder Stuhl und vor mikrobiellen Zersetzungsprodukten und Enzymen schützen. Sie sollen jedoch keine Okklusion bewirken. Für die regelmäßige Pflege der intakten, nicht geröteten Haut sind sie überflüssig und wegen der bereits angesprochenen Verminderung der Saugfähigkeit der Windel problematisch. Sie enthalten als Lipidkomponente häufig Vaseline, aber auch andere bereits genannte Fette und Öle. Durch seine wundheilungs-fördernde Wirkung ist auch Lebertran gut als Öl für Windelcremes geeignet. Feuchthaltesubstanzen, hautpflegende Stoffe und Pflanzenextrakte wie Ringelblumenextrakt (INCI: Calendula Officinalis Extract) sowie Zinkoxid (INCI: Zinc Oxide) sind als Wirkstoffe geeignet. Die Verwendung von Babypudern wird heute nicht mehr empfohlen, da sie nach Aufnahme von Flüssigkeiten verklumpen und durch Reibung zu Hautreizungen führen können. Bei einer bestehenden Windeldermatitis muss die Windel noch häufiger gewechselt werden als sonst. Zwischendurch sollte immer wieder frische Luft an die Haut. Hat sich die Entzündung nach drei bis vier Tagen nicht gebessert, ist ein Kinderarzt aufzusuchen.

12 Sonnenkosmetik

In der heutigen Zeit steht die gebräunte Haut als Statussymbol noch immer hoch im Kurs. Es ist für viele Menschen erstrebenswert, durch gebräunte Haut den Eindruck von Sportlichkeit, Gesundheit und Fitness zu erwecken. Sogar die Qualität einer Urlaubsreise wird nicht selten am Grad der Bräune gemessen. Aber Bräune um jeden Preis birgt bedrohliche, manchmal sogar lebensbedrohliche Risiken. Dabei hat ein Aufenthalt in der Sonne auch positive Seiten. Ein maßvolles Sonnenbad kann das Wohlbefinden steigern und die Stimmung aufhellen. Auch einige Stoffwechselreaktionen werden durch Sonnenstrahlen erst in Gang gesetzt. So wird Calciferol, das Vitamin D, erst bei UVB-Bestrahlung in der Haut gebildet. Allerdings ist hierfür eine UV-Dosis ausreichend, der ein Mensch in normaler Bekleidung ausgesetzt ist. Manche Hautkrankheiten bessern sich spontan bei Einwirkung von Sonne, und die Talgdrüsen von fett-feuchter, unreiner Haut normalisieren meist ihre Sekretion.

Aber kaum ein Mensch weiß, wie viel Sonne tatsächlich gut für seinen Körper ist. Wer weiß schon, dass bereits vor dem Auftreten eines Sonnenbrandes die Strahlendosis für mögliche Spätschäden erreicht ist? Oder dass ein starker Sonnenbrand in Bezug auf chronische Hautschäden weniger gefährlich ist als mehrere leichte Sonnenbrände? Will man sich ohne Angst vor Folgeschäden in der Sonne aufhalten, ist der Einsatz von Sonnenschutzmitteln, die dem Pigmentierungstyp und der Strahlenintensität angepasst sind, die beste Lösung. Richtig angewendet, ist damit eine „schonende Bräune" zu erreichen.

12.1 Elektromagnetisches Spektrum der Sonne

Von der Sonne trifft ständig Energie in Form von Strahlen mit unterschiedlichen Wellenlängen auf die Erde. Je kürzer die Wellenlänge, umso höher ist der Energiegehalt der Strahlung. Die Strahlung aus dem Sonnenspektrum kann in langwellige Infrarotstrahlung, sichtbares Licht und kurzwellige ultraviolette Strahlung, UV-Strahlung, unterteilt werden. Die Infrarotstrahlung mit einer Wellenlänge von 780 bis 5000 nm ist für die Wärme, die von der Sonne ausgeht, verantwortlich. Das sichtbare Licht hat eine Wellenlänge von 400 bis 780 nm. Die sich direkt daran anschließende Strahlung mit 320 bis 400 nm wird als UVA bezeichnet, wobei hier noch einmal in **UVA_1** mit einer Wellenlänge von 340 bis 400 nm und **UVA_2** mit einer Wellenlänge von 320 bis 340 nm unterteilt wird.

Diese Unterteilung erwies sich als sinnvoll, als man erkannte, dass bei Wellenlängen unterhalb 340 nm andere biologische Wirkungen eintreten als darüber.

Mit einer Wellenlänge von 280 bis 320 nm schließt sich daran die **UVB**-Strahlung an. Strahlen mit einer Wellenlänge von 100 bis 280 nm werden als **UVC**-Strahlen bezeichnet (o Abb. 12.1).

Glücklicherweise dringt nicht die ganze von der Sonne emittierte Strahlung zu uns auf die Erde. Die auf der Erde auftreffende UV-Strahlung besteht zu etwa 95 % aus UVA und zu 5 % aus UVB. Durch Adsorption und Streuung an den Gasen der Erdatmosphäre und durch Bewölkung und Luftverschmutzung wird ein großer Teil vor allem der energiereicheren Strahlung zurückgehalten. Im mitteleuropäischen Raum treffen keine Strahlen mit Wellenlängen unterhalb 295 nm auf die Erde. UVC-Strahlen werden von der Ozonschicht vollständig zurückgehalten. Wenn sich das „Ozonloch" jedoch weiter so rasant vergrößert, ist irgendwann mit verheerenden Schäden durch UVC-Strahlen zu rechnen.

In welchem Verhältnis die einzelnen Strahlungen auf der Erde ankommen, ist von verschiedenen Faktoren abhängig. Hier spielen neben dem Stand der Sonne und der Jahreszeit auch der Standort, vor allem der Breitengrad und die geographische Höhe, eine Rolle. Auch die Bewölkung und mögliche Reflexionen durch die Beschaffenheit des Bodens verändern das Ausmaß der einzelnen Strahlenanteile. Steht die Sonne senkrecht am Himmel, also in einem 90°-Winkel, so trifft mehr Strahlung auf die Erde als bei kleineren Winkeln, da der Weg bis auf die Erdoberfläche bei senkrechtem Sonnenstand am kürzesten ist. Diese höchstmögliche Strahlenenergie wird allerdings nur am Äquator erreicht, im mitteleuropäischen Raum beträgt der maximale Einfallswinkel der Sonnenstrahlen etwa 60°. Im Winterhalbjahr verringert sich der Sonnenstand zusätzlich. Im Gebirge ist die Entfernung zwischen Sonne und Erdoberfläche geringer, was die Strahlungsintensität erhöht. Liegt zusätzlich Schnee, kann bis zu 100 % der UV-Strahlung reflektiert werden. Heller Sand reflektiert nur ungefähr 20 %. Selbst Gras reflektiert noch etwa 2,5 %. UVA-Strahlen durchdringen Fensterglas, UVB-Strahlen werden zurückgehalten.

Strahlung, die direkt von der Sonne auf die Erde gesendet wird, nennt man direkte Sonneneinstrahlung. Durch Streuung in der Atmosphäre wird ein Teil abgelenkt und

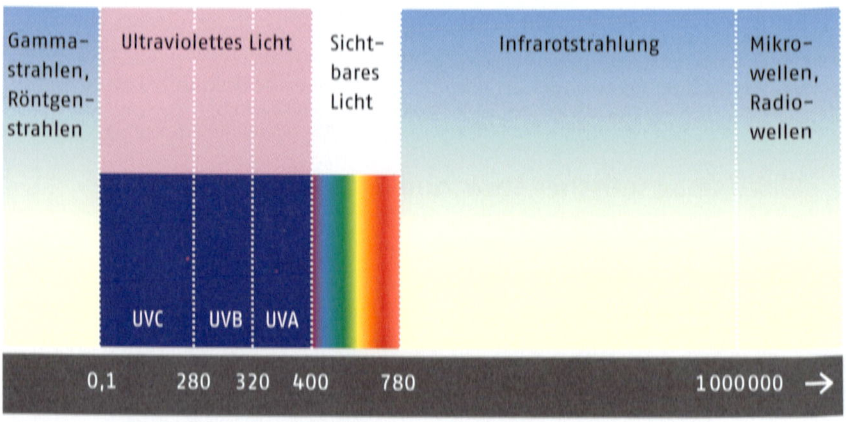

o **Abb. 12.1** Spektrum der elektromagnetischen Wellen mit Angabe der Wellenlängen in nm (Grafik: Christoph Bühler, Stuttgart)

gelangt dann indirekt auf die Erde. Vor allem bei dunstigem Wetter kann der Anteil an indirekter Strahlung sehr hoch sein. Die Summe beider Strahlungen wird als Globalstrahlung bezeichnet.

12.2 Wirkung der Strahlung in der Haut

Um in der Haut eine Wirkung, ganz gleich ob positiv oder negativ, ausüben zu können, müssen die Strahlen in die Haut eindringen. Die Eindringtiefe (o Abb. 12.2) ist abhängig vom Energiegehalt und damit von der Wellenlänge der Strahlung. Aus gutem Grund ist unsere Haut so aufgebaut, dass die energiereiche UVC-Strahlung am wenigsten tief eindringen kann. Sie wird annähernd vollständig von der Hornschicht absorbiert. UVB-Strahlen gelangen zu etwa 10 % bis zur Basalschicht der Epidermis, erreichen also auch lebendes Gewebe. Der Rest wird von der Hornschicht aufgenommen. Die UVA-Strahlung mit größerer Wellenlänge, also niedrigerem Energiegehalt, dringt bis in die Lederhaut vor. Für Infrarotstrahlung ist die Haut besonders durchlässig, ihr Energiegehalt ist allerdings gering. Ihre Absorption erzeugt lediglich Wärme, die allerdings andere unerwünschte chemische Reaktionen beschleunigen kann. Eine andauernde Einwirkung von Infrarotstrahlung kann auch ohne Begleitung anderer Strahlen Schäden verursachen.

Werden Strahlen von der Haut absorbiert, dann geht die Energie dieser Strahlen nicht verloren. Sie wird in Form einzelner Portionen, den Lichtquanten, von der Materie aufgenommen. Die Lichtquanten treten in Wechselwirkung mit Molekülen, aus denen die Haut aufgebaut ist. Einzelne Atome aus diesen Molekülen können durch Aufnahme von Ener-

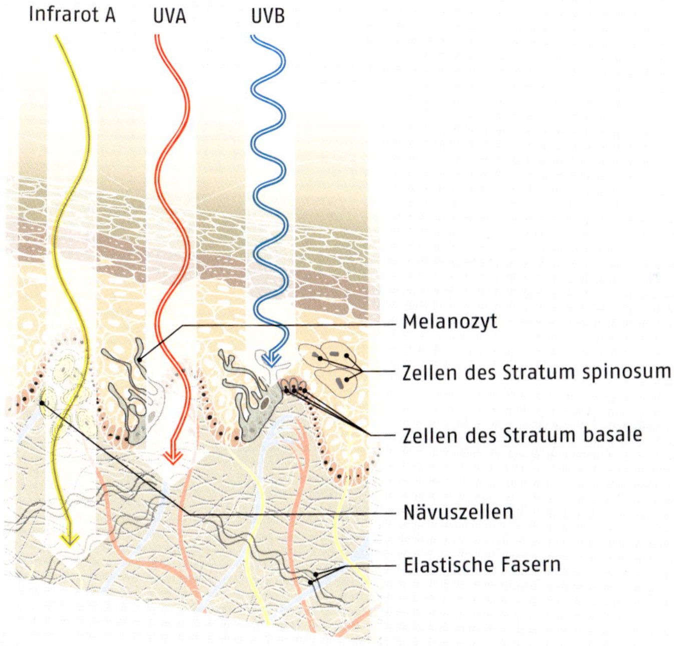

o **Abb. 12.2** Eindringtiefe der UV-Strahlung (Adler 2012)

gie in einen angeregten Zustand überführt werden. Dabei werden Elektronen aus einem niedrigeren Energieniveau in ein höheres gehoben. Möglich ist dies jedoch nur, wenn der Energiegehalt des eintreffenden Lichtquants exakt mit der Energie, die für die Anhebung des Elektrons nötig ist, übereinstimmt. Das heißt eine Absorption und damit eine Wirkung kann nur dann stattfinden, wenn in dem entsprechenden Gewebe ein geeigneter Reaktionspartner vorhanden ist, der genau diesen Energiegehalt aufnehmen kann.

Der angeregte Zustand ist instabil und wird in den meisten Fällen durch Abgabe der Energie in Form von Wärme wieder beendet. Es kann aber auch zu Reaktionen im Molekül, beispielsweise Spaltungen, Polymerisationen oder Umlagerungen, kommen. Die Energie der Infrarotstrahlen reicht nicht aus, um Elektronen in einen angeregten Zustand zu überführen. Nur die Brownsche Molekularbewegung wird verstärkt, was die erwähnte Wärme erzeugt. Der UVA-Bereich mit seinem höheren Energiegehalt vermag dagegen Elektronen auf ein höheres Energieniveau zu heben. Treffen UVB-Strahlen auf die Haut auf, so sind sie in der Lage, Elektronen ganz von ihrer Umlaufbahn um den Kern zu entfernen. Es entstehen Ionen oder, wenn ein einzelnes, ungepaartes Elektron zurückbleibt, Radikale. Die noch energiereicheren UVC-Strahlen bewirken dies in größerem Umfang mit einer Vielzahl von verschiedenen Molekülen.

Je mehr Strahlung von einer Hautschicht absorbiert wird, umso mehr Energie wird von ihr aufgenommen und umso höher ist die Anzahl der Veränderungen in dieser Schicht. UVC-Strahlung findet seine Reaktionspartner hauptsächlich in der toten Hornschicht, während UVB-Strahlen ihre Wirkung auch in der Basalschicht entfalten. UVA-Strahlen sind aufgrund ihrer Eindringtiefe bis in die Lederhaut für Veränderungen an den elastischen und kollagenen Fasern verantwortlich. Je energiereicher und damit gefährlicher eine Strahlung ist, umso früher wird sie also von der Haut abgefangen. Auf diese Weise sollen mögliche Schäden gering gehalten werden. Allerdings gelingt die Aufnahme der Strahlen in den genannten Zellschichten nicht immer vollständig. Geringe Mengen an Strahlung finden keinen Reaktionspartner. Sie durchdringen die einzelnen Hautschichten, bis sie auf ein Molekül treffen, das genau diese Energiemenge aufnehmen kann. In tiefere, noch lebende Bereiche eingedrungen, kann wiederum die Strahlung mit dem größten Energiegehalt die meisten Schäden anrichten, selbst wenn sehr geringe, nicht mehr messbare Strahlenmengen auftreffen.

12.2.1 Wirkungen der Infrarotstrahlung

Für Infrarotstrahlung ist die Haut besonders durchlässig. Die Begründung liegt darin, dass Infrarotstrahlen durch ihren niedrigen Energiegehalt kaum Schäden anrichten können und überwiegend positive Wirkungen entfalten. Das tiefe Eindringen der Infrarotstrahlung bis in die Lederhaut ist für das angenehme Wärmegefühl beim Aufenthalt in der Sonne verantwortlich.

Auch bei der Infrarotstrahlung (IR-Strahlung) kann man je nach Wellenlänge IRA-, IRB- und IRC-Strahlen unterscheiden. Die IRA-Strahlung kann von den Mitochondrien der Hautzellen absorbiert werden und zu oxidativem Stress in der Zelle führen. Die Folge ist eine Beschleunigung der Hautalterung. Auch das Hautkrebsrisiko steigt, wie man inzwischen weiß. Bei lang anhaltender Bestrahlung mit Infrarot können außerdem durch Überhitzung der Haut und des Gesamtorganismus Schäden auftreten. Die Haut verliert zunächst Feuchtigkeit und trocknet aus. Trifft weiter Infrarotstrahlung auf die Haut, so rötet sie sich. Man spricht vom **kalorischen**, also wärmebedingten **Erythem**. Schlimmstenfalls können Verbrennungen auftreten. Wird die Haut über lange Zeit immer wieder mit Infrarotstrahlung belastet, so kann dies auch zu chronischen Schäden führen. Diese ähneln sehr den chronischen, durch UVB-Strahlen entstandenen Schäden.

Gehen durch lang andauernde Infraroteinwirkung sehr viel Wasser und Salze mit dem Schweiß verloren, hat das Auswirkungen auf den gesamten Organismus. Das Elektrolytgleichgewicht in der quergestreiften Muskulatur verschiebt sich, was sich in Muskelkrämpfen äußert, die als **Hitzekrämpfe** bezeichnet werden. Kann beispielsweise durch hohe Luftfeuchtigkeit die Schweißbildung nicht zur Abkühlung des Körpers führen, so werden die peripheren Gefäße stark erweitert, um auf diese Weise Wärme abzugeben. Die erweiterten Gefäße fassen große Mengen Blut, das dann für die Versorgung der inneren Organe und des Gehirns fehlt. Es kommt zum **Hitzekollaps**. Die schwerstwiegende Folge der Überhitzung ist der Hitzschlag. Der Hitzschlag tritt ein, wenn keine der Möglichkeiten Wärme abzugeben zum Erfolg führt. Dann kommt es zum Wärmestau mit Körpertemperaturen bis zu 42 °C. Ohnmacht und schlimmstenfalls der Tod sind die Folge.

12.2.2 Wirkungen der UVA-Strahlung

Lange Zeit wurde UVA-Strahlung für ungefährlich gehalten, da sie von den UVB-induzierten Schäden in den Hintergrund gedrängt wurde. Erst durch die Entwicklung von Lampen, die fast reine UVA-Strahlung aussenden, wie sie in Solarien verwendet werden, konnte der Einfluss des isolierten UVA-Anteils untersucht werden. Dabei fand man, dass UVA-Strahlung der wichtigste Auslöser für die sog. **polymorphen Lichtdermatosen** (▸ Kap. 12.5) ist. Hierzu wird auch die **Mallorca-Akne** gezählt. Neben diesen Akutreaktionen lösen UVA- und UVB-Strahlen gemeinsam die Prozesse aus, die zur **vorzeitigen Hautalterung** führen. UVA-Exposition führt wegen der Penetration der Strahlung in tiefere Hautschichten zu Veränderungen in der Lederhaut. Durch Brüche in den Elastinfasern verliert die Haut an Elastizität, die Schäden an den Kollagenfasern vermindern den Feuchtigkeitsgehalt und damit die Spannung der Haut. Beim Besuch des Solariums sollte man bedenken, dass die künstlichen Strahlenquellen, sofern sie von modernen Geräten stammen, zwar nur UVA-Strahlung emittieren, diese jedoch ein Vielfaches der Intensität des natürlichen UVA des Sonnenlichtes beträgt.

12.2.3 Wirkungen der UVB-Strahlung

UVB-Strahlung ist von allen Strahlenarten, die aus dem Sonnenlicht tatsächlich auf die Erde und damit auf die Haut auftreffen, die energiereichste Strahlung. Das erklärt, weshalb ein Großteil der Schäden UVB-induziert ist, obwohl viel mehr UVA- als UVB-Strahlung auf der Erde ankommt. So ist UVB-Strahlung in der Lage, mit Lipiden in den Membranen zu reagieren und durch Ablösung einzelner Elektronen Radikale zu bilden. Auch Proteine sind geeignete Reaktionspartner. Hier können durch die Ausbildung neuer Bindungen Vernetzungen entstehen oder es werden bestehende Bindungen aufgebrochen. Die folgenschwerste Wirkung der UVB-Strahlen ist ihr Effekt auf die Nukleinsäuren. Bausteine der DNA werden verändert. Falls die Schäden nicht zum Zelltod führen oder durch körpereigene Reparatursysteme behoben werden können, treten Mutationen auf. Dies erklärt das **vorzeitige Altern** der Haut bei UVB-Exposition und das Auftreten von **Präkanzerosen** und **Hautkrebs**. Eine Akutreaktion als Folge von UVB-Strahlung ist der **Sonnenbrand**.

12.3 Akute Lichtschäden

Zu lange andauernde Sonnenexposition kann zu Schäden an verschiedenen Organen führen. Besonders betroffen sind neben der Haut auch die Augen. UVB-Strahlen lösen eine schmerzhafte Entzündung der Hornhaut aus, die erst nach einigen Stunden auftritt, aber meist reversibel ist. Der beste Schutz vor diesem als Fotokeratitis bezeichneten akuten Lichtschaden ist eine Brille mit UV-absorbierenden Gläsern bis 400 nm. Wird der Kopf längere Zeit von der Sonne bestrahlt, so kann dies zum Sonnenstich führen. Vor allem bei Personen mit lichtem Haar dringt die Infrarotstrahlung bis an die Hirnhäute vor. Die Folge sind Kopfschmerzen, Schwindel, Gleichgewichtsprobleme und Fieber. Durch ihre exponierte Lage ist die Haut das Organ, an dem es am häufigsten zu Schäden durch Sonnenstrahlen kommt.

12.3.1 Sonnenbrand

Setzt man sich kurze Zeit ungeschützt der Sonne aus, so sind normalerweise keine akuten Reaktionen zu erwarten. Um einen Sonnenbrand (Strahlenerythem) auszulösen, ist eine bestimmte Schwellendosis an Strahlen notwendig. Diese Strahlenmenge wird als minimale Erythemdosis (MED) bezeichnet. Der Schwellenwert ist von mehreren Faktoren abhängig. Unter anderem wird er vom Pigmentierungstyp (▸ Kap. 12.7.1), vom schon vorhandenen Bräunungsgrad und von der Dicke der Lichtschwiele (▸ Kap. 12.7.2) bestimmt. Die MED ist also individuell verschieden und ändert sich für jeden einzelnen Menschen in Abhängigkeit von der Gewöhnung der Haut an die Sonne. Nach welcher Zeit die MED erreicht ist, wie lange man sich also in der Sonne aufhalten kann, ohne mit einem Strahlenerythem rechnen zu müssen, hängt darüber hinaus von der Intensität der Bestrahlung ab. Leider bemerkt man den Sonnenbrand aber erst nach etwa zwei bis vier Stunden.

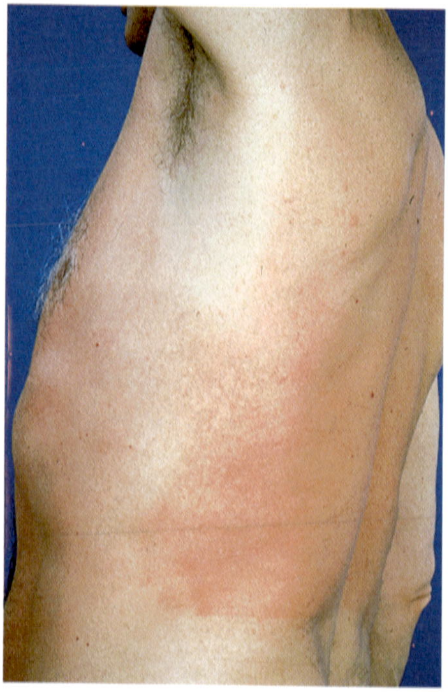

Abb. 12.3 Sonnenbrand (Beiersdorf AG Hamburg)

Dann ist es für Gegenmaßnahmen zu spät. Ein Sonnenbrand ist also kein Warnsignal, sondern eine bereits vorliegende akute Hautschädigung.

Der Sonnenbrand tritt ausschließlich an den bestrahlten Hautstellen auf. Besonders gefährdet sind die sog. Sonnenterrassen im Gesicht. Die Unterlippe, die Nase und die Haut über dem Jochbein sind bei den meisten Menschen die am stärksten sonnenexponierten Körperstellen. Die sonnenverbrannte Haut ist rot, schmerzt, juckt und fühlt sich heiß an (o Abb. 12.3). In leichten Fällen ist nur eine Rötung zu erkennen, in schwereren Fällen kann es aber auch zu Blasenbildung (o Abb. 12.4) und Ödemen kommen. In jedem Fall werden Zellen zerstört, die einige Tage später als sog. Sonnenbrandzellen (Sunburn-Cells) zusammen mit der durch die Lichtschwiele verdickten Hornschicht abgestoßen werden.

Ausgelöst wird der Sonnenbrand ausschließlich durch UVB-Strahlen. Als Mechanismus für die Entstehung eines Sonnenbrandes wird folgender Zusammenhang diskutiert: Durch UVB-Strahlen entstehen in der Haut freie Radikale, die bekanntlich die Fettsäuren der Membranlipide oxidieren. Im Verlauf dieser Reaktionen wird unter anderem Arachidonsäure freigesetzt, die am Anfang der Prostaglandinsynthese steht. Prostaglandine sind Gewebshormone, die wesentlich an der Entstehung von Entzündungsreaktionen beteiligt sind. Auch der Sonnenbrand stellt eine Entzündungserscheinung dar. UVA-Strahlen sind nicht in der Lage, ein Strahlenerythem auszulösen. Allerdings können sie die akut schädigende Wirkung von UVB-Strahlen steigern. Dieses Phänomen wird als Fotoaugmentation bezeichnet.

Die beim Sonnenbrand entstehenden Prostaglandine sind außerdem in der Lage, die Zellteilungsrate der strahlengeschädigten Zellen zu drosseln. So wird verhindert, dass Zellen mit veränderter DNA ihre fehlerhafte Erbinformation weitergeben. Dies ist vermutlich die eigentliche Aufgabe des Sonnenbrandes. Das Gewebshormon Histamin

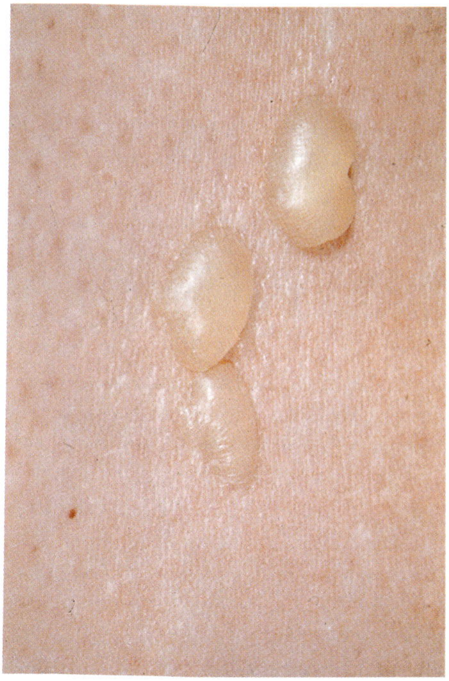

o **Abb. 12.4** Sonnenbrand mit Blasenbildung (Beiersdorf AG Hamburg)

scheint keine große Rolle bei der Entstehung des Sonnenbrandes zu spielen, weshalb Antihistaminika wenig bis keine Wirkung zeigen. Sinnvoll hingegen ist eine ausreichende Versorgung mit Zink, da der Zinkverbrauch bei Entzündungen erhöht ist.

Lindernde Sofortmaßnahmen sind Kühlung und Befeuchtung mit Kompressen oder O/W-Emulsionen. Die Produkte sollen eher fettarm sein, damit sich die Wärme nicht staut.

12.4 Chronische Lichtschäden

Chronische Lichtschäden treten nach immer wiederkehrender Sonnenbestrahlung auf. Wie bei den akuten Schäden können neben der Haut auch andere Organe betroffen sein. So kennt man an den Augen die durch UVB-Strahlung entstandene Linsentrübung. Typische chronische Lichtschäden der Haut sind die vorzeitige Hautalterung, Präkanzerosen und bösartige Geschwulste. Für die vorzeitige Hautalterung ist keine bestimmte Schwellendosis an UV-Strahlung notwendig. Alle Lichtstrahlen, die im Laufe des Lebens auf die Haut getroffen sind, addieren sich und zeigen ihre Auswirkungen.

12.4.1 Vorzeitige Hautalterung

Das genetisch bedingte Zeitaltern (▸ Kap. 1.6), das jedes Organ betrifft, kann durch Umwelteinflüsse, allen voran die Bestrahlung durch die Sonne, wesentlich beschleunigt werden. Während UVA_1-Strahlung für eine direkte Schädigung von Zellbestandteilen nicht genügend Energie besitzt, sind UVA_2- und UVB-Strahlen in der Lage, mit Zellbausteinen in Wechselwirkung zu treten. Nur UVB-Strahlung ist in der Lage, die DNA-Moleküle direkt anzuregen. UVA_2-Strahlen schädigen die DNA indirekt über die Bildung freier Radikale aus anderen Molekülen, was man vereinfacht als DNA-Schäden durch oxidativen Stress bezeichnet. UVA_1-Strahlung kann, genau wie Infrarotstrahlung, durch Erwärmung des Gewebes die Austrocknung der Haut beschleunigen.

Vorzeitig gealterte Haut unterscheidet sich äußerlich kaum von zeitgealterter Haut. Der wesentliche Unterschied liegt darin, dass das Alter der betroffenen Person nicht mit dem Aussehen der Haut zusammenpasst. Auch die lichtgealterte Haut weist eine dünnere Epidermis auf, deren Hornschicht unregelmäßige Verhornungen zeigt. Die Oberfläche der Haut ist trocken, faltig und runzlig. Durch die unregelmäßige Pigmentierung und Durchblutung ist die Haut fleckig. In der Lederhaut nimmt die Elastizität durch den Verlust intakter elastischer Fasern ab. Das Kollagen verliert sein Wasserbindevermögen, die Haut wird faltig. An besonders sonnenbelasteten Stellen können daraus tiefe Furchen werden. Für die Vorgänge in der Epidermis werden vor allem die UVB-Strahlen verantwortlich gemacht, da diese hier weitgehend vollständig absorbiert werden, also mit Bausteinen der Epidermis reagieren. Die Schäden in der Lederhaut sind überwiegend UVA_2-induziert, da diese Strahlung zu einem hohen Prozentsatz erst von der Lederhaut aufgenommen wird.

Die Zellkerne der lebenden Hautzellen können Strahlung mit einer Wellenlänge unter 320 nm absorbieren. Strahlung mit dieser Wellenlänge, also UVB-Strahlung, kann beim Auftreffen auf Nukleinsäuren von diesen absorbiert werden. In den meisten Fällen bilden sich dadurch zusätzliche Verknüpfungen der DNA-Doppelhelix durch Dimerisierung von Pyrimidinbasen. Es kann jedoch auch zum Bruch eines DNA-Stranges oder zur Anlagerung anderer Moleküle kommen. In jedem Fall ist die Informationsübertragung gestört.

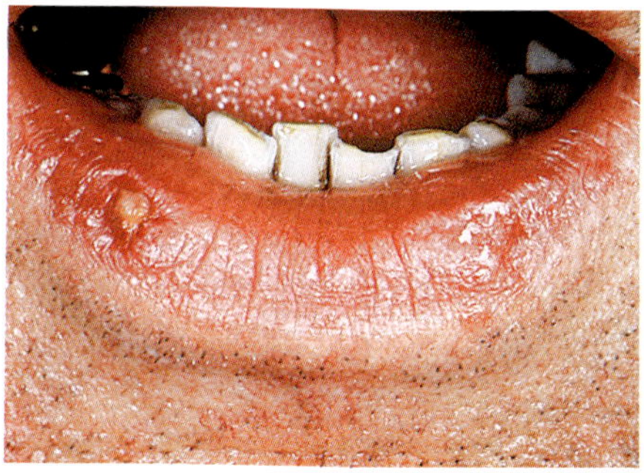

Abb. 12.5 Akute Cheilitis (Beiersdorf AG Hamburg)

Entweder kann die Information gar nicht mehr abgelesen werden oder die weitergegebenen Informationen sind falsch. Dies führt zu gealterten Zellen mit mangelhafter Funktion, kann aber auch zur Entartung der Zellen und damit zu Karzinomen der Haut führen.

Vorstufen dieser Karzinome sind die **Cheilitis actinica** (Abb. 12.5), eine durch Strahlen verursachte Entzündung der Unterlippe, sowie die **aktinischen Keratosen,** strahleninduzierte Verhornungsstörungen. Letztere sind vor allem an Wangen, Nase, Stirn und Nacken zu finden und äußern sich in fest haftenden schuppigen Hyperkeratosen auf gerötetem Grund, die sich langsam vergrößern. Bei älteren Menschen können sie als Altersflecken missgedeutet werden und damit zunächst unerkannt bleiben. Aus beiden Präkanzerosen kann sich ein Plattenzellkarzinom entwickeln, wobei das Risiko bei etwa 15 % liegt.

12.4.2 Karzinome der Haut (heller Hautkrebs)

Je nach Strahlungsintensität und Lichtempfindlichkeit der Haut geht man von 25 000 bis 120 000 ungeschützt in der Sonne verbrachten Stunden aus, die ausreichen, um ein Karzinom (epithelialer Tumor) entstehen zu lassen. Als Ursache wurde eindeutig Strahlung mit einer Wellenlänge von 280 bis 315 nm, also UVB-Strahlung, identifiziert. Dies ist der gleiche Wellenlängenbereich, der auch für das Strahlenerythem als Akutschaden verantwortlich ist.

Im Zellkern kommt es durch Aufnahme der **UVB-Strahlung** zu Veränderungen an der DNA. Bei nur gelegentlicher und nicht zu intensiver Sonnenexposition werden diese Schäden durch körpereigene Reparatursysteme (Kap. 12.7.4) beseitigt. Erfolgt die Reparatur vollständig, so ist die ursprüngliche Erbinformation wiederhergestellt und mit Mutationen und entsprechenden Folgen ist nicht zu rechnen. Kann die Reparatur jedoch durch chronische Strahlenbelastung und daraus resultierender Überlastung der Reparatursysteme nicht in vollem Umfang oder gar nicht durchgeführt werden, treten Mutationen oder der Zelltod ein. Mutierte Zellen können entarten und im Laufe der Zeit zu Präkanzerosen und in der Folge zu Karzinomen führen.

Die Überführung der prämalignen Zellen in Krebszellen ist ebenfalls UVB-induziert. Abgestorbene Zellen werden abgestoßen und mit den Hornzellen gemeinsam abgeschuppt. Sie sind nicht mehr in der Lage, ihre fehlerhafte Erbinformation weiterzugeben. Da in diesem Fall nicht mit Spätfolgen zu rechnen ist, führt ein einzelner kräftiger Sonnenbrand zu weniger chronischen Schäden als mehrere schwache Sonnenbrände oder Strahlendosen knapp unterhalb der Sonnenbrandschwelle.

UVA_1-Strahlung ist für das Auftreten von Präkanzerosen und Karzinomen von untergeordneter Bedeutung. Nur sehr hohe Dosen, die man beim Sonnenbaden niemals erreichen kann, verursachen epitheliale Tumoren. Aber auch hier sind Fotoaugmentationsphänomene (▸ Kap. 12.3) zu berücksichtigen. Bei den epithelialen Tumoren oder Karzinomen der Haut unterscheidet man zwei Arten, Basaliome und Spinaliome.

Basaliome: Basaliome (○ Abb. 12.6 und ○ Abb. 12.7) oder Basalzellenkarzinome gehen von den Basalzellen der Epidermis aus. Sie werden auch als semimaligne Tumoren bezeichnet, da der Tumor keine Metastasen bildet. Basaliome entwickeln sich praktisch nur an lichtexponierten Stellen, davon zu mehr als 90 % im Kopf-Hals-Bereich. Am häu-

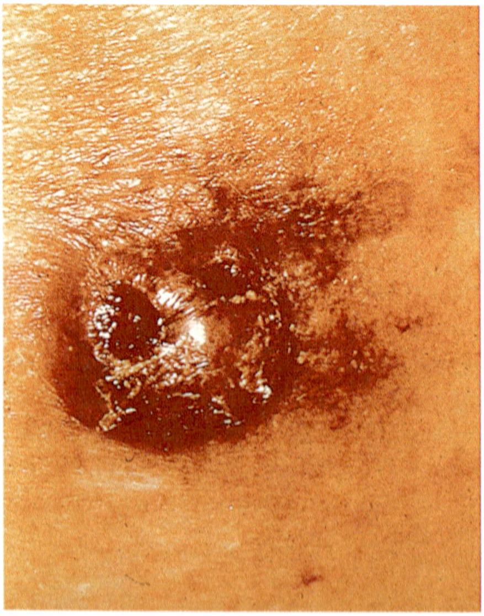

○ **Abb. 12.6** Basaliom (Beiersdorf AG Hamburg)

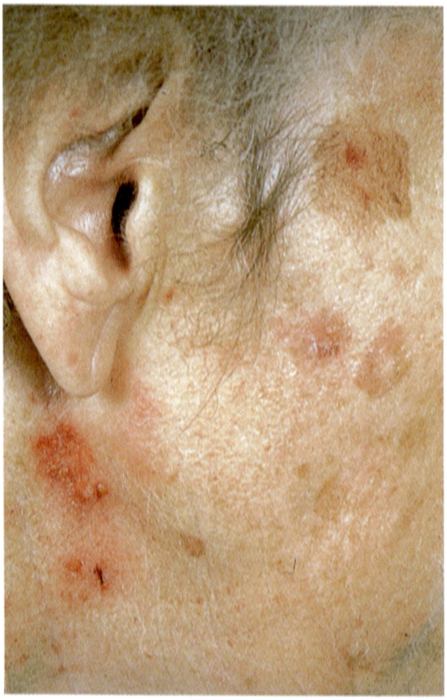

○ **Abb. 12.7** Basaliom und aktinische Keratosen (Beiersdorf AG Hamburg)

figsten sind Personen in höherem Lebensalter betroffen, wobei hellhäutige Menschen besonders gefährdet sind. Der direkte Zusammenhang zwischen Lichtschädigung und dem Auftreten von Basaliomen ist gesichert, andere Faktoren spielen nur eine untergeordnete Rolle. Basaliome bilden sich in der Regel nicht aus einer Präkanzerose, sondern auf intakter Haut. Im Anfangsstadium stellen sie sich als kleine, glänzende Knötchen dar, die rötlich bis braun gefärbt sind. Später bildet sich ein charakteristischer Randsaum um ein geschwürig zerfallendes Zentrum. Manche Basaliome breiten sich oberflächlich unter Zerfall der Haut aus, andere setzen ihr destruktives Wachstum in der Tiefe fort und befallen Knochen und Knorpel. Mit über 100 000 Neuerkrankungen pro Jahr – Tendenz steigend – allein in Deutschland ist das Basalzellen-karzinom die häufigste Hautkrebsart.

Spinaliome: Spinaliome werden auch als Stachelzellkarzinome oder Plattenepithelkarzinome bezeichnet. Sie gehen von den Stachelzellen der Epidermis aus und entwickeln sich meistens auf dem Boden einer Präkanzerose, wobei sich etwa jede zehnte Präkanzerose zu einem Spinaliom entwickelt. Das Alter der Patienten liegt im Durchschnitt zwischen 50 und 70 Jahren, wobei Männer wesentlich häufiger betroffen sind als Frauen. Als Ursache für die Geschlechtsbevorzugung wird die besondere Strahlenbelastung in typischen Männerberufen, beispielsweise bei Bauarbeitern, Landwirten oder Seefahrern, angenommen. Etwa 80 % der Spinaliome sind im Gesicht lokalisiert, häufig treten sie auch auf dem Handrücken auf. Typisch ist auch die Lokalisation auf der Unterlippe. Hier entstehen Spinaliome auf dem Boden einer Cheilitis actinica (▸Kap. 12.4.1). Zu Beginn der Erkrankung zeigen sich kleine, schuppige, hautfarbene Knötchen, die sich herdförmig um ein geschwürig zerfallendes Zentrum gruppieren. Im Laufe der Zeit brechen die Zellen ins Korium ein. Durch Verbreitung über den Lymph- oder den Blutweg bilden sich Metastasen im Körper. Auch beim Spinaliom gilt der Zusammenhang zwischen Sonnenexposition und der Entartung der Zellen als gesichert. Derzeit werden in Deutschland etwa 20 000 Neuerkrankungen jährlich verzeichnet.

12.4.3 Maligne Melanome

Maligne Melanome (○ Abb. 12.8) sind hochgradig bösartige Tumoren. Sie gehen von den Melanozyten aus und metastasieren schon frühzeitig über den Lymph- oder den Blutweg. Melanome sind meist stark und oftmals unregelmäßig pigmentiert. Durch verschieden schnelles Wachsen in horizontale und vertikale Richtung ist ihr Aussehen sehr uneinheitlich. Sie treten nicht nur an lichtexponierten Stellen auf, sondern können prinzipiell überall vorkommen. Frauen sind häufiger betroffen als Männer.

Melanome werden vermutlich nicht durch Sonnenexposition direkt initiiert, sondern nur begünstigt. Zugrunde liegen genetische Faktoren. Allerdings zeigt die steigende Zahl an Melanompatienten, dass UV-Strahlen einen nicht zu unterschätzenden Einfluss auf die Erkrankung besitzen. Dabei ist es unerheblich, ob die Strahlung von der Sonne oder aus dem Solarium stammt. Für das Auftreten von malignen Melanomen wird nämlich heute nicht mehr nur die UVB-Strahlung, sondern auch die UVA-Strahlung verantwortlich gemacht. Es gibt Hinweise, dass hier sogar UVA-Strahlung die größere Bedeutung haben könnte. So zeigt sich, dass Personen, die sich in den 1970er Jahren regelmäßig unter Verwendung von Sonnenschutzprodukten der Sonne ausgesetzt haben, heute ein deutlich höheres Melanomrisiko tragen als Personen gleichen Alters, die sich unbehandelt gesonnt haben. Zu erklären ist dies damit, dass die damals verwendeten Sonnenschutzprodukte ausschließlich UVB-Filter enthielten und die damit vor Sonnenbrand geschützten Perso-

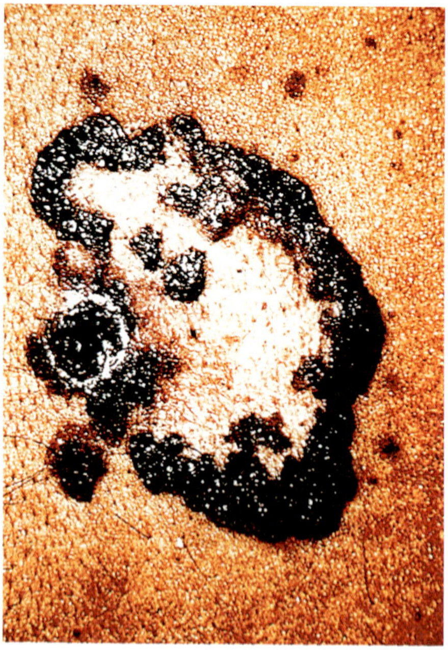

Abb. 12.8 Malignes Melanom (Hermal GmbH Reinbek)

nen sich länger in der Sonne aufhielten als die ungeschützten Personen. Dadurch belasteten sie ihre Haut mit einer höheren UVA-Strahlendosis.

Neben den UVB-induzierten Schäden der DNA scheint noch ein weiterer Mechanismus an der Entstehung von Hautkrebs beteiligt zu sein, der vor allem für das Auftreten von malignen Melanomen eine Rolle spielt. Seit längerem ist bekannt, dass UVB-Strahlen einen immunsuppressiven Effekt besitzen. Zum einen sind sie in der Lage, Mutationen an Genen vorzunehmen, die für die Reparaturmechanismen der Zelle von Bedeutung sind. Zum anderen können sie auch an der Immunabwehr beteiligte Zellen hemmen, wodurch entartete Zellen nicht mehr als solche erkannt und abgestoßen werden. UVA-Strahlen sind vermutlich durch oxidative Effekte befähigt, die Freisetzung bestimmter Mediatoren, sog. Zytokine, in der Haut zu bewirken. Die Zytokine können Wachstum, Differenzierung und Aktivierung von Zellen beeinflussen. Letztlich wird auf diese Weise sowohl lokal als auch systemisch eine Immunsuppression erreicht. Dies würde auch das Auftreten von malignen Melanomen an nicht sonnenexponierten Stellen erklären.

Als Inkubationszeit, also als Zeitraum zwischen einer akuten Strahlenschädigung und dem Auftreten eines Melanoms, werden zwanzig bis dreißig Jahre angegeben. Vor allem hellhäutige Menschen mit häufiger Sonnenexposition vor dem zwanzigsten Lebensjahr sind gefährdet. Darum ist der Schutz der Haut vor UVB- und UVA-Strahlen bei Kindern so besonders wichtig. Meist tritt die Erkrankung zwischen dem dreißigsten und siebzigsten Lebensjahr auf. Bei keiner anderen Krebserkrankung hat die Zahl der Erkrankten so stark zugenommen. Die steigende Zahl der Melanome wird mit dem veränderten Freizeitverhalten der Menschen und der dadurch verstärkten Sonnenbelastung der Haut in Zusammenhang gebracht. In Australien liegt die Morbidität, bedingt durch die dünnere Ozonschicht, schon jetzt um den Faktor 6 höher als in Europa. Benutzer von Solarien tragen je nach Hauttyp und Nutzungshäufigkeit ein 1,5- bis 8-fach erhöhtes Risiko für die Entwicklung eines Melanoms.

Mitte 2008 wurden in Deutschland die Maßnahmen zur Früherkennung aller Formen von Hautkrebs im Rahmen der gesetzlichen Krebsfrüherkennung neu geregelt. Gesetzlich Versicherte beiderlei Geschlechts haben seither ab dem Alter von 35 Jahren alle zwei Jahre Anspruch auf eine Hautuntersuchung durch einen Arzt mit entsprechender Fortbildung. Noch im gleichen Jahr kam es zu einer überdurchschnittlichen Zunahme der Erkrankungszahlen. Dies bedeutet jedoch nicht, dass das tatsächliche Krebsrisiko schlagartig angestiegen ist, sondern zeigt den Effekt des Screenings, da nun in der Anfangsphase einfach mehr Erkrankungen entdeckt werden. 2010 wurden in Deutschland etwa 20 000 maligne Melanome diagnostiziert. Hinzu kommen noch etwa 6 000 in situ-Melanome, also Krebsvorstufen. Das mittlere Erkrankungsalter der Frauen liegt mit 58 Jahren niedriger als früher. Männer erkranken im Mittel acht Jahre später. Die relativen 5-Jahres-Überlebenschancen sind mittlerweile relativ günstig, da mehr als die Hälfte der Melanome in einem noch frühen Tumorstadium entdeckt werden. Dieser Anteil hat sich seit 2008 merklich erhöht.

Da maligne Melanome jedoch auch schon in frühen Stadien zur Metastasierung neigen, kommt auch der Eigenbeobachtung eine große Bedeutung zu. Mit dem sog. ABC der Früherkennung lassen sich Muttermale auf Auffälligkeiten untersuchen. Verdächtig sind die Symptome ABCDE:

- **A** wie **A**symmetrie,
- **B** wie unscharfe **B**egrenzung,
- **C** wie **C**olorit- also Farbveränderungen,
- **D** wie großer und sich vergrößernder **D**urchmesser,
- **E** wie **E**rhabenheit des Muttermals über das Hautniveau.

Die meisten Melanome wachsen zunächst horizontal. Geht das Wachstum in die Vertikale über, so erreichen die Zellen schnell Blut- oder Lymphbahnen und es bilden sich Metastasen in anderen Organen. Die Diagnose sollte also zur Verbesserung der Prognose möglichst noch während der horizontalen Wachstumsphase erfolgen.

12.5 Polymorphe Lichtdermatosen

Unter Licht- oder Fotodermatosen versteht man Erkrankungen der Haut, die nach der Einwirkung von UV-Strahlen oder sichtbarem Licht auftreten. Die polymorphe Lichtdermatose ist die häufigste Fotodermatose. Sie wird auch häufig als Sonnenallergie bezeichnet. Etwa 10 bis 20 % aller Menschen sind betroffen, wobei Frauen mit einem

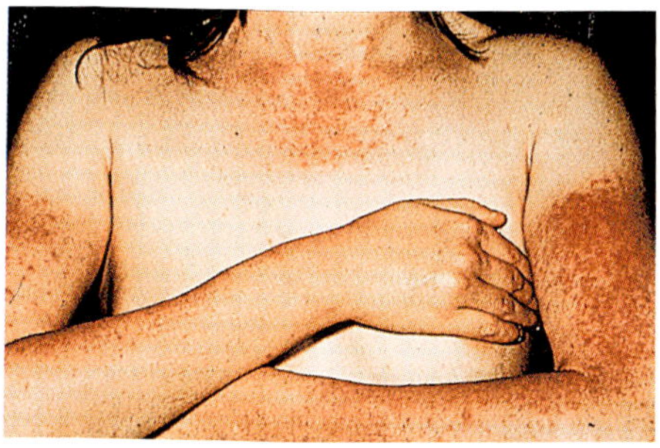

Abb. 12.9 Polymorphe Lichtdermatose an Armen und Dekolleté (Hermal GmbH Reinbek)

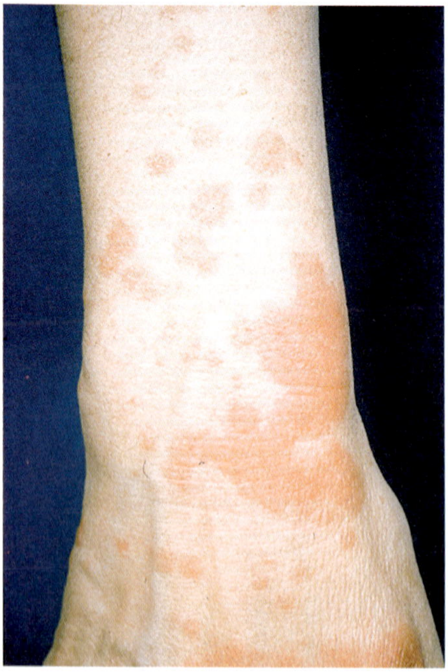

Abb. 12.10 Polymorphe Lichtdermatose am Handgelenk (Beiersdorf AG Hamburg)

Anteil von ca. 90 % wesentlich häufiger erkranken als Männer. Eine Zunahme dieser Fotodermatose in den vergangenen Jahren ist nicht zu übersehen. Die Erkrankung tritt vor allem im Frühjahr und Sommer, meist während der ersten intensiveren Sonnenexposition auf. An den unbekleideten Körperstellen, vor allem an Hals, Dekolleté, Armen und Beinen, bilden sich Stunden bis Tage nach der Sonneneinwirkung Rötungen, Papeln oder Bläschen, die mit starkem Juckreiz einhergehen (Abb. 12.9 und Abb. 12.10). Die Hautveränderungen bleiben Tage bis Wochen bestehen und verstärken sich bei weiterer Sonnenbestrahlung. Körperteile, die ganzjährig an Sonnenlicht gewöhnt sind, wie Gesicht und Hände, sind in der Regel nicht betroffen. Im Laufe des Jahres treten meist noch mehrere Schübe mit zunehmender Abschwächung auf. Im Winter tritt die Erkrankung nicht auf, bricht dann jedoch im Frühjahr mit unverminderter Stärke wieder hervor. Während sich die polymorphe Lichtdermatose beim einzelnen Patienten stets relativ gleichbleibend äußert, variiert das Krankheitsbild von Patient zu Patient sehr stark, was der Erkrankung den Namen gegeben hat.

Der wichtigste Auslöser für die polymorphe Lichtdermatose ist die UVA-Strahlung. Das Krankheitsbild weist gewisse Ähnlichkeiten mit Überempfindlichkeitsreaktionen vom verzögerten Typ, wie beispielsweise den Kontaktallergien der Haut, auf. Heute weiß man, dass durch UV-Bestrahlung in der Haut freie Radikale, in diesem Fall reaktive Sauerstoffverbindungen, entstehen. Da UV-Strahlen außerdem die Immunantwort unterdrücken, dürften dadurch normalerweise keine Reaktionen ausgelöst werden. Stattdessen werden in gesunder Haut Redoxsysteme bereitgestellt, die die freien Radikale abfangen. Bei Menschen, die an polymorpher Lichtdermatose leiden, scheinen diese Schutzmechanismen zu versagen. Ganz im Gegenteil, es kommt sogar zu einer verstärkten Immunantwort und Entzündungsreaktionen. Dies erklärt die Wirkung von Beta-Carotin bei polymorpher Lichtdermatose (▸ Kap. 12.8.4).

12.5.1 Mallorca-Akne

Ein Krankheitsbild, das ebenfalls zu den polymorphen Lichtdermatosen gezählt wird, ist die Acne aestivalis oder Mallorca-Akne (Abb. 12.11). Betroffen sind vorwiegend Frauen mittleren Alters mit Neigung zum fett-feuchten Hauttyp. Die entstehenden Papeln und Pusteln finden sich im Bereich der Haarfollikel, meist im Bereich des Dekolletés oder der Arme. Eine Lokalisation im Gesicht ist selten. Die Tatsache, dass die Erkrankung fast nie in Deutschland, sondern in Ländern mit intensiverer Sonnenstrahlung auftritt, gab der Erkrankung den Namen. Der Pathomechanismus unterscheidet sich von dem der übrigen Lichtdermatosen. Die durch UVA-Strahlung erzeugten freien Radikale oxidieren Lipidstrukturen. Bei der Mallorca-Akne spielen vor allem äußerlich aufgebrachte oxidationsempfindliche Stoffe, wie Fette, aber auch Emulgatoren aus Hautpflegeprodukten eine Rolle. Insbesondere Emulgatoren vom Typ der Polyethylenglykolverbindungen können über die Entstehung von Peroxiden bzw. freien Radikalen Triglyceride oxidieren. Die dabei entstehenden Lipoperoxide rufen Entzündungsreaktionen im Bereich der Haarfollikel hervor. Es handelt sich also um eine Kombination einer toxischen Akne und einer Lichtdermatose. UVA-Strahlung ohne äußerlich applizierte Lipide ruft wie Lipide ohne UVA-Strahlung keine Reaktion hervor.

12.6 Fotoallergische und fototoxische Reaktionen

Bei diesen auch als fotodynamische Reaktionen bezeichneten Vorgängen wird zunächst von einer entweder lokal auf die Haut aufgebrachten oder nach oraler Applikation in der Haut erscheinenden Substanz Fotoenergie aufgenommen. Die Energie führt zur Entstehung von meist instabilen Molekülen im angeregten Zustand. Wird die Energie in Form

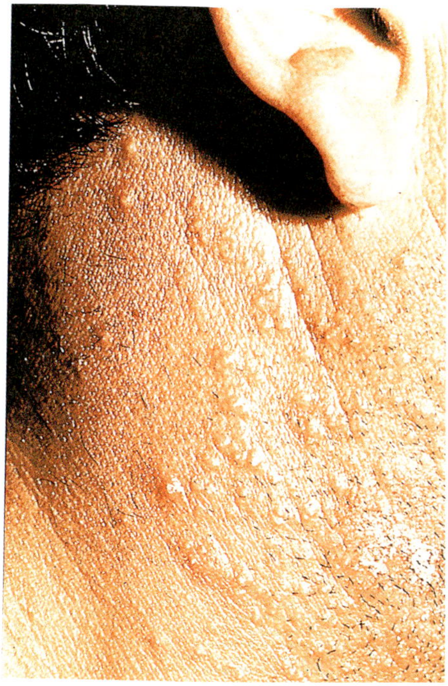

Abb. 12.11 Mallorca-Akne (Hermal GmbH Reinbek)

von Wärme abgegeben, treten keine unerwünschten Wirkungen auf. Es kann jedoch auch zu Reaktionen im Molekül kommen, die neue Verbindungen mit allergenem Potenzial entstehen lassen. In diesem Fall spricht man von einer Fotoallergie. Beim Erstkontakt mit dem Allergen kommt es, wie bei jeder allergischen Reaktion, zur Sensibilisierung, erst bei neuerlichem Kontakt mit der Substanz und gleichzeitiger UV-Exposition treten die Symptome als Folge der Antigen-Antikörper-Reaktion auf. Meist handelt es sich um Überempfindlichkeitsreaktionen vom verzögerten Typ, die ihren Höhepunkt erst nach Tagen erreichen und sich klinisch als Erythem mit Knötchen oder Bläschen, auch außerhalb der bestrahlten Hautareale, äußern. Einige Arzneimittel und gelegentlich auch in Kosmetika enthaltene Konservierungsmittel kommen als Auslöser für fotoallergische Reaktionen in Frage. Je nach Absorptionseigenschaften der verabreichten Substanz kann UVA- oder UVB-Strahlung der Auslöser sein.

Wird die Energie des Moleküls direkt auf die Hautzelle übertragen, was beispielsweise durch die Entstehung freier Radikale geschehen kann, so können bereits nach wenigen Stunden Erytheme entstehen, die in der Regel auf die bestrahlten Körperstellen begrenzt bleiben. Diese fototoxischen Reaktionen führen schon beim Erstkontakt zur Reaktion. Sie werden meist durch die bis in tiefere Hautschichten vordringenden UVA-Strahlen, gelegentlich auch durch sichtbares Licht, ausgelöst. Zahlreiche Pflanzeninhaltsstoffe, beispielsweise die Gruppe der Psoralene sowie einige Arzneistoffe, können unter UV-Einwirkung fototoxische Reaktionen auslösen. So kommt es nach Verwendung von Parfüms, die Bergamotte-Öl enthalten, zur fototoxischen Reaktion mit teilweise lang anhaltenden Verfärbungen der Haut.

12.7 Natürliche Schutzmechanismen der Haut vor UV-Strahlung

Unsere Haut kann sich durch die Ausbildung verschiedener Schutzmechanismen vor Schäden durch Sonneneinstrahlung bei maßvoller Sonnenexposition wirkungsvoll schützen. Allerdings stellen diese Mechanismen keine Sofortreaktionen dar, sondern benötigen einige Zeit, um ihre Wirksamkeit voll zu entfalten. Zu Zeiten unserer Vorfahren, als das Leben noch mehr den natürlichen Jahreszeiten angepasst war, hatte die Haut Gelegenheit, sich den veränderten Sonnenintensitäten im Laufe des Jahres anzupassen. Heute verbringen viele Menschen die meiste Zeit in geschlossenen Räumen und lassen sich dann, ohne ihre Haut darauf vorzubereiten, im Urlaub in der Sonne regelrecht braten. Hinzu kommt noch, dass gerne Urlaubsziele mit Sonnengarantie und wesentlich höherer Strahlenintensität als zu Hause ausgewählt werden. Da die wertvollen Urlaubstage ausgenutzt werden sollen, passt man sich oftmals leider nicht langsam den neuen Gegebenheiten an, sondern verbringt gleich den ersten Tag mit stundenlangen Sonnenbädern. So erhält die Haut keine Chance, sich auf die Strapazen vorzubereiten. Dabei wäre es möglich, die minimale Erythemdosis, also die Sonnenbrandschwelle der Haut, durch langsame Gewöhnung an das Sonnenlicht um den Faktor 40 zu steigern.

12.7.1 Pigmentierung

Der wohl wichtigste Schutzmechanismus der Haut vor UV-Strahlung ist die Bildung des Hautpigments Melanin (▸ Kap. 1.5). Bei maximaler Ausprägung des Melanin-Schutzschildes kann sich die Eigenschutzzeit der Haut um den Faktor 10 erhöhen. Man unterscheidet zwei Formen der Pigmentierung, die sich vor allem durch die Art der Strahlung unterscheiden, durch die der Prozess in Gang gesetzt wird.

Indirekte Pigmentierung: Die indirekte oder verzögerte Pigmentierung wird durch UVB-Strahlung ausgelöst. Unter UVB-Exposition kommt es zur Stimulation der Melanozyten und des Enzyms Tyrosinase, welches den ersten Schritt der Melaninsynthese katalysiert. In den zwischen den Basalzellen lokalisierten Melanozyten werden pigmenthaltige Einschlusskörperchen, die Melanosomen, gebildet. Sie schützen die DNA der in Richtung Hornschicht wandernden Zellen vor auftreffenden UV-Strahlen, indem sie die Strahlung absorbieren und freie Radikale binden. Die Reaktionskette bis hin zum Melanin besteht aus zahlreichen einzelnen Reaktionsschritten mit unterschiedlichen Geschwindigkeiten. So ist zu erklären, dass das Auftreten der indirekten Pigmentierung individuell sehr verschieden lange dauert. In der Regel erreicht die auf diese Art erworbene Bräunung ihr Maximum nach 10 bis 20 Tagen. Die Pigmentierung hält dann relativ lange an. Erst nach Herauswachsen der pigmentierten Zellen in die Hornschicht verblasst die Bräune. Die früher häufig geäußerte Annahme, dass eine Bräunung nur nach vorangegangenem Sonnenbrand zu erreichen ist, beruht auf der Gegebenheit, dass sowohl die indirekte Pigmentierung wie auch der Sonnenbrand UVB-induziert sind. Allerdings tritt die Pigmentierung schon unterhalb der MED auf, sodass es eine Frage der Dosierung ist, ob die Bräune mit einem Sonnenbrand erkauft werden muss.

Direkte Pigmentierung: Zur direkten Pigmentierung kommt es durch den Einfluss der UVA-Strahlung. Hierbei werden farblose oder farbschwache Melaninvorstufen in weiter oben gelegenen Hautschichten oxidiert. Es entstehen in kurzer Zeit farbige, jedoch relativ instabile Produkte. Außerdem werden durch UVA-Strahlung grobschollige Melanosomen in feinschollige Melanosomen überführt, wodurch sich ihre Verteilung und damit der Farbton der Haut ändern. Durch die Instabilität der Pigmente und ihre Lokalisation in den oberen Hautschichten hält die direkte Pigmentierung nicht sehr lange an.

In welchem Ausmaß indirekte und direkte Pigmentierung bei entsprechender Sonnenexposition möglich sind, hängt vom Pigmentierungstyp der Haut ab. Er bestimmt die Basishautfarbe, die auch ohne Sonneneinwirkung vorgegeben ist, die Geschwindigkeit und den zu erreichenden Grad der Hautbräunung und die Empfindlichkeit gegenüber UV-Strahlen. Beim Menschen unterscheidet man insgesamt sechs verschiedene Pigmentierungstypen, wobei die ersten vier (○ Abb. 12.12) auf die europäischen Rassen entfallen.

1. Zum **Pigmentierungstyp I** gehören Personen mit heller Haut und Sommersprossen. Die Haare sind rot oder rötlich blond, die Augen grün oder blau. Diese zur keltischen Rasse zählenden Menschen pigmentieren kaum oder überhaupt nicht, werden also nicht braun und erleiden nach kurzem Aufenthalt in der Sonne schwere Sonnenbrände. Da auch ihre übrigen Schutzmechanismen wenig ausgeprägt sind, kommt es leicht zu vorzeitiger Hautalterung, Karzinomen und Melanomen. Etwa 2 % der Mitteleuropäer gehören diesem Pigmentierungstyp an.
2. Personen des **Pigmentierungstyps II** werden zur germanischen Rasse gezählt. Sie haben ebenfalls helle Haut und neigen zu Sommersprossen. Die Haare sind meist blond, gelegentlich auch braun. Die Farbe der Augen ist überwiegend blau, manchmal auch grün oder grau. Da die Eigenschutzzeit der Haut kurz ist, treten auch bei diesen Menschen nach kurzer Sonnenexposition schwere Sonnenbrände auf. Die Pigmentierung bildet sich nur schwach aus. Auch diese Personen tragen ein erhöhtes Risiko gegenüber vor zeitiger Hautalterung, Karzinomen und Melanomen. Dem Pigmentierungstyp II gehören etwa 12 % der Mitteleuropäer an.

Pigmentierungstyp

Haut: hell, blass, viele Sommersprossen	**Haut:** hell, wenig Sommersprossen	**Haut:** hell bis hellbraun, keine Sommersprossen	**Haut:** braun, oliv, keine Sommersprossen
Haare: rötlich	**Haare:** blond bis braun	**Haare:** dunkelblond, braun	**Haare:** dunkelbraun, schwarz
Augen: grün, blau	**Augen:** blau, grau, grün	**Augen:** grau, braun	**Augen:** dunkel

↓ ↓ ↓ ↓

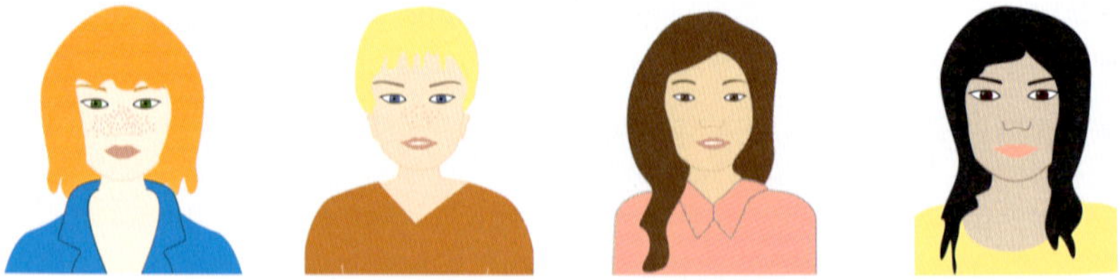

↓ ↓ ↓ ↓

Reaktion auf die Sonne

Schwerer Sonnenbrand, keine Bräunung	Schwerer Sonnenbrand, kaum Bräunung, Haut schält sich	Seltener, mäßiger Sonnenbrand, gute Bräunung	Kaum Sonnenbrand, bräunt schnell und tief

Eigenschutzzeit

5 bis 10 Minuten	10 bis 20 Minuten	20 bis 30 Minuten	40 Minuten

Die maximale Dauer des Sonnenbades kann durch Multiplikation des Eigenschutzes mit dem Lichtschutzfaktor des Sonnenschutzpräparates errechnet werden. Wichtig ist ein ausreichender Schutz sowohl gegen UVB- als auch gegen UVA-Strahlen.

Abb. 12.12 Einteilung der Hauttypen von links nach rechts: Pigmentierungstypen I bis IV (Grafik: Christoph Bühler, Stuttgart)

3. Der **Pigmentierungstyp III** ist durch helle bis hellbraune Haut ohne Sommersprossen gekennzeichnet. Die Haare sind braun oder dunkelblond, die Augen grau oder braun. Sonnenbrände treten nur selten auf, die Haut pigmentiert gut. Etwa 78 % der Mitteleuropäer zählt zum Pigmentierungstyp III, den man keiner bestimmten Rasse zuordnen kann.

4. Der **Pigmentierungstyp IV** zeichnet sich durch braune bis olivbraune Haut ohne Sommersprossen aus. Die Haare sind dunkelbraun oder schwarz, die Augen sind ebenfalls dunkelbraun. Die Haut bräunt schnell, intensiv und lang anhaltend, Sonnenbrände treten zumindest in unseren Breiten selten auf. Ungefähr 8 % der Mitteleuropäer weisen den Pigmentierungstyp IV auf, dies sind Menschen, die den mediterranen Rassen angehören.
5. Die südamerikanische Rasse, die eine kräftige Basispigmentierung mit dunkelbraunen bis schwarzen Haaren und dunklen Augen aufweist, wird als **Pigmentierungstyp V** bezeichnet. Die Sonnenempfindlichkeit ist sehr gering, es kommt fast nie zu Sonnenbränden. Das Risiko chronischer Lichtschäden ist dementsprechend sehr gering.
6. Personen, die dem **Pigmentierungstyp VI** angehören, sind sehr stark pigmentiert. Das Melanin wird nicht, wie bei den übrigen Pigmentierungstypen, mit Erreichen der Hornschicht abgebaut, sondern trägt bis zum Abschilfern der Hornschüppchen zum Schutz der lebenden Zellen bei. Die Lichtempfindlichkeit ist äußerst gering, chronische Lichtschäden treten selten auf. Trotz des hohen Eigenschutzes können sonnenentwöhnte Schwarze jedoch durch eine mangelhaft ausgebildete Lichtschwiele bei entsprechend hoher Strahlungsintensität einen Sonnenbrand erleiden.

12.7.2 Lichtschwiele

Ähnlich wie die Hornschicht auf mechanische Reize mit der Ausbildung von Schwielen reagiert, verdickt sie sich bei Einwirkung von UVB-Strahlen und entwickelt dadurch eine nicht zu unterschätzende Schutzfunktion gegenüber UV-Strahlung. UVC-Strahlung wird praktisch vollständig und UVB-Strahlung etwa zur Hälfte abgefangen. Dabei wird die Fotoenergie von der Hornsubstanz reflektiert, gestreut oder aufgenommen und so für darunterliegende Schichten abgeschwächt. Allerdings ist für die Wirksamkeit die Dicke der Hornschicht ausschlaggebend. Unter UVB-Bestrahlung, auch unterhalb der Erythemdosis, erhöht sich die Mitoserate der Basalschicht und es kommt zu einer Verdickung der Hornschicht, die ihr Maximum nach etwa 2 bis 3 Wochen erreicht. Bei voll entwickelter Lichtschwiele vervierfacht sich so die minimale Erythemdosis.

Durch langsame Gewöhnung an die Strahlenbelastung gibt man der Haut die Möglichkeit, ihren Eigenschutz durch Pigmentierung und Ausbildung der Lichtschwiele um den Faktor 40 zu erhöhen. Dieser Wert wird selbst von hellhäutigen Mitteleuropäern erreicht. Verringert sich die Sonnenexposition beispielsweise nach dem Urlaub wieder, so bildet sich die Lichtschwiele zurück und die Pigmentierung verblasst.

12.7.3 Urocaninsäure

Urocaninsäure ist eine Aminosäure, die in der Epidermis aus Histidin entsteht und mit dem Schweiß auf die Hautoberfläche gelangt. In anderen Körperflüssigkeiten wurde sie beim Menschen nicht nachgewiesen. Vor allem unter UV-Bestrahlung nimmt ihre Konzentration im Schweiß erheblich zu. Ob Urocaninsäure wirklich eine Schutzwirkung gegen UV-Strahlen besitzt, ist umstritten. Sie ist zumindest in der Lage, UVA-Strahlen unter *cis-trans*-Isomerisierung zu adsorbieren. Da ihre *cis*-Form immunsuppressiv wirkt, darf sie in der EU jedoch nicht in Kosmetika verwendet werden.

12.7.4 Repairmechanismen

Selbst bei nur kurzfristiger Einwirkung von UV-Strahlen kommt es zu Schäden an empfindlichen Zellstrukturen wie der DNA. Dass wir solche kleineren Schäden normalerweise nicht bemerken und auch nicht mit schwerwiegenden Folgen rechnen müssen, ist auf körpereigene Repairmechanismen zurückzuführen. Sie dienen dazu, eine der wesentlichen Aufgaben der Zelle zu erfüllen, nämlich die Erbinformation unverändert von einer Generation zur nächsten weiterzugeben. Ist die Anzahl der Schäden nicht zu hoch, kann die DNA wieder vollständig repariert werden. Zwei unterschiedliche Reaktionen sind hier von Bedeutung, die je nach Art und Ausmaß des Schadens zum Einsatz kommen. Zuvor entscheidet jedoch das Tumorsuppressor-Gen p53 darüber, ob die geschädigte Zelle repariert wird und weiterleben und sich teilen darf oder ob sie den Weg des programmierten Zelltodes (Apoptose)einschlagen muss.

Excisionsreparatur: Die Excisionsreparatur beginnt sofort nach Entstehen der Schäden und benötigt keine Energie von außen, weshalb sie auch als **Dark-Repair** bezeichnet wird. Durch eine Reihe von Enzymen, darunter die **Endonuclease**, werden die geschädigten Stellen in der DNA-Doppelhelix erkannt, herausgeschnitten und durch neue, intakte Stücke ersetzt. So wird vor der nächsten Zellteilung die DNA repariert und die Weitergabe der identischen Erbinformation sichergestellt. Sind zu viele Schäden gleichzeitig aufgetreten oder werden durch immer wiederkehrende Strahlenbelastung die Enzymsysteme erschöpft, so können in der bis zur nächsten Zellteilung verbleibenden Zeit nicht alle Schäden ausgebessert werden. Bereits bei einer Überschreitung von 60 % der minimalen Erythemdosis können nicht mehr alle Schäden behoben werden und es ist mit bleibenden Schäden im Sinne vorzeitiger Hautalterung und Entartung der Zellen zu rechnen.

Fotoreaktivierung: Einige Lebewesen haben eine weitere effektive Methode zur Ausbesserung der UV-bedingten DNA-Schäden entwickelt. Dieser Vorgang ist auf Energie von außen angewiesen. Er erhält sie in Form von UVA-Strahlung, weshalb das ausführende Enzym **Photolyase** und die Reaktion selbst Fotoreaktivierung oder **Light-Repair** heißt. Die Photolyase erkennt die durch UVB-Strahlung dimerisierten Pyrimidinbasen der DNA und trennt sie selektiv. Hierbei müssen im Gegensatz zur Excisionsreparatur keine neuen Basenpaare bereitgestellt werden, weshalb die Foto-reaktivierung wesentlich schneller und effektiver verläuft. Man geht heute davon aus, dass die menschliche Haut nicht über diesen Schutzmechanismus verfügt. Entdeckt wurde er bei bestimmten Algen und Fischen sowie bei Beuteltieren.

12.8 Künstlicher Schutz vor UV-Strahlung

Jeder Mensch kann eine gewisse Zeit in der Sonne verbringen, ohne dass es zum Erythem kommt. Die Zeitspanne ist abhängig vom Pigmentierungstyp, von der Gewöhnung der Haut an die Sonne und von der eingestrahlten UV-Intensität. Bei unvorbereiteter, winterlich blasser Haut kann ein Sonnenbrand in einem Urlaubsland mit hoher Strahlungsintensität schon nach wenigen Minuten ausgelöst werden. Aber kaum jemand möchte in den ersten Urlaubswochen, schon kurz nachdem er angekommen ist, den Strand verlassen, weil seine Erythemschwellenzeit erreicht ist bzw. schon früher, um dem chronischen Lichtschaden zu entgehen. Mit Hilfe von künstlichem Lichtschutz kann die Haut vor den schädlichen UV-Strahlen geschützt und die Erythemschwellenzeit erhöht werden.

Alle Maßnahmen, die die UV-Strahlen von der Haut fernhalten, werden zum **primären Lichtschutz** gezählt. Hierzu gehören neben Textilien alle Arten von Sonnenschutzmitteln. Der **kosmetische Sonnenschutz** dient lediglich zur Erhöhung der Zeitspanne, die man sich erythemfrei in der Sonne aufhalten kann. Der **medizinische Sonnenschutz** schützt umfassender. Er wird von besonders sonnenempfindlichen Personen oder Patienten mit Lichtkrankheiten verwendet. (Achtung: die Einnahme mancher Medikamente kann eine erhöhte Sonnenempfindlichkeit bewirken.) Zum **sekundären Sonnenschutz** gehören alle Maßnahmen, die die Folgen der Strahlen abschwächen oder vermeiden sollen. Substanzen, die in der Lage sind, freie Radikale abzufangen, wie Vitamin E (▸Kap. 7.2) oder Beta-Carotin (▸Kap. 12.8.4), werden ebenso wie entzündungshemmende Substanzen, die Erytheme lindern können, zum sekundären Lichtschutz gezählt.

Sonnenschutzmittel können sog. UV-Absorber enthalten, also Lichtschutzsubstanzen, die auf chemischem Wege wirken, indem sie die Fotoenergie absorbieren. Es werden aber auch sog. physikalische Lichtschutzsubstanzen eingesetzt, die hauptsächlich über Reflexion und Streuung der Strahlen wirksam werden.

12.8.1 Darreichungsformen der Sonnenschutzmittel

Sonnenschutzprodukte werden in einer Vielzahl von Darreichungsformen im Handel angeboten. Neben den beim Verbraucher besonders gefragten O/W oder W/O-Emulsionen und Stiften für die Lippen sind auch Hydro- und Lipogele, Öle, Pasten und Liposomenzubereitungen erhältlich. Eine relativ neue Darreichungsform stellen die Hydrodispersionsgele dar, die sich steigender Beliebtheit erfreuen. Die Schutzwirkung einer Zubereitung ist nicht nur von der Art und Konzentration der eingesetzten Lichtschutzsubstanzen abhängig, sondern variiert auch bei Veränderung der Grundlage. Offensichtlich spielen Wechselwirkungen zwischen den einzelnen Bestandteilen bzw. die physikalischen und chemischen Eigenschaften der verwendeten Grundlage auch eine entscheidende Rolle.

Emulsionen: Emulsionen lassen sich leicht gleichmäßig auf der Haut verteilen. Sie können dünnflüssig als Lotionen für die großflächige Anwendung am Körper oder als Creme für die Anwendung im Gesicht hergestellt werden. Es besteht die Möglichkeit, fettlösliche oder wasserlösliche Lichtschutzsubstanzen einzuarbeiten, wobei zu beachten ist, dass eine bessere Wirkung erreicht werden kann, wenn die Substanz in der äußeren Phase vorliegt. Fett- und wasserlösliche Lichtschutzsubstanzen können auch kombiniert werden, was die Möglichkeit zur Erzielung sehr hoher Lichtschutzfaktoren eröffnet. Auffallend ist, dass O/W-Emulsionen bei vergleichbarer Wirkstoffkonzentration prinzipiell eine bessere Wirkung zeigen als Emulsionen vom Typ W/O. Allgemein nimmt die Wirkung mit steigendem Wassergehalt einer Zubereitung zu. Begründet wird dieser Effekt mit der stärkeren Quellung der Hornschicht und der damit verbundenen stärkeren Penetration der Substanzen.

Hydrogele: Diese durchsichtigen, häufig glasklaren Zubereitungen bestehen in der Regel aus einem organischen Gelbildner und Wasser. Zum Schutz vor vorzeitiger Austrocknung werden rückfettende Zusätze eingearbeitet. Hydrogele besitzen den Vorteil, dass sie ohne Emulgatoren und Fette auskommen, was auch eine Anwendung bei Mallorca-Akne ermöglicht. Trotzdem sinkt ihr Marktanteil, was vermutlich an dem unangenehmen Spannungsgefühl auf der Haut liegt, das nach dem Verdunsten des Wassers durch die Austrocknung der Haut auftritt. Durch das Fehlen von Lipiden besitzen Hydrogele keinerlei hautpflegende Eigenschaften. Außerdem ist lediglich die Verwendung von hydrophilen Lichtschutzsubstanzen möglich.

Hydrodispersionsgele: Die milchig weißen Hydrodispersionsgele oder Hydrolipiddispersionen sind eine Weiterentwicklung der Hydrogele, die die Vorteile der Emulsionen und Hydrogele in sich vereinen, ohne jedoch die Nachteile beider zu besitzen. Sie bestehen wie die Hydrogele aus organischen Polymeren als Gelbildner und Wasser. In dieser als Dispersionsmittel zu bezeichnenden äußeren Phase befinden sich Lipidtröpfchen. Meist werden hierfür Siliconöle oder gesättigte Kohlenwasserstoffe verwendet. Da Siliconöle in der Regel wasserabweisend sind, erhält man auf diese Weise wasserfeste Produkte. Durch die hohe Viskosität der äußeren Phase und die Anreicherung der Polymere an der Grenzfläche lässt sich die Zubereitung auch ohne die Verwendung von klassischen Emulgatoren stabilisieren. Werden Polymere verwendet, die gleichzeitig grenzflächenaktive Eigenschaften besitzen, wie Carbomer (INCI: Carbomer) oder Hypromellose (INCI: Hydroxypropyl Methylcellulose), entstehen strukturierte Grenzflächenfilme, die einen effektiven Schutz vor dem Zusammenfließen der Phasen bieten. Aufgrund ihrer hohen Molekülmasse können die Polymere nicht in die Hornschicht penetrieren, sodass nicht mit unerwünschten Effekten zu rechnen ist. Die Anwesenheit einer lipophilen Phase ermöglicht die Verarbeitung von lipidlöslichen Lichtschutzsubstanzen, außerdem weist die Zubereitung hautpflegende Wirkungen auf und beugt Austrocknungserscheinungen vor. Da Hydrodispersionsgele auch ohne Zusatz von Emulgatoren und Triglyceriden hergestellt werden können, eignen sie sich auch für die Anwendung bei Mallorca-Akne.

Lipogele und Öle: Lipogele bestehen aus einer festen und einer flüssigen Lipidkomponente, wobei die feste Komponente die kohärente innere Phase und der flüssige Anteil die äußere Phase bildet. Lipogele und Öle eignen sich ausschließlich für sehr fettarme und trockene Haut. Es können nur lipophile Lichtschutzsubstanzen verwendet werden, mit denen man jedoch wegen der fehlenden Wasserphase auch in hohen Konzentrationen nur niedrige Lichtschutzfaktoren erreichen kann. Lipogele werden gelegentlich auch als Sonnenschutzkonzentrate bezeichnet.

Liposomenzubereitungen: Die Stabilisierung von Liposomen (▸ Kap. 7.3) in einer geeigneten Grundlage gestaltet sich, insbesondere wenn während der Anwendung extreme Wärme und UV-Strahlung darauf einwirken, schwierig. Dies mag der Grund sein, warum bis heute nur relativ wenige Hersteller Sonnenschutzpräparate mit Liposomen anbieten. Obwohl sie gegenüber den bisher genannten Applikationsformen einige Vorteile bieten. So können empfindliche Lichtschutzsubstanzen durch Inkorporation in die Liposomen stabilisiert werden. Durch die Bindung der Liposomen an die Zellmembranen werden auch die UV-Filter im Bereich der Hornschicht fixiert und es lassen sich wasserfeste Produkte herstellen. Darüber hinaus könnte so auch die unerwünschte Resorption der Lichtschutzsubstanzen unterbunden werden.

Sprays: Ein neuer Trend sind sprühbare Sonnenschutzprodukte. Es handelt sich dabei um Emulsionen oder wässrig-alkoholische Lösungen in einem Behältnis mit Sprühvorrichtung. Der Vorteil gegenüber anderen Darreichungsformen liegt in der leichten Verteilbarkeit auch an Stellen mit starker Körperbehaarung oder auf Glatzen. Ein Verteilen mit den Händen ist nicht nötig. Bei wässrig-alkoholischen Lösungen verdunstet der größte Teil des Lösungsmittels bereits beim Aufsprühen, sodass die UV-Filter fein verteilt auf der Haut ankommen und schnell einen feinen Film bilden. Die Schutzwirkung tritt daher bereits kurz nach der Applikation ein. Emulsionen müssen erst auf der Haut brechen, bevor die wässrige Phase verdunstet und die UV-Filter einen Schutzfilm ausbilden können. Daher müssen sprühbare Emulsionen wie alle anderen Darreichungsformen etwa 30 Minuten vor der Sonnenexposition aufgetragen werden. Um sprühbare Emulsionen herzustellen, müssen die Emulsionströpfchen besonders klein sein. Hierzu sind relativ große Mengen polyethylenglykolhaltiger Emulgatoren (▸ Kap. 7.2.3) nötig, was als Nachteil angesehen werden kann.

12.8.2 Chemische Lichtschutzsubstanzen

Die UV-Absorber können, bedingt durch ihre Molekülstruktur, die Energie der UV-Strahlen aufnehmen. Hierbei werden, vergleichbar mit der Reaktion der Strahlen in natürlicher Materie, Elektronen auf ein energiereicheres Niveau gehoben. In der Regel handelt es sich um aromatische Verbindungen mit zahlreichen konjugierten Doppelbindungen, bei welchen die Energiemenge, die zum Erreichen des angeregten Zustandes benötigt wird, identisch ist mit der der auftreffenden Lichtquanten.

Ob eine Substanz für die Verwendung als UV-Absorber geeignet ist, hängt unter anderem ganz entscheidend von ihrer Fotostabilität ab. Eine Substanz, die nach dem Übergang in den angeregten Zustand ihre Energie wieder abgibt, indem durch Veränderung der Molekülstruktur neue Verbindungen entstehen, ist fotoinstabil. Die Substanz kann dadurch ihre Fähigkeit verlieren, UV-Strahlen zu absorbieren, wodurch die Zubereitung nach einiger Zeit ihre Wirksamkeit verliert. Es kann aber auch zu fotoallergischen Reaktionen (▸ Kap. 12.6) oder zur Bildung kleinerer, gut resorbierbarer Moleküle kommen. Erwünscht ist dagegen die Abgabe der aufgenommenen Energie in Form von Wärme unter Regenerierung des Moleküls. Da kaum eine Substanz unbegrenzt stabil gegenüber UV-Einstrahlung ist, wird zumindest eine möglichst hohe Fotostabilität gefordert. Durch die Wahl geeigneter Hilfsstoffe kann die Stabilität erhöht werden.

Lichtschutzsubstanzen sollen ihre Wirkung auf der Haut oder in den oberen Hautschichten entfalten. Eine Penetration in tiefere Hautschichten ist nicht erwünscht. Bei der üblicherweise sehr großflächigen und mehrmals am Tag wiederholten Anwendung bestünde sonst die Gefahr, dass nicht unerhebliche Mengen resorbiert und damit systemische Wirkungen ausgelöst würden. Außerdem geht die Penetration mit einem Wirkungsverlust einher, weil die Substanzen dann für die oberen Hautschichten nicht mehr zur Verfügung stehen. Allerdings sind die Penetration und Resorption von UV-Filtern und vor allem ihre systemischen Wirkungen bis jetzt relativ wenig untersucht. Es besteht die Gefahr, dass manche UVB- bzw. Breitbandfilter resorbiert werden und im Organismus estrogene Wirkungen hervorrufen. Im Tierversuch führte dies zu Störungen im Hormonhaushalt und zum schnelleren Wachstum von Krebszellen. Andere Wissenschaftler fanden Rückstände von chemischen UV-Filtern in Fischen aus Badeseen. Dies darf jedoch kein Grund sein, ganz auf Sonnenschutz zu verzichten.

UVB-Filter: UVB-Filter absorbieren im Bereich von etwa 280 bis 320 nm. Ihr Absorptionsmaximum sollte mit der höchsten Erythemwirkung der Sonne bei etwa 308 nm übereinstimmen. Substanzen, die in diesem UV-Bereich absorbieren, sind:

- die *para*-Aminobenzoesäure (INCI: PABA) und ihre Ester, wie 2-Ethylhexyl-p-dimethylaminobenzoat (INCI: Octyl Dimethyl PABA),
- Ester der Zimtsäure, wie 2-Ethylhexyl-*p*-methoxycinnamat (INCI: Octyl Methoxycinnamate) und *p*-Methoxyzimtsäureisoamylester (INCI: Isoamyl-*p*-Methoxycinnamate),

- Campherderivate wie Methylbenzylidencampher (INCI: 4-Methylbenzylidene Camphor), das von allen Lichtschutzfiltern offenbar die stärkste estrogene Wirkung besitzt und z. B. in Dänemark aus diesem Grunde bereits verboten wurde,
- Salicylsäureester wie 2-Ethylhexylsalicylat (INCI: Octyl Salicylate) und Homosalat (INCI: Homosalate),
- Parsol®SLX (INCI: Benzylidene Malonate Polysiloxane), das als Reaktion auf die Entdeckung der estrogenen Wirkung anderer UVB-Filter entwickelt wurde. Durch den Silikonpolymer-Rest im Molekül ist die Substanz aufgrund ihres enormen Molekulargewichts nicht mehr in der Lage, von der Hautoberfläche in tiefe Schichten zu penetrieren. Eine estrogene Wirkung braucht daher nicht befürchtet zu werden.
- Andere aromatische Verbindungen wie Octocrilen (INCI: Octocrylene), 2-Ethylhexyltriazon (INCI: Octyl Triazone) und 2-Phenylbenzimidazol-5-sulfonsäure (INCI: Phenylbenzimidazole Sulfonic Acid); sie finden ebenfalls als reine UVB-Filter Verwendung.

UVA-Filter: UVA-Filter sollen im Bereich von etwa 320 bis 400 nm absorbieren. Viele der bisher untersuchten Substanzen decken diesen Bereich zwar ab, sind jedoch nicht fotostabil oder zu wenig hautverträglich. Einige Substanzen absorbieren auch im benachbarten Bereich des sichtbaren Lichts und sind dadurch ihrerseits farbig, so-dass sie für die Anwendung in Sonnenschutzprodukten ungeeignet sind. Aus diesen Gründen stehen zurzeit nur wenige reine UVA-Filter zur Verfügung. Hierzu zählen Avobenzol (Parsol® 1789) (INCI: Butyl Methoxydibenzoylmethane) und Terephthalylidendibornanonsulfonsäure (Mexoryl®SX) (INCI: Terephthalylidene Dicamphor Sulfonic Acid).

Breitbandfilter: Die sog. Breitbandfilter absorbieren im UVB- und im UVA_2-Bereich. Der längerwellige UVA_1-Bereich wird von ihnen nicht abgedeckt. Die seit längerem bekannten Substanzen sind:

- Dihydroxybenzophenon (INCI: Benzophenone-1),
- Tetrahydroxybenzophenon (INCI: Benzophenone-2),
- Oxybenzon (INCI: Benzophenone-3),
- Sulisobenzon (INCI: Benzophenone-4).

Da sie selbst in hoher Konzentration im genannten UV-Bereich nur relativ schwach absorbieren, werden sie zur Herstellung von Sonnenschutzmitteln stets mit anderen UV-Filtern kombiniert. Eine neue Entwicklung stellt Mexoryl® XL (INCI: Drometrizole Trisiloxane) dar, eine Substanz, die das gesamte UVB-Spektrum mit einem Maximum bei 303 nm und den UVA_2-Bereich mit einem Maximum bei 344 nm komplett abgedeckt. Gleichzeitig gilt dieser Breitbandfilter als besonders fotostabil. Der Übergang vom angeregten in den Grundzustand erfolgt über einen innermolekularen Protonentransfer unter Abgabe von Wärme.

Tinosorb®M (Methylene Bis Benzotriazolyl Tetramethylbutylphenol) vereinigt die Eigenschaften eines chemischen Breitbandfilters und eines Pigments mit physikalischer Wirkung. Die UV-Strahlen werden gestreut und reflektiert, aber auch durch die an der Teilchenoberfläche sitzenden chemischen Gruppen mit zahlreichen Doppelbindungen absorbiert. Dabei zeigt die Substanz zwei Absorptionsmaxima, eines bei 306 nm in UVB-Bereich und ein weiteres bei 348 nm im UVA-Bereich. Durch seine Teilchengröße von ca. 200 nm ist eine Penetration in tiefere Hautschichten nicht möglich.

12.8.3 Physikalische Lichtschutzsubstanzen

Substanzen, die vorwiegend auf physikalischem Wege zum Lichtschutz der Haut beitragen, sind die **Nanopigmente**. Sie besitzen eine Teilchengröße zwischen 10 und 100 nm und wehren die Sonnenstrahlen hauptsächlich durch Reflexion und Streuung ab. Von geringerer, aber nicht zu vernachlässigender Bedeutung ist die Absorption der Strahlung. Die UV-Schutzwirkung von anorganischen und organischen Pulverpartikeln ist schon seit langem bekannt. Doch bis vor einigen Jahren fanden Sonnenschutzprodukte auf Pigmentbasis beim Verbraucher wenig Akzeptanz. Die Partikel mit einer durchschnittlichen Teilchengröße von 300 nm streuten neben den ultravioletten Strahlen auch das sichtbare Licht, sodass die Sonnenschutzprodukte die Haut deutlich weiß färbten. Dieses Phänomen ist als Weißeleffekt bekannt. Außerdem mussten relativ hohe Konzentrationen eingesetzt werden, sodass zähe Pasten entstanden, die nur schwer großflächig auf der Haut verteilbar waren. Erst durch den Einsatz von Nanopigmenten war es möglich, Zubereitungen herzustellen, die auf der Haut transparent wirken. Durch die veränderte Teilchengröße wird nun hauptsächlich UV-Strahlung gestreut, während sichtbares Licht ungehindert durchdringen kann. Darüber hinaus erhöht sich durch Verringerung der Teilchengröße die Oberfläche erheblich, was zu einer Steigerung der Lichtschutzwirkung führt und damit eine Dosisreduzierung ermöglicht.

Auf der anderen Seite bringt die geringe Teilchengröße jedoch wieder neue Probleme mit sich. Zubereitungen mit Nanopigmenten sind üblicherweise Suspensionen, in denen die unlöslichen Pigmente in der äußeren Phase verteilt sind. Bei Partikeln mit derartig geringen Teilchengrößen nimmt die Neigung zur Bildung größerer Aggregate und zur Adsorption anderer Substanzen aus der Zubereitung deutlich zu. Dies vermindert die Stabilität der gesamten Zubereitung, außerdem lässt die Fähigkeit, UV-Strahlen zu reflektieren oder zu streuen, nach. Zur Resorbierbarkeit von Nanopigmenten über die Haut ist bisher wenig bekannt. Man geht davon aus, dass die Substanzen eine intakte Barriereschicht nicht in nennenswertem Ausmaß überwinden können. Die neue EU-Kosmetikverordnung schreibt erstmals eine generelle Kennzeichnung von Nanopartikeln in Kosmetika vor.

Praxistipp

Sonnenschutzprodukte mit Nanopartikeln sollen nur auf intakte Haut aufgebracht werden. Bereits bei einem Sonnenbrand kann das Resorptionsverhalten verändert sein.

Mittlerweile sind Zubereitungen, auch mit hohen Lichtschutzfaktoren, erhältlich, die als Lichtschutzsubstanzen ausschließlich Nanopigmente enthalten und gänzlich auf organische UV-Absorber verzichten. Gelegentlich werden diese Produkte werbewirksam als „Chemical-free" bezeichnet. Allerdings sind zur Stabilisierung der Nanopigmente einige zusätzliche Hilfsstoffe nötig, sodass diese Bezeichnung nicht ganz gerechtfertigt scheint. Langfristig gesehen werden die Nanopigmente die UV-Absorber wohl nicht verdrängen. Die Zukunft wird vermutlich weiterhin in der Kombination beider Wirkprinzipien liegen, wodurch sehr hohe Lichtschutzfaktoren erreicht werden können und die Konzentration beider Lichtschutzsubstanzen reduziert werden kann.

Titandioxid: Titandioxid (INCI: Titanium Dioxide) wird wegen der physiologischen Unbedenklichkeit und seiner hohen Deckkraft bei entsprechender Teilchengröße häufig als Weißpigment für die Herstellung von Arzneimitteln und Kosmetika eingesetzt. Als

Nanopigment streut und reflektiert Titandioxid kaum noch im Bereich des sichtbaren Lichts, jedoch stark im Bereich von UVA und UVB. Auch die bei Sonneneinstrahlung auf der Erde nicht relevante UVC-Strahlung wird reflektiert. Um die Bildung von Agglomeraten und die Adsorption anderer Partikel und Ionen an der Oberfläche des nanoskaligen Titandioxids zu verhindern, werden die Partikel mit Aluminiumoxid oder Siliciumdioxid überzogen. Zur besseren Dispergierbarkeit in Ölen kann Titandioxid auch mit lipophilen organischen Stoffen, wie Siliconölen, überzogen werden. Titandioxid kann in Abhängigkeit von der eingestrahlten Wellenlänge auch Strahlungsenergie absorbieren. Aufgrund der dadurch erleichterten Verschiebbarkeit der Elektronen können auf der Oberfläche des Partikels anhaftende Substanzen reduziert oder oxidiert werden. Schlimmstenfalls könnten freie Radikale entstehen, deren Bildung durch die Verwendung des Sonnenschutzmittels gerade vermieden werden sollte. Auch hiergegen schützt das Überziehen der Partikel. Trotzdem ist es möglich, dass unter Einwirkung von Sonnenstrahlung reduziertes Titan entsteht und mit Wasser bläuliche Komplexe bildet, die zwar unbedenklich sind, aber der gesamten Zubereitung eine blaugraue Farbe verleihen. Bei Verwendung von lichtundurchlässigen Verpackungen ist dieser Effekt jedoch ohne Belang.

Zinkoxid: Auch Zinkoxid (INCI: Zinc Oxide) wird häufig im medizinischen und gelegentlich im kosmetischen Bereich verwendet. Neben seiner abdeckenden Wirkung wird der Substanz auch ein entzündungshemmender Effekt zugeschrieben. Zinkoxid-haltige Lichtschutzzubereitungen mit einer Teilchengröße von durchschnittlich 300 nm wurden früher in Form von Pasten als Lippenpflege für Skifahrer angeboten. Durch Zusatz geeigneter Farbstoffe entstanden daraus bunte, völlig abdeckende Zubereitungen. Mit Hilfe des mikrofeinen Zinkoxids lassen sich leicht verteilbare, auf der Haut durchscheinende Darreichungsformen herstellen, die besonders im UVA-Bereich, aber auch im UVB-Bereich wirksam werden. Allerdings neigt auch Zinkoxid aufgrund der geringen Partikelgröße zur Bildung von Agglomeraten und zu Adsorptionsvorgängen, was den Einsatz von Dispergierhilfsmitteln oder ggf. Überzügen mit Siliconölen notwendig macht. Im Gegensatz zu Titandioxid ist Zinkoxid fotostabil, sodass Überzüge zur Verminderung der Fotoreaktivität nicht nötig sind. Ein spezifisches Problem des Zinkoxids ist seine Unverträglichkeit mit anionischen Emulgatoren. So entstehen mit Seifen fettsaure Zinksalze, deren Bildung die Stabilität der Emulsion vermindert. Mit nichtionischen Emulgatoren ist Zinkoxid hingegen in jedem Fall kompatibel.

12.8.4 Sekundäre Lichtschutzsubstanzen

Von besonderem Interesse hinsichtlich ihrer Schutzwirkung gegenüber den negativen Auswirkungen der Sonnenstrahlen auf die menschliche Haut sind die als Antioxidanzien (▸ Kap. 7.7.2) bekannten Vitamine E und C sowie das Provitamin A (*Beta*-Carotin). **Vitamin E** ist in der Lage, freie Radikale abzufangen und so die Schäden vor allem im Bereich der Zellmembranen zu reduzieren. **Vitamin C** fängt selbst auch freie Radikale ab, kann darüber hinaus aber auch bereits oxidiertes Vitamin E wieder reduzieren, sodass sich bei Verwendung beider Substanzen ein synergistischer Effekt ergibt. Auch andere Antioxidanzien wie α-Glycosylrutin (INCI: Glycosylrutin) und Extrakte aus **grünem Tee** (INCI: Camellia Sinensis), Melonen und rote Trauben haben sich nach lokaler und teilweise auch nach oraler Applikation als wirksam erwiesen. α-Glycosylrutin wird insbesondere zur Vorbeugung und Behandlung der polymorphen Lichtdermatose eingesetzt. Es ist in der Lage, die Hornschicht zu durchdringen und in lebenden Schichten seine Wirkung zu entfalten. Natürliche Flavonoide haben in der Regel eine eher schlechte biologische Verfügbarkeit auf der Haut.

Beta-Carotin: (INCI: Beta-Carotene) Das Provitamin A ist in vielen Pflanzen und in zahlreichen Mikroorganismen zu finden. Im Pflanzenreich dient es außer als Farbstoff vor allem zum Schutz der Zellen vor Radikalen, die im Rahmen der Fotosynthese entstehen. Zellen ohne diesen Schutz würden schwer geschädigt und absterben. Auch im menschlichen Organismus ist *Beta*-Carotin normalerweise enthalten. Zugeführt wird es über pflanzliche Nahrung. Seine Bioverfügbarkeit ist gering, der größte Teil wird wieder über den Stuhl ausgeschieden. Das ist insbesondere dann der Fall, wenn *Beta*-Carotin aus schwerverdaulichem Pflanzenmaterial, beispielsweise rohen Karotten, aufgenommen werden soll. Bereits in der Darmwand wird ein Teil des *Beta*-Carotins enzymatisch in Vitamin A umgewandelt. Sind ausreichend hohe Vitamin-A-Spiegel erreicht, wird die weitere Spaltung des *Beta*-Carotins unterbunden. Mit einer Hypervitaminose muss daher auch bei sehr hohen Dosierungen von *Beta*-Carotin nicht gerechnet werden. Überschüssiges *Beta*-Carotin reichert sich aufgrund seiner Lipophilie vor allem im Fettgewebe, aber auch in der Haut an. In der Haut wird es in die untersten Epidermisschichten eingelagert und wandert dann mit den Zellen in Richtung Körperoberfläche. Bis zum Erreichen der Hornschicht und damit bis zum Sichtbarwerden der typischen Orangebraunfärbung der Haut vergehen etwa drei bis vier Wochen.

Beta-Carotin ist kein UV-Absorber, der direkt die schädlichen Strahlen absorbieren kann. Sein fotoprotektiver Effekt beruht in erster Linie darauf, dass freie Radikale abgefangen werden und zwar deutlich schneller als diese mit anderen Zellbausteinen Reaktionen eingehen können. Dadurch kann *Beta*-Carotin zu einem gewissen Schutz vor lichtinduzierten Schäden beitragen. Neben chronischen Lichtschäden, wie vorzeitiger Hautalterung, Präkanzerosen und Karzinomen, soll die Substanz auch einen Schutz vor Strahlenerythemen und Fotodermatosen bieten.

Da die Substanz lokal appliziert keine fotoprotektive Wirkung zeigt, muss sie oral verabreicht werden. Die Therapie sollte vier Wochen vor der geplanten Sonnenexposition, beispielsweise dem Urlaub, beginnen. Nach W. Raab und G. Kindl haben sich Dosierungen von etwa 100 mg täglich für die ersten zwei Wochen als geeignet erwiesen, eine wirksame Konzentration in der Haut zu erreichen. In den folgenden zwei Wochen reichen Dosierungen von etwa 50 mg zur Aufrechterhaltung der benötigten Konzentration aus. Danach hält die Schutzwirkung auch ohne weitere Zufuhr von *Beta*-Carotin bis zur Abschuppung der gefärbten Hornzellen an. Bei Bedarf kann die Einnahme beliebig lange mit der Erhaltungsdosis weitergeführt werden. Allerdings ist diese Schutzwirkung nicht hoch genug, um völlig auf primäre Schutzmechanismen zu verzichten. Mit oralen Gaben in der genannten Dosierung verdoppelt sich die Schutzzeit der Haut bis zum Auftreten eines Erythems, was einem Lichtschutzfaktor von 2 entspricht. Auch durch höhere Dosierungen kann dieser Wert nicht gesteigert werden. Wird jedoch gleichzeitig eine Sonnenschutzzubereitung mit primären Lichtschutzsubstanzen aufgetragen, errechnet sich die neue Schutzzeit durch Multiplikation der beiden Lichtschutzfaktoren. So kann durch *Beta*-Carotin in Kombination mit UV-Filtern oder Nanopigmenten der Sonnenschutz wesentlich erhöht werden. Sind bereits Schäden an der DNA und Entartungen der Zelle aufgetreten, kann die Entstehung von Präkanzerosen und Karzinomen nicht verhindert werden, da *Beta*-Carotin nicht in der Lage ist, das Wachstum der Zellen zu beeinflussen.

Orale Carotinpräparate zur künstlichen Bräunung der Haut enthielten früher neben *Beta*-Carotin meist noch Canthaxanthin, welches zwar eine geringere fotoprotektive Wirkung aufweist, aber in Kombination mit *Beta*-Carotin einen natürlicheren Farbton der Haut hervorruft. Auch Canthaxanthin kommt in der Natur vor, hat jedoch keinen Provitamincharakter. Wegen Ablagerungen und Verfärbungen in der Retina des Auges wurde die Verwendung der Substanz in Bräunungsmitteln in Deutschland verboten.

Ein Extrakt aus dem Farn *Polypodium leucostomos* wird in Kapselform als Nahrungsergänzungsmittel angeboten. Die in Mittelamerika beheimatete Pflanze gedeiht auch bei intensiver Sonneneinstrahlung. Die phenolischen Bestandteile des Extraktes sollen der durch UV-Strahlung ausgelösten Immunsuppression entgegenwirken und die Bildung freier Radikale unterdrücken. Der so erreichte Sonnenschutz erreicht maximal einen Faktor von 3.

12.8.5 DNA-Reparaturenzyme

Mit den bisher beschriebenen Methoden kann man die Haut ausschließlich prophylaktisch vor UV-Schäden schützen. Das DNA-Reparaturenzym **Photolyase** (▸ Kap. 12.7.4), das normalerweise nicht in der menschlichen Haut zu finden ist, ermöglicht es nun erstmals, Schäden zu verhindern, nachdem die Veränderung an der DNA bereits stattgefunden hat. Hierzu wird die Photolyase (INCI: Plankton Extract), die aus der Alge *Anacystis nidulans* gewonnen wird, in Liposomen eingeschlossen und als emulgatorfreie, wässrige Gelzubereitung lokal aufgetragen. Die Liposomen dringen durch die Hornschicht, zerfallen beim Eintritt in die lebenden Epidermiszellen und setzen die Photolyase frei. Bereits normales Tageslicht reicht aus, um den Fotoreaktivierungsprozess in Gang zu setzen. Messbar ist dies nach 5 Minuten, sein Maximum erreicht die Reaktion nach 30 Minuten. So können DNA-Veränderungen, die durch Überlastung der körpereigenen Repairmechanismen zu vorzeitiger Hautalterung oder Hautkrebs führen könnten, korrigiert werden. Untersuchungen haben gezeigt, dass eine Verminderung der dimerisierten Pyrimidinbasen von bis zu 45 % möglich ist. Auch die Hautrötung beim Strahlenerythem und die Entstehung von Sonnenbrandzellen können vermindert werden. Photolyasehaltige Zubereitungen stellen als „aktive After-Sun-Produkte" eine sinnvolle Ergänzung zu den prophylaktisch anzuwendenden Sonnenschutzprodukten dar, sie können sie allerdings nicht ersetzen.

Auch mit dem aus Bakterien gewonnen Enzym **T4N5-Endonuclease** versucht man bereits eingetretene UV-bedingte Genschäden zu reparieren. Im Gegensatz zur Photolyase ist Endonuclease normalerweise auch ohne Zufuhr von außen in menschlicher Haut zu finden (▸ Kap. 12.7.4). Ob bakterielle Endonuclease die im Vergleich zur Fotoreaktivierung langsamer verlaufende Excisionsreparatur wesentlich beschleunigen kann, bedarf weiterer Prüfungen. Zumindest bei Patienten mit Xeroderma pigmentosum (▸ Kap. 12.9.1) konnte die Rate der neu auftretenden Hautkarzinome durch Anwendung einer liposomalen Endonuclease-Lotion signifikant vermindert werden. Ein weiteres Reparaturenzym ist die **Optitelomerase**. ○ Abb. 12.13 zeigt die Möglichkeiten des natürlichen und künstlichen Lichtschutzes.

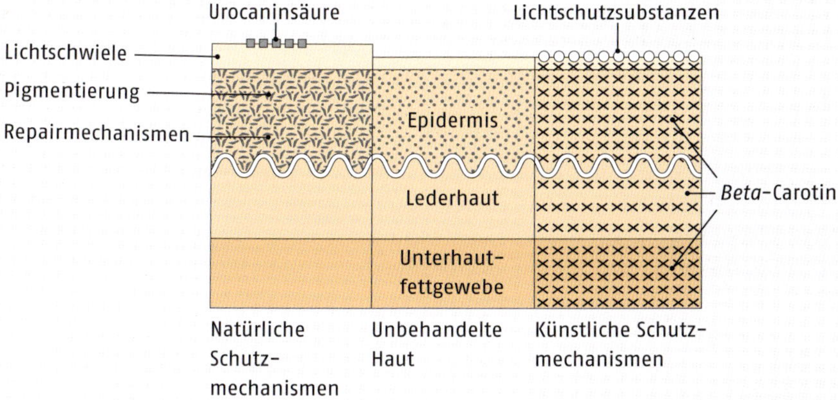

Abb. 12.13 Natürlicher und künstlicher Lichtschutz

12.9 Lichtschutzfaktor (UVB-Schutz)

Mit dem Lichtschutzfaktor (LSF) oder Sun-Protecting-Factor (SPF) bzw. Indice-Protection (I. P.) wird dem Verbraucher ein Zahlenwert an die Hand gegeben, der ihm bei der Beurteilung der Schutzwirkung und der Auswahl des geeigneten Produktes für seine speziellen Bedürfnisse Hilfe leistet. **Der Lichtschutzfaktor eines Sonnenschutzmittels gibt an, wie viel Mal länger man sich bis zum Erreichen der minimalen Erythemdosis in der Sonne aufhalten kann als ohne diesen Schutz.** Beginnt sich beispielsweise die ungeschützte Haut bei einer bestimmten Strahlungsintensität nach 10 min zu röten, so verträgt man die Sonne bis zum Auftreten eines Sonnenbrandes mit einem Sonnenschutzmittel mit dem Faktor 6 demnach 60 Minuten lang. Zu berücksichtigen ist hierbei, dass diese Zeit nur zu etwa 60 % ausgenutzt werden sollte, da danach bereits, sofern dies häufiger vorkommt, mit Strahlenschäden, die zu vorzeitiger Hautalterung und anderen chronischen Lichtschäden führen, zu rechnen ist. Das Sonnenbad sollte also in diesem Beispiel nach einer guten halben Stunde beendet werden. Durch erneutes Auftragen der Zubereitung kann diese Zeit nicht verlängert werden, da die Reparatursysteme der Haut mindestens 24 Stunden benötigen, um die bis dahin angerichteten Schäden wieder zu beseitigen. Trotzdem ist es sinnvoll, bei längeren Aufenthalten in der Sonne von Zeit zu Zeit nachzucremen, da durch Schwitzen, Schwimmen und Abtrocknen Lichtschutzsubstanzen abgelöst werden und sich die Schutzzeit vermindern kann.

12.9.1 Bestimmung des Lichtschutzfaktors

Die Angabe der konkreten Schutzwirkung eines Sonnenschutzmittels in Form des Lichtschutzfaktors wird zurzeit nach der von der COLIPA entwickelten internationalen Methode bestimmt. Zu diesem Zweck wird ein biologischer Test an der menschlichen Haut durchgeführt. Dabei wird die Rückenhaut von mindestens 10 und höchstens 20 Probanden in Felder eingeteilt und einzelne Felder jeweils mit und ohne Sonnenschutzprodukt verschieden lange mit einer Lampe, deren Emission der Sonnenstrahlung sehr ähnlich ist, bestrahlt. Nach 24 Stunden wird die Testreihe auf der Haut abgelesen und so die Zeit bis zum Auftreten einer Rötung, also die Erythemschwellenzeit, bei der unbehandelten und der mit Sonnenschutz behandelten Haut bestimmt. Der Lichtschutzfaktor errechnet sich nun durch Division der Erythemschwellenzeit von der mit dem zu prüfenden Sonnenschutzmittel behandelten Haut und der Erythemschwellenzeit der unbehandelten Haut (o Abb. 12.14). Sobald eine In-vitro-Testmethode mit korrelierenden Ergebnissen verfügbar ist, soll dieser der Vorzug gegeben werden, da In-vivo-Methoden einen hohen Zeit- und Kostenaufwand sowie ethische Probleme mit sich bringen.

Die Lichtschutzfaktoren können vom Verbraucher nur als Richtgrößen angesehen werden, da zur Berechnung der erlaubten Besonnungszeit bis zum Auftreten eines Erythems auch die Eigenschutzzeit der Haut bekannt sein muss. Diese ist jedoch keine Konstante, sondern ändert sich ständig in Abhängigkeit von der Lichtgewöhnung der Haut und der einwirkenden Strahlungsintensität, sodass niemand die exakte Eigenschutzzeit seiner Haut kennt. Darüber hinaus ändert sich die Schutzwirkung bei hohen Lichtschutzfaktoren nur noch geringfügig. Ein Produkt mit einem Faktor von 2 fängt bereits 50 % der UVB-Strahlung ab, was aus der Aussage, dass man mit Faktor 2 die zulässige Besonnungszeit verdoppeln kann, hervorgeht. Beträgt der Lichtschutzfaktor 4, so sind es 75 % der Strahlung, die eliminiert werden. Bei sehr hohen Werten wird die Steigerungsrate der Strahlenabsorption zunehmend geringer. Ein Lichtschutzfaktor von 10 absorbiert 90 % der Strahlen, bei einem Faktor von 20 sind es 95 %. Ein Lichtschutzfaktor von 100 kann kaum noch eine Steigerung bringen, die Absorption beträgt dann 99 %. Stellt man die prozentuale Absorption in Abhängigkeit vom Lichtschutzfaktor graphisch dar (o Abb. 12.15), so ergibt sich eine Kurve, die nach anfänglich steilem Verlauf im Bereich der höheren Lichtschutzfaktoren stark abflacht.

Gerade bei den höheren Faktoren unterscheidet sich die Schutzwirkung kaum noch, deshalb beschränkt sich die Angabe des Lichtschutzfaktors auf die in der LSF-Klassifizierungstabelle (□ Tab. 12.1) ausdrücklich genannten Zahlenwerte. Danach ist der niedrigste LSF eines Sonnenschutzmittels 6 und der höchste 50+, was einem gemessenen Wert von mehr als 60 entspricht. Produkte mit solch einem hohen Faktor sind genau genommen nicht mehr zur Berechnung der Schutzzeit mit der Standardformel geeignet. Sie sind nur für einige wenige Indikationen sinnvoll. Hierzu gehören Erkrankungen, bei denen die Eigenschutzmechanismen der Haut gestört sind, beispielsweise beim Albinismus, der durch völlig fehlende Pig-

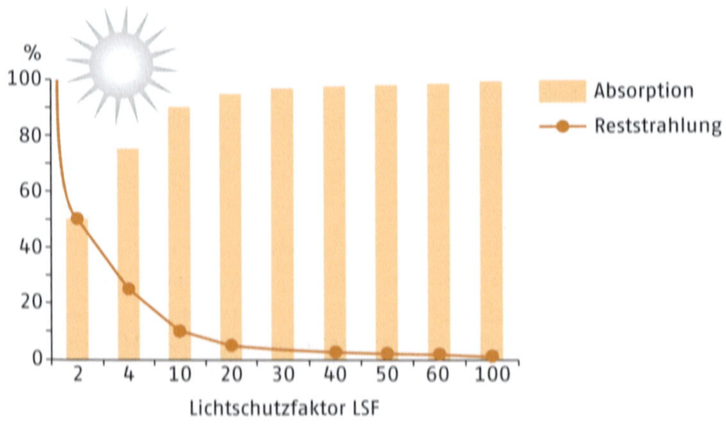

o **Abb. 12.15** Reduktion der UV-Strahlung mit steigendem Lichtschutzfaktor

Tab. 12.1 Produktkategorien bei Sonnenschutzmitteln

Produktkategorie	LSF
Basis	6, 10
Mittel	15, 20, 25
Hoch	30, 50
Sehr hoch	50+

mentierung gekennzeichnet ist oder bei der Xeroderma pigmentosum, bei der die Repairmechanismen der Haut fehlen. Auch Lichtdermatosen und bereits bestehende Präkanzerosen sind Indikationen für einen Extremlichtschutz. Dabei ist zu bedenken, dass auch Zubereitungen mit extrem hohen Lichtschutzfaktoren die UV-Strahlen nicht vollständig filtern, sondern einen, wenn auch geringen Anteil passieren lassen. Aus diesem Grund sollen Werbeaussagen, die einen vollständigen Schutz vor UVB-Strahlen vermuten lassen, wie „Sunblocker" oder „vollständiger Schutz", nicht verwendet werden.

12.9.2 UVA-Faktor

Das einzige Ziel der Sonnenschutzmittel der ersten Generation war die Vermeidung von Sonnenbränden, was durch den Einsatz von UVB-Filtern erreicht wurde. Die UVA-Strahlen sollten sogar ungehindert auf die Haut treffen um die erwünschte Bräunung zu ermöglichen. Seit jedoch bekannt ist, dass auch UVA-Strahlen keinesfalls harmlos sind und kaum noch ein Produkt ohne UVA-Filter hergestellt wird, erwartet der Anwender auch eine Angabe über den UVA-Schutzeffekt. Er soll mindestens ein Drittel des ausgewiesenen Lichtschutzfaktors gegen UVB-Strahlen betragen.

Die Bestimmung eines UVB-Schutzfaktors ist relativ einfach, da die Haut nach kurzer Bestrahlungszeit mit einem Sonnenbrand reagiert, der gemessen werden kann. UVA-Strahlung löst, zumindest in relevanten Dosierungen, keine akuten Schäden aus, die messbar wären. Noch vor wenigen Jahren wurde die UVA-Schutzwirkung mit den unterschiedlichsten Methoden ermittelt, denn es gab kein allgemein anerkanntes Verfahren. Üblich waren die In-vivo-PPD-Methode (PPD = Persistent Pigment Darkening) und der australische Standard. Bei der PPD-Methode wird die Haut reiner UVA-Strahlung ausgesetzt. Nach zwei Stunden wird die Farbintensität von mit Sonnenschutz behandelter und unbehandelter Haut verglichen. **Daraus kann ein UVA-Faktor abgeleitet werden, der angibt, wie viel Mal weniger UVA-Strahlung in die mit Sonnenschutz behandelte Haut im Vergleich zur ungeschützten Haut gelangt ist.** Der australische Standard ist eine In-vitro-Methode. Wenn mindestens 90 % der UVA-Strahlen zurückgehalten werden, sind die Bestimmungen erfüllt.

Mittlerweile wird von der COLIPA ein In-vitro-Test, der der PPD-Methode nachempfunden ist, empfohlen. Dabei werden Kunststoffplatten, die ähnliche Eigenschaften wie die Haut besitzen, mit dem Lichtschutzprodukt bestrichen und mit UV-Licht bestrahlt. Mit einem Spektralfotometer kann das Verhältnis zwischen UVA- und UVB-Strahlung, die abgefangen wird bzw. durchdringt, bestimmt werden. Seit 2007 empfiehlt die COLIPA auch eine einheitliche Kennzeichnung der UVA-Schutzwirkung. Produkte, die einen im Vergleich zum LSF ausreichenden Schutz vor UVA-Strahlen bieten, zeigen das in Abb. 12.16 dargestellte Logo.

Abb. 12.16 Logo für UVA-Schutz

12.9.3 Infrarot-Schutz

Vor einigen Jahren fand man bereits Sonnenschutzprodukte mit IR-Schutz auf dem Markt. Sie verschwanden jedoch wieder, als man merkte, dass durch die abgeschwächte Wärmeentwicklung auf der Haut ein wichtiges Warnsignal vor zu viel Sonneneinstrahlung fehlte. Während man zum Schutz vor UVA- und UVB-Strahlen einen Filtermechanismus verwenden kann, der auf der Haut wirkt, benötigt man für die IR-Strahlen einen Mechanismus in der Haut. Denn selbst die Nanopigmente besitzen keine IR-Filterwirkung. Nur mit Hilfe von Antioxidanzien kann die Haut vor den negativen Folgen der IR-Strahlung geschützt werden. Allerdings ist dazu ein ausgewogenes Verhältnis verschiedener Wirkstoffe nötig.

12.10 Sonnenschutzkleidung

Jedes Kleidungsstück bietet grundsätzlich einen gewissen UV-Schutz. Je dichter das Gewebe und je dunkler der Stoff, umso höher ist die Schutzwirkung. Allerdings möchte man bei hohen Temperaturen lieber leichte Stoffe in hellen Farben tragen. Sonnenschutzkleidung besteht aus speziellen, sehr feinen Hightech-Mikrofasern, die besonders dicht gewebt oder gewirkt werden. Das Material hält UV-Strahlung ab und ist dennoch luftig-leicht, atmungsaktiv und hoch elastisch. Da die Fasern schnell trocknen, sorgen sie für ein angenehmes Hautklima.

12.11 Hinweise zum Umgang mit Sonne und Sonnenschutzmitteln

Noch vor einigen Jahren stand die Bräunung im Vordergrund, wenn von Sonnenschutzmitteln die Rede war. Mögliche Folgen der übermäßigen Sonneneinwirkung waren zum Teil noch nicht bekannt oder wurden ignoriert. Die Eliminierung der UVB-Strahlen geschah hauptsächlich zu dem Zweck, sich länger in der Sonne aufhalten zu können, um intensiv braun zu werden. Heute wird von einer wachsenden Zahl an Benutzern der Schutz vor akuten und chronischen Schäden als wichtigster Grund für die Verwendung von Sonnenschutzmitteln angegeben. Das vermehrte Auftreten von Hautkrebs, Lichtdermatosen und anderen Konsequenzen des unkritischen Sonnenkonsums sowie gezielte Aufklärungskampagnen tragen zu einem Umdenken bei.

Voraussetzung für die richtige Anwendung von Sonnenschutzprodukten ist eine qualifizierte Beratung, wie sie am besten in der Apotheke geleistet werden kann. Der erste Schritt im Beratungsgespräch sollte die Bestimmung der **Sonnenempfindlichkeit** des Kunden sein. Welchem Pigmentierungstyp gehört der Kunde an? Ist seine Haut bereits vorgebräunt? Liegen Erkrankungen vor, die mit einer verminderten Strahlentoleranz einhergehen? Fragen, auf die man nicht direkt durch Ansehen von Haut, Haaren und Augen eine Antwort erhält, können im Gespräch geklärt werden. Für den Pigmentierungstyp I geht man bei sonnenungewöhnter Haut im mitteleuropäischen Sommer von etwa 10 Minuten Eigenschutzzeit bis zum Auftreten eines Sonnenbrandes aus. Für den Pigmentierungstyp II liegt die Eigenschutzzeit bei ca. 20 Minuten, für den Pigmentierungstyp III bei ungefähr 30 Minuten. Personen, die dem Pigmentierungstyp IV angehören, vertragen die Sonne etwa 40 Minuten oder länger (◘ Tab. 12.2).

Der zweite klärungsbedürftige Punkt ist die zu erwartende **Strahlungsintensität**. Sie hängt bekanntlich vor allem von der geografischen Lage, insbesondere vom Breitengrad und der Höhe, sowie von der Jahres- und Tageszeit ab und wird durch Faktoren wie Witterung und Reflexionsfähigkeit der Umgebung modifiziert. So steigt pro 1 000 m Höhenzunahme die UV-Intensität um etwa 15 % an, wobei hiervon vor allem die UVB-Strahlung betroffen ist. 50 % der UV-Tagesdosis entfallen auf die Zeit zwischen 11 und 13 Uhr, weshalb sich die Einheimischen der meisten südlichen Urlaubsländer um diese Zeit nicht freiwillig der Sonne aussetzen. Selbst im Schatten treffen aufgrund der Streuung noch bis zu 50 % der Strahlung auf und 90 % der UV-Strahlung ist in der Lage, Wolken zu durchdringen. Eine Faustregel besagt, dass man die Sonne immer dann meiden soll, wenn der eigene Schatten kürzer ist als man selbst.

Je höher die zu erwartende Strahlungsintensität, umso mehr verkürzt sich die Eigenschutzzeit der Haut. Benötigt der Kunde das Produkt für eine Reise in ein Mittelmeerland, so kann man die für Deutschland geltende Eigenschutzzeit etwa um ein Drittel vermindern. Verbringt er seinen Urlaub in Äquatornähe, so halbiert sich seine Eigenschutzzeit. Seit einigen Jahren werden fotochemische und elektronische Hilfsmittel zur Bestimmung der UV-Intensität angeboten. Diese Sonnenkarten oder UV-Uhren zeigen, wann für die einzelnen Pigmentierungstypen die maximal erlaubte UV-Bestrahlungszeit erreicht ist.

Die Höhe des Lichtschutzfaktors (○ Abb. 12.17) ist davon abhängig, wie lange der Kunde sich in der Sonne aufhalten möchte. Reist beispielsweise jemand, der dem Pigmentierungstyp III angehört, nach Spanien, so hat er dort eine Eigenschutzzeit von etwa 20 Minuten. Mit einem Lichtschutzfaktor von 10 könnte er sich 200 Minuten in der Sonne aufhalten, ohne einen Sonnenbrand zu bekommen. Möchte ein Kunde mit roten Haaren und blasser, heller Haut den ganzen Tag am Strand in der Karibik verbringen, so kann man ihm nur davon abraten. Selbst Produkte mit dem maximalen Faktor lassen noch

◘ **Tab. 12.2** Eigenschutzzeit in Mitteleuropa bei sonnenungewohnter Haut im Sommer

Pigmentierungstyp	Eigenschutzzeit
Pigmentierungstyp I	10 min
Pigmentierungstyp II	20 min
Pigmentierungstyp III	30 min
Pigmentierungstyp IV	≥ 40 min

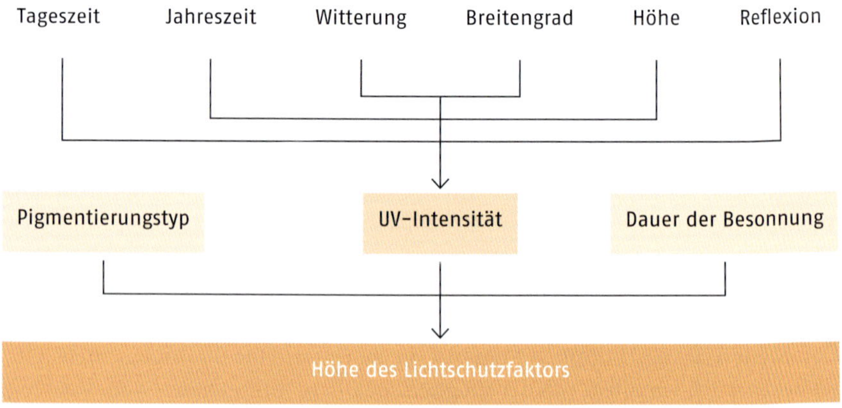

Abb. 12.17 Einflüsse auf die Wahl des geeigneten Lichtschutzfaktors (Grafik: nach Christoph Bühler, Stuttgart)

etwas UV-Strahlung passieren, sodass es bei einem Lichtschutzfaktor von 50+ nach 250 Minuten zum Sonnenbrand käme. Hier sind UV-dichte Textilien oder eine andere Urlaubsbeschäftigung, beispielsweise ein Tauchkurs, die beste Lösung. Durch die zusätzliche Einnahme von *Beta*-Carotin (▸ Kap. 12.8.4) kann die erlaubte Zeit verdoppelt werden. Der durch die UV-Filter erhaltene Schutz unterliegt einem anderen Mechanismus, weshalb sich die beiden Faktoren nicht addieren, sondern multiplizieren. Durch die Kombination von oralem Carotinoid und lokalem Sonnenschutzmittel erhöht sich die erlaubte Besonnungszeit nun auf 500 Minuten. Nicht berücksichtigt ist bei diesen Berechnungen, dass bereits nach zwei Dritteln dieser Zeit die Repairmechanismen der Haut überlastet sind und mit chronischen Schäden zu rechnen ist. Um auf der sicheren Seite zu sein, sollte die berechnete Höchstdauer also um ein Drittel vermindert werden.

Praxistipp

Die Menge an aufgetragenem Sonnenschutzmittel sollte großzügig bemessen sein. Man benötigt etwa 30 ml, um den ganzen Körper eines Erwachsenen einmal einzucremen, das entspricht ungefähr 2 mg/cm^2 Haut. Diese Menge ist größer als die, die normalerweise vom Verbraucher angewendet wird. Verringert man die Menge um die Hälfte, so kann das zu einer Verminderung der Schutzwirkung von bis zu zwei Drittel führen

Praxistipp

Als sehr sinnvoll haben sich wasserfeste Zubereitungen erwiesen. Sie werden durch Wasserkontakt nicht abgespült und schützen auch während des Schwimmens. Da noch einen halben Meter unter Wasser etwa 60 % der UV-Strahlung auf die Haut treffen, ist die Wasserfestigkeit eines Sonnenschutzmittels für einen Badeurlaub oder den Aufenthalt im Schwimmbad ein wichtiges Kriterium.

Praxistipp

Empfehlen Sie auch Personen, die in der Sonne Sport treiben möchten, ein wasserfestes Produkt, das nicht durch den Schweiß abgespült wird.

Wasserfestigkeit kann entweder durch hydrophobe Grundlagen, wie Öle und W/O-Emulsionen, oder durch hydrophobe Zusätze, beispielsweise Siliconöle, erreicht werden. Darüber hinaus ist für die Resistenz gegen Wasser auch die Affinität der Filtersubstanz zur Hornschicht maßgebend. Je schneller die Substanz in die Hornschicht einzieht, umso geringer ist die Gefahr, dass sie von Wasser oder Schweiß abgespült wird. Auch durch das Einarbeiten der Filtersubstanzen in Liposomen kann die Haftung in der Hornschicht erhöht werden. Als wasserfest gilt ein Produkt, wenn es nach einer standardisierten Wasserbehandlung noch mindestens die Hälfte des ausgewiesenen Lichtschutzfaktors erreicht. Da es kein absolut wasserfestes Produkt gibt, muss man sich nach dem Schwimmen erneut eincremen. Die erlaubte Besonnungszeit verlängert sich dadurch allerdings nicht.

In ganz besonderem Maß müssen Kleinkinder vor UV-Strahlen geschützt werden. Ein Zusammenhang zwischen Sonnenbränden im Kindes- und Jugendalter und dem Auftreten von Melanomen und Karzinomen ist unwiderlegbar. Hierbei spielen die Anzahl der Sonnenbrände und die Zahl der Pigmentmale, die ebenfalls mit der Häufigkeit von Sonnenbränden korreliert, eine Rolle. Die Haut von Kindern unterscheidet sich in einigen Punkten von der Haut Erwachsener, so auch in ihrer Empfindlichkeit gegenüber UV-Strahlen. Kinderhaut ist bezüglich der Eigenschutzzeit dem Pigmentierungstyp I zuzuordnen. Aus diesem Grund sollte man für Kinder Sonnenschutzprodukte mit hohen Lichtschutzfaktoren bevorzugen. Auch Kinder-Sonnenschutzprodukte sollten wasserfest sein. Säuglinge bis zur Vollendung des ersten Lebensjahres gehören überhaupt nicht in die Sonne. Nicht nur durch die hohe Empfindlichkeit der Haut, sondern auch aufgrund der allgemeinen immunsuppressiven Wirkung der UV-Strahlung sind schwere Schäden durch Besonnen möglich. Leichte Kleidung und ein Sonnenschirm am Kinderwagen schützen den Säugling vor der Sonne. Sonnenschutzmittel für Wintersportler sollten mittlere bis hohe Lichtschutzfaktoren haben, da die sonnenentwöhnte Haut im Winter einen geringeren Eigenschutz aufweist und die Reflexion des Schnees berücksichtigt werden muss. Außerdem darf der Wassergehalt der Zubereitung nicht zu hoch sein. Hydrogele und Emulsionen vom Typ O/W sind nicht geeignet. Durch den hohen Wassergehalt kann es bei großer Kälte und Wind zu Erfrierungen kommen. Vor allem durch den beim Skifahren entstehenden Fahrtwind werden rasch Minustemperaturen auf der Haut erreicht, die das Wasser in der Zubereitung gefrieren lassen. Besser geeignet sind fetthaltige Zubereitungen, wie Lipogele, W/O-Emulsionen oder Pasten, die wärmeisolierend wirken. Wichtig ist ein Sonnenschutz für die Lippen, die keinen Eigenschutz durch Pigmentierung aufbauen können. Die meisten Lippenschutzstifte können sowohl im Sommer wie auch im Winter verwendet werden, sofern ihr Lichtschutzfaktor ausreichend hoch ist.

Um einen korrekten Umgang mit Sonnenschutzprodukten zu gewährleisten, sollen folgende Anwendungs- bzw. Warnhinweise in dieser oder ähnlicher Form auf allen Packungen mit Ausnahme der UV-Schutz-Lippenstifte angegeben werden:

- Intensive Mittagssonne vermeiden.

- Vor dem Sonnen auftragen.
- Mehrfach auftragen, um den Lichtschutz aufrechtzuerhalten, insbesondere nach dem Aufenthalt im Wasser.
- Sonnenschutzmittel großzügig auftragen. Geringe Auftragmengen reduzieren die Schutzleistung.
- Säuglinge und Kleinkinder vor direkter Sonneneinstrahlung schützen.
- Für Säuglinge und Kleinkinder schützende Kleidung sowie Sonnenschutzmittel mit hohem LSF (größer als 25) verwenden.
- Auch Sonnenschutzmittel mit hohen Lichtschutzfaktoren bieten keinen vollständigen Schutz vor UV-Strahlen.

12.12 After-Sun-Präparate

Für unsere Haut stellt ein Sonnenbad nicht nur wegen möglicher Schäden durch die Strahlung eine Belastung dar. Die Infrarotstrahlen tragen durch Erwärmung der Haut zur Wasserverdunstung bei. Die Schweißproduktion wird gesteigert und mit der Feuchtigkeit werden auch körpereigene Feuchthaltefaktoren ausgeschwemmt. Sofern keine akuten Strahlenschäden vorliegen, ist daher die Austrocknung der Haut das Hauptproblem. Vor allem Personen mit trockenen Hautzuständen leiden nach dem Aufenthalt in der Sonne häufig unter Spannen der Haut.

Nach dem Sonnen muss die Haut zunächst von Schweiß, Resten des zuvor verwendeten Sonnenschutzmittels und Schmutz gereinigt werden. Kosmetika, die anschließend aufgetragen werden, sollen der Haut in erster Linie Feuchtigkeit zuführen, daher sind O/W-Emulsionen zu bevorzugen. Der Lipidgehalt darf nicht zu gering sein, damit die zugeführte Feuchtigkeit nicht sofort wieder verdunstet. Generell sind fürs Gesicht alle Feuchtigkeitscremes und für den Körper alle Feuchtigkeit spendenden Körperlotionen geeignet. Es muss nicht zwingend „after sun" auf dem Etikett stehen. Feuchthaltefaktoren (▸Kap. 7.5), die darin meist ohnehin enthalten sind, helfen der Haut, die Feuchtigkeit zurückzuhalten. Spezielle After-Sun-Präparate sind ähnlich zusammengesetzt wie die Feuchtigkeitscremes und Körperlotionen, enthalten aber meist noch zusätzliche Wirkstoffe. Mögliche Zusätze sind entzündungshemmende und reizlindernde Substanzen, beispielsweise Allantoin (INCI: Allantoin), Bisabolol (INCI: Bisabolol) und Panthenol (INCI: Panthenol), sowie adstringierende Wirkstoffe, die leichte Sonnenbrände lindern sollen. Zu diesem Zweck kann Hamamelis-Extrakt (INCI: Hamamelis Virginiana Extract) zugesetzt werden. Gelegentlich findet man auch sog. Repair-Komplexe, die der Haut Aminosäuren und andere essenzielle Bausteine zur Regeneration zuführen sollen. Außer einer Feuchtigkeit bindenden Wirkung ist hiervon jedoch kein Effekt zu erwarten. Personen, die unter Mallorca-Akne (▸Kap. 12.5) leiden, sollten auch nach dem Sonnen möglichst keine Fette und Emulgatoren auf die Haut aufbringen, da auf der Haut verbliebene Reste auch noch am nächsten Tag im Zusammenspiel mit UVA-Strahlung die gefürchteten Hautreaktionen auslösen können. Für diese Personengruppe sind triglycerid- und emulgatorfreie Hydrogele oder Hydrodispersionsgele (▸Kap. 12.8.1), die als Lipidkomponente gesättigte Kohlenwasserstoffe oder Siliconöle enthalten, geeignet.

12.13 Selbstbräuner

Unter Selbstbräunern versteht man kosmetische Zubereitungen, die die Haut ohne Einwirkung von UV-Strahlen bräunen. Sie können angewendet werden, wenn eine Bräunung der Haut ohne Sonnenexposition gewünscht wird oder um das Verblassen der Urlaubsbräune etwas hinauszuzögern. Geeignet sind prinzipiell alle Substanzen, die mit dem Keratin der Hornschüppchen reagieren und ein farbiges Reaktionsprodukt bilden. Für kosmetische Zubereitungen wird meist Dihydroxyaceton (DHA, INCI: Dihydroxyacetone) verwendet, da es zu lichtechten, wasserfesten und relativ natürlichen Farbtönen führt. Der Selbstbräuner wird möglichst gleichmäßig auf der Haut verteilt. Nach etwa zwei bis drei Stunden tritt die Bräunung ein. Durch anschließendes erneutes Auftragen kann der Farbton vertieft werden. Nach drei bis sieben Tagen verblasst die Färbung durch Abschuppen der Hornschicht. Problematisch sind die leicht austrocknende Wirkung des Dihydroxyacetons und die mögliche Bildung hautreizender Spaltprodukte. DHA reagiert mit Aminosäuren des Keratins. Durch Polymerisationsreaktionen entsteht der bräunliche Farbton. Für die Umsetzung ist keine UV-Strahlung notwendig, allerdings kann die Reaktion durch UV-Strahlung beschleunigt werden. Die gebildeten farbigen Produkte werden als Melanoide bezeichnet. Mit dem natürlichen Pigment Melanin haben sie chemisch gesehen keine Gemeinsamkeiten. Sie absorbieren allerdings ebenfalls im Bereich von UVA-Strahlung und kurzwellig sichtbarem Licht. Daher bieten sie einen gewissen Schutz vor polymorpher Lichtdermatose, nicht hingegen vor Sonnenbrand. Die Anfärbbarkeit der Haut hängt von der Dicke der Hornschicht ab, wobei allgemein große individuelle Unterschiede bestehen. Ein geringer Prozentsatz der Menschen lässt sich durch Dihydroxyaceton gar nicht anfärben. Ein weiterer, jedoch selten verwendeter, da teurer Wirkstoff ist die Erythrulose (INCI: Erythrulose). Die noch natürlicher wirkende Bräune wird allerdings erst nach 24 bis 36 Stunden sichtbar, denn die Substanz muss erst in tiefere Hautschichten vordringen. Dafür ist die Bräune gleichmäßiger und hält länger an. Da Erythrulose stabiler ist als DHA, entstehen keine Spaltprodukte. Über eine Austrocknung der Haut wurde bisher nicht berichtet.

Selbstbräuner werden meist in Form von O/W-Emulsionen angeboten, wobei Cremes für das Gesicht und dünnflüssigere Zubereitungen für den Körper verwendet werden. Vor der Anwendung eines Selbstbräuners sollte die Haut gereinigt und nach Möglichkeit ein Peeling (▸ Kap. 4.3.4 und ▸ Kap. 4.4.3) durchgeführt werden, um lose anhaftende Hautschüppchen, die sonst die gleichmäßige Färbung stören könnten, zu entfernen. Da eine Penetration der Pigmente bis in lebende Hautschichten nicht zu erwarten ist, gilt die Anwendung von Selbstbräunern prinzipiell als ungefährlich.

Gelegentlich enthalten auch Sonnenschutzmittel selbstbräunende Zusätze. Hier wird neben Dihydroxyaceton auch Juglon aus der grünen Schale der Walnüsse (INCI: Juglans Regia) verwendet. Die entstehenden Farbstoffe haben zwar keine Schutzwirkung, sollen jedoch den Benutzer dazu veranlassen, wegen des schnelleren Bräunungserfolges sein Sonnenbad früher zu beenden als ohne diesen Zusatz. Allerdings kann der Bräunungswillige durch den intensiveren Braunton auch von der falschen Annahme ausgehen, bereits einen hohen Eigenschutz vor UV-Strahlen zu besitzen und sich folglich zu lange der Sonne aussetzen.

Tanning: Bei dieser aus Amerika stammenden Methode, bei uns auch als Selbstbräunungsdusche oder Sonnendusche bezeichnet, wird der ganze Körper einheitlich mit Selbstbräunern besprüht. Der Wirkstoff ist auch hier DHA. UV-Strahlen kommen nicht zum Einsatz. Das Tanning wird in einer automatischen Duschkabine vorgenommen. Zuvor wird an allen Stellen, die nicht gebräunt werden sollen, eine Schutzcreme aufgetragen. Die Haare werden mit einer Haube abgedeckt. Die Bräunungslösung wird dann aus feinen Düsen in Form eines Nebels versprüht, was eine möglichst gleichmäßige Bräunung gewährleisten soll. In den nächsten sechs Stunden sollte man nicht duschen, baden oder Sport treiben. Nach etwa einer Woche verblasst die Bräune wieder. Da auch Körperhaare gebräunt werden, sollte man sie vor einer Tanning-Sitzung entfernen. Allerdings sind Epilierungen und auch Peelings 24 Stunden vor dem Tanning zu unterlassen. Auf Bodylotion, Deo und Parfum sollte man vor einem Tanning ebenfalls verzichten.

13 Spezialgebiete der Körperpflege

13.1 Couperose

Die Couperose zeigt sich durch feine bläulichrote Adern, die vor allem im Bereich von Wangen und Nase durch die Haut schimmern. Die Symptome reichen von gelegentlichen Rötungen bis zu einem bleibenden Netz von Äderchen. Es handelt sich dabei nicht um eine Krankheit, sondern um ein rein kosmetisches Problem. Meist leiden Menschen mit sensibler Haut daran; häufig Hellhäutige mit Sommersprossen und blauen Augen. Auch Männer können betroffen sein, dies kommt allerdings seltener vor und wird von ihnen in der Regel nicht so sehr beachtet. Couperose ist genetisch bedingt und kann durch Sonne, hohen Blutdruck und Alkohol verstärkt werden. Im Winter bedeutet auch der Wechsel zwischen Aufenthalten im Freien und der warmen Heizungsluft drinnen Stress für die betroffenen Äderchen im Gesicht. Couperose kann außerdem im Rahmen einer Rosazea (▸ Kap. 19.3) auftreten. Die feinsten Äderchen in der Haut der betroffenen Areale werden übermäßig gut durchblutet, so dass die Arterien ständig einem erhöhten Druck ausgesetzt sind. Ist die Elastizität der Gefäßwände erschöpft, staut sich das Blut und erweitert die geschwächten Kapillargefäße weiter, bis die feinen Äderchen deutlich sichtbar sind. Verschwinden kann die Couperose dann nicht mehr von alleine. Kosmetika mit durchblutungsfördernden Inhaltsstoffen sollten bei Couperose vermieden werden, ebenso Produkte, die Alkohol enthalten oder sehr fettreich sind. Ist die Creme nämlich zu fett, so besitzt sie einen Okklusiveffekt. Die Haut wird isoliert und erhitzt sich darunter, wodurch sich die Äderchen noch mehr erweitern. Besser ist eine Versorgung mit ausreichend Feuchtigkeit. Auch Peelings sind ungeeignet. Kaschieren lassen sich die geröteten Stellen mit Make-Up in Grüntönen. Verzichten sollte man auch auf Kaffee, Tee und alkoholische Getränke, Rauchen, aber auch Sauna- oder Solariumbesuche oder Sonnenbäder. Wenn die Couperose zu sehr stört, kann sie beim Hautarzt mittels Laser behandelt werden. Meistens sind mehrere Sitzungen nötig, bis sich ein sichtbarer Erfolg einstellt. Der Laser sorgt während der Behandlung entweder dafür, dass die feinen Äderchen verschlossen werden oder platzen.

13.2 Cellulite

Etwa 80 % aller Frauen, selbst wenn sie schlank sind, sind von Cellulite betroffen. Typisch sind die Dellen und Wölbungen im Bereich der Oberschenkel, der Hüften und des Gesäßes, teilweise auch an den Oberarmen. Man unterteilt die Cellulite in die Schweregrade 0 bis 4. Bedingt durch die hormonelle Ausstattung der Frau werden überschüssige Fette an diesen „Problemzonen" abgelagert. Die Fettpolster sollen der Frau als Energiereserve für Schwangerschaft und Stillzeit dienen. Bei einer Gewichtszunahme vergrößern sich die Fettzellen an den betroffenen Körperstellen, ihre Anzahl bleibt jedoch konstant. Zwischen den traubenförmig zusammengelagerten Fettzellen befindet sich ein dreidimensionales Netzwerk aus Bindegewebe (▸ Kap. 1.3.2 und ▸ Kap. 1.3.3). Werden die Fettzellen größer und praller, so quellen sie aus den Bindegewebssträngen heraus. Die elastischen Fasern erschlaffen teilweise, die Kollagenstränge können sich entweder verdicken oder verdünnen, im Extremfall sogar auflösen. In jedem Fall können sie ihre Funktion, nämlich die Fettzellen zusammenzuhalten, nicht mehr erfüllen. Die hervorquellenden Fettzelltrauben zeichnen sich durch die Haut nach außen ab. Durch die vergrößerten Fettzellen werden außerdem Gefäße verengt und so die Strömung in den Blut- und Lymphgefäßen vermindert. Dies führt als Folge zu einem verminderten Stoffwechsel. Bei Männern, selbst mit massivem Übergewicht, ist Cellulite kein Problem. Zum einen lagert sich das Reservefett, bedingt durch deren hormonelle Situation, nicht in diesem Ausmaß an Oberschenkeln und Gesäß ab, zum anderen verfügen Männer über ein strafferes Bindegewebe. Dabei bilden die Fasern eine netzartige Struktur und verlaufen nicht, wie bei Frauen, nur senkrecht. Vor allem aber ist Männerhaut deutlich dicker, sodass das Geschehen in der Subcutis äußerlich nicht sichtbar ist.

Für die Entstehung der Cellulite spielt Übergewicht eine entscheidende Rolle. Daher sollte jede Cellulitebehandlung durch Gewichtsreduktion und Bewegung unterstützt werden. Für eine kosmetische Behandlung ergeben sich mehrere Ansatzpunkte. Da die Fettzellen zu dick sind, kann man versuchen ein weiteres Anwachsen zu verhindern, indem an den Problemzonen Glucose abgefangen wird. Ein Überangebot von Glucose würde anderenfalls zu Reservefett umgewandelt und abgelagert. Der Fettstoffwechsel der Haut unterliegt dabei einem 24-Stunden-Rhythmus. Hauptsächlich morgens zwischen 7 und 8 Uhr wird Fett abgebaut, nachts hingegen wird die Energie, die am Tage nicht verbraucht wurde, vermehrt in den Fettzellen deponiert. Substanzen, die als sog. Glucosefänger Verwendung finden, sind **Diglucosyn** (INCI: 2-Oleamido-1,3-octadecanediol), Phloridzin und Rutin (INCI: Rutin), das darüber hinaus auch die Durchlässigkeit der Blutgefäße verringert. Diglucosyn und Phloridzin sollen die Glucoseaufnahme in die Fettzellen hemmen. Letzteres ist ein Wirkstoff aus der Rinde junger Apfelbäume, der außerdem die Speicherkapazität der Fettzellen verringern soll. Neben einer Hemmung der Lipogenese, also des Fettaufbaus, kann man die Lipolyse, also den Fettabbau, fördern. Hierzu setzt man beispielsweise **Coffein** (INCI: Coffeine) ein. Coffein führt außerdem zu einer verbesserten Durchblutung. Neuere Produkte gegen Cellulite wirken an Rezeptoren, die sich auf der Oberfläche der Fettzellen befinden. Dort lagern sich verschiedene Hormone an, die entweder die Lipolyse steigern oder hemmen. Normalerweise stehen Lipogenese und Lipolyse im Gleichgewicht, bei Gewichtzunahme wird die Lipolyse gehemmt und die Lipogenese überwiegt. Durch den Einsatz von Antagonisten an den entsprechenden antilipolytischen Rezeptoren ist es möglich, die Hemmung der Lipolyse zu verhindern. Dadurch können die lipolysesteigernden Hormone einen vermehrten Fettabbau bewirken. Als Wirkstoffe werden die Bioactifs α/Y (INCI: Faex) sowie Ginkgo-Extrakt (INCI: Ginkgo Biloba Extract) und Aescin (INCI: Escin) eingesetzt.

Da bei Cellulite auch die Struktur des Bindegewebes gestört ist, versucht man beispielsweise mit Bio-Kine 6 (INCI: Faex) über die Bildung eines Interleukins die Synthese von Kollagen und Elastin in der Subcutis zu steigern. Faex, ein speziell aufgearbeiteter Hefeextrakt, enthält sowohl Wirkstoffe, die die Hemmung der Lipolyse beeinflussen, als auch Wirkstoffe, die die Kollagen- und Elastinsynthese steigern sollen. Durch eine spezielle Galenik, z. B. den Einsatz von Nanokapseln, sollen die Wirkstoffe in tiefere Hautschichten transportiert werden. Bei allen auf dem Markt befindlichen Präparaten ist es sehr wichtig, die Behandlung regelmäßig, d. h. zweimal täglich und konsequent durchzuführen.

Gelegentlich werden immer noch Substanzen mit hyperämisierender, also durch-blutungsfördernder Wirkung eingesetzt. Durch den Wärmeeffekt sollen Stoffwechselprodukte aus den Fettzellen abtransportiert werden. Die hierzu verwendeten Nicotinsäureester dürfen nicht von Frauen verwendet werden, die unter Krampfadern leiden. Die ohnehin pathologisch erweiterten Venen würden sonst noch mehr Blut speichern. Mäßige Erfolge erzielt man mit einigen Pflanzenextrakten, wie Efeu (INCI: Hedera Helix).

Bis erste Erfolge sichtbar sind, sind mehrere Monate konsequenter Behandlung nötig. Dann lässt sich die Cellulite ungefähr um einen Schweregrad verringern, was für die betroffenen Frauen aber schon ein großer Erfolg sein kann.

13.3 Schwangerschaftsstreifen

Schwangerschafts- oder Dehnungsstreifen (Striae) entstehen durch Überdehnung der Haut. Hinzu kommen hormonelle Einflüsse auf die Fibroblasten, wodurch die Qualität der elastischen und auch der Kollagenfasern beeinträchtigt wird. Unter dem Mikroskop erkennt man das Brechen und die Rückbildung der Fasern. Erkennbar ist dies äußerlich an zunächst bläulich roten, nach einigen Monaten weißlich glänzenden Streifen, die an den Stellen mit der höchsten Zunahme des Umfangs entstehen. Im Verlauf einer Schwangerschaft wird die Haut besonders an Bauch, Brüsten, Hüften und Oberschenkeln gedehnt. Etwa 90 % der Frauen haben nach der Entbindung Schwangerschaftsstreifen. Je jünger die Frau und je höher ihr Gewicht zu Beginn der Schwangerschaft ist, umso größer ist die Wahrscheinlichkeit, dass Streifen entstehen. Ab einem Alter von 35 Jahren ist das Risiko eher gering. Auch nach schneller Gewichtszu- oder -abnahme sowie bei hochgewachsenen, schlanken Mädchen oder Jungen in der Pubertät können Dehnungsstreifen entstehen, denn die Haut kann solch schnelle Wachstumsschübe nicht abfangen. Sind die elastischen Fasern erst einmal gerissen, können die Streifen bestenfalls gemildert werden. Die zerstörte Hautstruktur lässt sich nicht wieder reparieren. Zur Vorbeugung eignen sich Massagen mit lipidhaltigen Produkten, wie Körperölen oder speziellen Schwangerschaftsstreifencremes, die konsequent die ganze Dauer der Schwangerschaft über durchgeführt werden sollten. So kann man zwar in vielen Fällen das Reißen der elastischen Fasern nicht völlig vermeiden, ihr Ausmaß kann aber vermindert werden. Darüber hinaus wird auch das in den letzten Schwangerschaftsmonaten störende Jucken der Haut an den gedehnten Stellen vermindert.

Spezielle Zubereitungen zur Vorbeugung von Schwangerschaftsstreifen sind Emulsionen vom Typ W/O oder O/W mit einem hohen Lipidanteil, der bei über 70 % liegen kann.

Als Lipidkomponente können alle bereits in ▸ Kap. 7.2.2 besprochenen Substanzen verwendet werden. Hautpflegende Zusätze können enthalten sein, teilweise findet man flavonoidreiche Pflanzenextrakte, die auf die Syntheseleistung der Fibroblasten einwirken. Da die Produkte meist wasserhaltig sind, werden sie mit Konservierungsmitteln vor mikrobiellem Befall geschützt.

13.4 Narben

Narben sind die sichtbaren Folgen einer Hautreparatur. Bei einer Gewebeverletzung muss die Haut in kürzester Zeit ihre Aufgabe als Schutzorgan gegen äußere Einflüsse wieder wahrnehmen können. Da ist es nicht möglich, alle Funktionen der gesunden Haut wiederherzustellen. Schürfwunden betreffen nur die Epidermis und heilen, sofern die Basalschicht noch intakt ist, schnell und ohne Narbenbildung, ab. Bei tieferen Wunden ist die Haut nicht mehr in der Lage, das zerstörte Gewebe in gleicher Weise zu ersetzen. Fibroblasten wachsen in die Wunde ein und bilden Kollagen, das die Zellzwischenräume des neuen Gewebes ausfüllt. Schweiß- und Talgdrüsen, Haare und Pigmentzellen stehen nicht mehr auf dem Bauplan. Die Narbe ist auch weniger elastisch als die intakte Haut zuvor, da sie nur noch aus zähem, festem Bindegewebe besteht. Im Idealfall sind Narben flach, weich und blass. Besonders große und tiefe Verletzungen, bei denen viel Substanz verloren gegangen ist, sind prädestiniert, zu pathologischen Narben zu werden, die nicht nur ein kosmetisches Problem darstellen, sondern oftmals auch schmerzhaft sind und die Beweglichkeit einschränken können.

Keloide sind stark gerötete, wulstartige Stränge, die sich krebsscherenartig über die eigentlichen Wundränder hinaus verbreiten. Sie entstehen durch Überproduktion von Bindegewebe und treten häufig erst Monate nach der Entstehung der Narbe auf. **Hypertrophe Narben** entstehen meist an Stellen, die ständiger Bewegung ausgesetzt sind. Auch hier handelt es sich um eine überschießende Produktion von Bindegewebe, die allerdings scharf begrenzt ist und nicht über das ursprüngliche Wundgebiet hinaus wächst. Im Gegensatz zu Keloiden kommt es hier oftmals zu einer spontanen Rückbildung. **Atrophe Narben** deuten auf schlecht heilende Wunden hin, bei denen die Fibroblasten nicht in der Lage waren, ausreichende Mengen Bindegewebe zu bilden. Hier liegt das Niveau unterhalb der umgebenden Haut. Solche Narben treten häufig als Folge von Akne auf. Extrem unangenehm sind **sklerotische Narben**. Sie sind hart und unelastisch und neigen zum Schrumpfen.

Ziel der Narbenpflege soll es sein, Rötungen, Schmerzen und Juckreiz zu lindern und die Narbe weich und elastisch zu machen. Dabei kann man schon früh etwas für das spätere Erscheinungsbild der Narbe tun. Sofern keine Komplikation vorliegt, kann schon zwei bis drei Wochen nach der Verletzung oder Operation damit begonnen werden, das frische Gewebe mit Narbenkosmetika zu massieren. So soll einer übermäßigen Gewebebildung entgegengewirkt werden. Zubereitungen mit Zwiebelextrakt (INCI: Allium Cepa Extract), Allantoin (INCI: Allantoin) und Heparin-Natrium sollen außerdem glättend auf das Narbengewebe wirken. Nachtkerzenöl (INCI: Oenothera Biennis Oil) und D-Panthenol (INCI: Panthenol) wirken Hautreizungen entgegen und erhöhen die Geschmeidigkeit der Narbe. Allerdings braucht man etwas Geduld, ein halbes Jahr sollte man die Gele oder Cremes schon mehrmals täglich anwenden.

Relativ neu sind Silikongele sowie Silikon- oder Polyurethanfolien, um einer überschießenden Narbenbildung vorzubeugen. Die Prophylaxe kann begonnen werden, sobald sich die Haut über dem Wundareal geschlossen hat. Die Folien und auch das Gel bilden einen wasserundurchlässigen Schutzfilm, der die Hydratation der Haut verbessert. Das Narbengewebe wird weicher und elastischer. Außerdem werden durch die erhöhte Hauttemperatur die physiologischen Umbauprozesse im Narbengewebe gefördert. Das Risiko für Keloide und hypertrophe Narben soll auf diese Weise halbiert werden, Juckreiz und Schmerzen werden gelindert.

13.5 Bleichmittel

Hyperpigmentierte Stellen, die sich von der normal pigmentierten Haut durch ihren dunkleren Farbton abheben, werden von vielen Betroffenen als störend empfunden. Die häufigste Form der Hyperpigmentierung sind Sommersprossen (Epheliden). Es sind kleine, einzeln stehende, runde oder ovale, bräunliche Flecken, die durch eine verstärkte Aktivität der Melanozyten an sonnenexponierten Stellen auftreten. Meistens findet man Sommersprossen im Gesicht und auf den Armen hellhäutiger und vor allem rothaariger Menschen. In den Wintermonaten verblassen sie durch die geringere Sonneneinstrahlung etwas, im Sommer treten sie dann wieder deutlicher hervor. Bei den meisten Menschen liegt eine erbliche Disposition zugrunde, nur in wenigen Fällen entstehen sie nach ausgiebiger Sonneneinwirkung jenseits der Sonnenbrandschwelle. Auch hormonelle Veränderungen bei Frauen, wie sie im Rahmen einer Schwangerschaft oder bei Einnahme von hormonellen Kontrazeptiva auftreten, können Hypermelanosen bewirken. Sie treten meist im Gesicht auf, können aber auch an nicht UV-exponierten Stellen erscheinen, wie an der Linie zwischen Nabel und Genitalien, was häufig bei gut pigmentierenden Frauen in der Schwangerschaft geschieht. Diese Hyperpigmentierungen werden als Chloasmen bezeichnet. Sie unterscheiden sich von Sommersprossen hauptsächlich durch ihre flächenhafte Ausdehnung, vor allem im Gesicht. Altersflecken (▸ Kap. 1.6) sind keine melaninbedingten Hyperpigmentierungen. Sie entstehen an sonnenexponierten Stellen durch Verharzung ungesättigter Fettsäuren.

Während Sommersprossen kosmetisch meist nicht als störend empfunden werden, sind großflächige Chloasmen im Gesicht und die verräterischen Altersflecken unerwünscht. Die meisten Bleichmittel, die zu diesem Zweck angeboten werden, zeigen, wenn überhaupt, nur mäßigen Erfolg. Prinzipiell sollten Bleichcremes immer erst einige Tage an einer versteckt liegenden Körperstelle auf ihre Verträglichkeit überprüft werden. Therapien mit pflanzlichen Extrakten oder das Auflegen von Gurkenscheiben und Pinselungen mit Zitronensaft zeigen nur eine sehr geringe Wirkung. Kosmetische Produkte mit Brunnenkresse besitzen eine vergleichbar schwache Wirkung, die vermutlich auf einer geringen Aufhellung des Melanins beruht. Ebenfalls schwach wirksam, jedoch für die Betroffenen oftmals nutzbringend, sind die Vitamine A und C. Vitamin C hemmt die Umwandlung von Tyrosin zu L-DOPA und damit die weitere Melaninsynthese. Mit dem Wirkstoff Octadecadiensäure (Octadecenedioic Acid), einer Fettsäure, die aus Ölsäure gewonnen wird, soll die Melaninsynthese in den Melanozyten verlangsamt werden. Der Wirkstoff Procystein hemmt offenbar die Tyrosinase, die für die Melaninsynthese benötigt wird.

Als sehr wirksam hat sich Hydrochinon in einer Konzentration von maximal 5 % erwiesen. Höhere Konzentrationen können, vor allem bei großflächiger Anwendung, resorbiert werden und zu Nierenschäden führen. Als Wirkungsmechanismus wird die Hemmung der Oxidation von Tyrosin zu L-DOPA und damit der Melaninsynthese beschrieben. Hydrochinon wird mit Vitamin-A-Säure, die durch Anregung der Mitoseaktivität der Basalschicht die pigmentierten Stellen schneller herauswachsen lässt und Hydrocortison zur Unterdrückung der Hautirritationen, kombiniert (Pigmanorm®). Die Zubereitung mit dieser Kombination ist ein verschreibungspflichtiges Arzneimittel und kein kosmetisches Präparat. Der Erfolg stellt sich meist nach vier bis sechs Wochen ein. Ist nach drei Monaten noch keine Aufhellung zu erkennen, sollte die Therapie abgebrochen werden. Damit Hautreizungen vor allem unter Sonneneinwirkung zu rechnen ist, enthält die Zubereitung zusätzlich UVA- und UVB-Filter. Andere Bleichbehandlungen, beispielsweise mit Quecksilbersalben werden wegen der Toxizität der Wirkstoffe nicht mehr durchgeführt. Allen Versuchen, unerwünschte Hyperpigmentierungen aufzuhellen, sollte ein konsequenter Lichtschutz zur Seite stehen, da erneute Pigmentflecken sonst unvermeidlich sind.

13.6 Repellents

Insektenstiche und Bisse von Spinnentieren, wie der Zecke, sind nicht nur lästig, sie können auch schwerwiegende Krankheiten zur Folge haben. In unseren Breiten sind dies die von Zecken übertragenen Lyme-Borreliose und **Frühsommer-Meningo-Encephalitis** (FSME). Für die Borreliose gibt es im Unterschied zur FSME nicht die Möglichkeit der aktiven Immunisierung. Auch zahlreiche tropische Erkrankungen werden durch Insekten übertragen, allen voran die Malaria. Die Infektion erfolgt durch den Stich der Anopheles-Mücke. Hier stehen zwar einige Medikamente zur Prophylaxe und Therapie zur Verfügung, allerdings werden zunehmend Resistenzen beobachtet. Die Prophylaxe ist inzwischen unzuverlässig und die Therapie nicht immer erfolgreich. Für viele andere Tropenkrankheiten gibt es weder eine Impfung noch eine Chemoprophylaxe und manchmal noch nicht einmal eine Therapie. Deshalb wird von Tropenmedizinern geraten, sich zusätzlich durch Repellents vor dem Stich der Insekten zu schützen. Kommt man gar nicht erst mit dem krankheitsübertragenden Insekt in Kontakt, kann auch keine Infektion stattfinden.

Repellents werden auf die Haut aufgetragen und verdampfen dort langsam. Sie bilden eine Art Schutzschild aus Repellentmolekülen, die die Haut umgeben, was zur Folge hat, dass die Insekten diese Region meiden. Vermutlich binden die Repellents an insektenspezifische Rezeptoren und beeinträchtigen die Insekten in irgendeiner Weise. Getötet werden die Tiere bei Kontakt mit dem Wirkstoff nicht. Das hat den Vorteil, dass sich selten Resistenzen entwickeln.

Die ersten Stoffe, die für diesen Zweck verwendet wurden, waren ätherische Öle. Ihre Wirkung hält allerdings nur relativ kurz an und ist nicht sicher. Außerdem vertreiben ätherische Öle keine Zecken. Durch ihre komplexe Zusammensetzung ist, insbesondere nach Auftragen auf die Haut, das Risiko allergischer Reaktionen hoch. Auch heute noch sind solche ätherischen Öl-Mischungen sehr beliebt. Sie enthalten meist Nelkenöl, Eukalyptusöl, Zitronenöl, Lavendelöl, Zimtöl oder Zedernöl.

Das heute wichtigste und am häufigsten eingesetzte Repellent ist Diethyltoluamid (DEET). Die Substanz wird als Allround-Repellent bezeichnet, da sie gegen eine Vielzahl von Insekten und Spinnentieren wirksam ist. Auch Zecken und die Anopheles-Mücke werden abgewehrt. DEET ist sehr gut hautverträglich und führt nur selten zu Hautirritationen.

Repellents werden in unterschiedlichen Darreichungsformen angeboten. Wässrig-alkoholische Lösungen und Emulsionen sind beim Anwender am beliebtesten. Sie lassen sich großflächig verteilen. Mit Sprays kann man auch unzugängliche Körperstellen erreichen. Sogar Stifte werden angeboten. Bei der Anwendung ist zu beachten, dass Repellents unterschiedlich lange gegen die verschiedenen Insekten- und Spinnenarten wirken. So wirkt beispielsweise DEET, in der üblichen Konzentration aufgebracht, ca. 6 bis 8 Stunden gegen Stechmücken, jedoch nur 2 Stunden gegen Zecken. Wespen und Bienen reagieren gar nicht auf DEET. Wichtig ist das lückenlose Auftragen auf alle unbedeckten Hautstellen. Auch Hautareale, die nur mit dünnen Stoffen bedeckt sind, sollten behandelt werden. Durch starkes Schwitzen, hohe Luftfeuchtigkeit und Temperatur sowie Wind verdampft das Repellent schneller und es ist früher mit einem Nachlassen der Wirkung zu rechnen. Verwendet man zusätzlich Kosmetika, so sollte immer zuletzt das Repellent aufgetragen werden, da es, verdeckt von anderen Produkten, seine Wirkung nicht voll entfalten kann. Auf Schleimhäute dürfen Repellents grundsätzlich wegen möglicher Reizungen nicht aufgetragen werden, auch für Kleinkinder und Säuglinge sind sie ungeeignet. Hier besteht die Gefahr, dass die Substanzen nach der korrekten Anwendung auf Schleimhäute gelangen oder abgeleckt werden. Einige Repellents sind inkompatibel mit synthetischen Materialien. Auch DEET sollte nicht mit Kunststoffen, wie beispielsweise Sonnenbrillen, in Kontakt kommen.

Eine weitere Möglichkeit sich vor Mückenstichen zu schützen, soll die orale Einnahme von Vitamin B_1 in einer Dosierung von 200 bis 300 mg täglich bieten. Die Substanz wird mit dem Schweiß über die Haut ausgeschieden und entfaltet auf der Haut seinen charakteristischen Geruch. Allerdings tritt dieser Schutzeffekt erst nach einigen Tagen auf. Einen wissenschaftlichen Beleg für die Wirksamkeit gibt es jedoch nicht. Der Schweiß kann auch für Menschen einen eigentümlichen Geruch aufweisen.

Repellents, also Mittel zur Abwehr von Insekten, können bei einer Reise in tropische Gefahrengebiete nicht die Chemoprophylaxe oder Impfung ersetzen, die Kombination beider Maßnahmen bietet jedoch den derzeit bestmöglichen Schutz gegen die häufig unheilbaren Krankheiten, die durch Insektenstiche ausgelöst werden können.

14 Die Haare

14.1 Bedeutung der Haare für den Menschen

Das Kopfhaar hat eine wichtige Symbolkraft und ist Teil der nonverbalen Kommunikation. Bei Männern steht eine volle Haarpracht für Macht, Kraft und Stärke, bei Frauen für Schönheit und Sinnlichkeit. Langes Haar, insbesondere wenn es blond ist, wirkt jugendlich, bei grau erscheinendem Haar vermutet man einen älteren Menschen. Über rotes Haar gibt es verschiedene Ansichten. Gelegentlich schreibt man rotem Haar sogar eine aufreizende Wirkung zu. Menschen mit einer unnatürlichen Haarfarbe oder mit einem sehr eigenwilligen Haarschnitt werden durch Vorurteile häufig falsch eingeschätzt. Andererseits kann eine perfekte Frisur das Selbstbewusstsein heben.

14.2 Aufgaben der Haare

Schmuckfunktion: In unserer Kultur hat die ästhetische Aufgabe des Haares einen sehr hohen Stellenwert. Die Mode entscheidet über die Kopf- und Körperbehaarung. Bei Männern sind zeitweise Bärte gefragt, dann wieder ist der modische Mann bartlos. Was bei Männern als attraktiv gilt, wird bei der Frau als unschön gewertet. Starke Körperbehaarung bei Frauen entspricht in unserer Zeit nicht dem allgemeinen Schönheitsideal.

Schutzfunktion: Das Kopfhaar vermag die Kopfhaut weitgehend vor Kälte und UV-Strahlung zu schützen. Die Körperbehaarung erfüllt diese Funktion beim Menschen nur noch sehr unvollständig. Die Augenbrauen schützen die Augen, indem sie den Schweiß in Richtung Schläfen ableiten. Die Wimpern schützen die Augen vor Staub und kleinen Insekten.

Sinnesfunktion: Die Kopf- und Körperbehaarung spielt auch eine Rolle als Sinnesorgan. Über sog. Haarwurzelrezeptoren werden Berührungen wahrgenommen.

14.3 Haartypen und Entwicklung der Haare

Am menschlichen Körper unterscheidet man drei Haartypen nach Länge und Stärke. Nasen- und Ohrenbehaarung, Wimpern und Augenbrauen bezeichnet man aufgrund ihrer geringen Länge und ihrer Stärke als **Borstenhaare**. Unter der Bezeichnung **Langhaar** werden Kopf-, Bart- Scham- und Achselhaar zusammengefasst. Die übrige feine Körperbehaarung wird **Wollhaar** oder **Flaumhaar** genannt. Die Behaarung des Menschen verändert sich in den verschiedenen Altersabschnitten in charakteristischer Weise.

Primärbehaarung: Das erste Haarkleid des Menschen, das sog. Lanugohaar, entwickelt sich bereits im dritten Schwangerschaftsmonat. Es sind meist feine und pigmentarme Haare, die den ganzen Körper bedecken. Normalerweise bildet sich die Primärbehaarung noch im Mutterleib oder kurz nach der Geburt zurück. Frühgeborene zeigen gelegentlich noch eine starke Behaarung im Gesicht.

Sekundärbehaarung: Als Sekundärbehaarung bezeichnet man die Behaarung der Kinder bis zur Pubertät. Das Kopfhaar von Kindern ist häufig feiner und weicher als das von Erwachsenen, weshalb man auch von Wollhaar oder Vellushaar spricht. Meist ist die Sekundärbehaarung schwach pigmentiert.

Terminalbehaarung: Mit der Pubertät beginnt langsam die Ausbildung der Terminalbehaarung. Das Haarkleid wird kräftiger, es bilden sich Achsel-, Bart- und Schambehaarung. Die Ausbildung der Terminalbehaarung kann sich bis zum 50. Lebensjahr erstrecken.

14.4 Aufbau des Haares

Wenn das Haar in der Haut entsteht (○ Abb. 14.1), bildet die Keimzone der Epidermis eine kleine schlauchartige Einstülpung bis tief in die Lederhaut. Diese Einstülpung nennt man Haarfollikel. Eingebettet in den Haarfollikel liegt die Haarwurzel mit ihrem verdickten Ende, der Haarzwiebel. Die Haarzwiebel umschließt eine zapfenartige Verdickung der Lederhaut, die Papille. In diese Papille hinein ragen Kapillaren, die das Haar mit allen wichtigen Nährstoffen versorgen. Eine Ernährung auf anderem Wege ist nicht möglich. Die direkt über die Papille gestülpte Zelllage wird als Matrix bezeichnet. Die Zellen selbst heißen wie die Zellen der Epidermis Keratinozyten. Hier entstehen durch Zellteilung Tochterzellen, die wie durch einen Kanal nach oben geschoben werden. Die Keratinozyten gelangen zunächst in die Differenzierungszone, wo sie sich in der Form zu unterscheiden beginnen. Etwas später bilden sich zum einen die Zellschichten der Wurzelscheide, von denen die innere Wurzelscheide schon in einem sehr frühen Stadium verhornt und eine feste Rohrwandung bildet, innerhalb derer die übrigen Zellschichten nach oben gepresst werden. Zum anderen kann man an den Zellen direkt oberhalb der Papille beobachten, dass sie sich in Richtung der Follikelachse spindelförmig verformen und sich feine Faserstrukturen bilden, die den Innenraum der Zellen mehr und mehr ausfüllen. Diese Zellen bilden den Faserstamm des Haares (Cortex), das Innere des Haarschafts. Die Keratinozyten, die weiter außerhalb der Matrix gebildet werden, verlängern sich, werden flach, neigen sich nach außen und schieben sich übereinander. Dabei bildet sich eine überlappende Zellschicht, die Cuticula. In der anschließenden Keratinisierungszone werden die

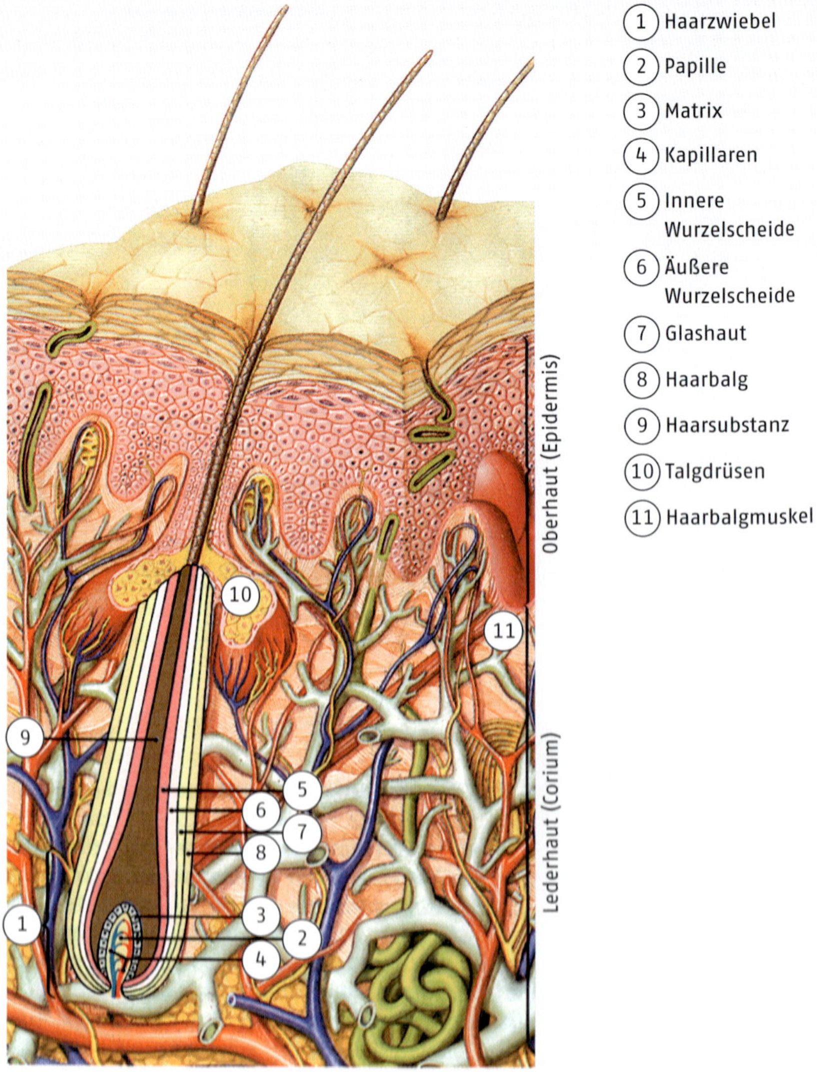

Abb. 14.1 Aufbau des Haares (Beiersdorf AG Hamburg)

Mikrofibrillen in den Cortexzellen in eine feste Masse eingebettet und verhornen ebenso wie die Cuticulazellen. Die Keratinisierung ist damit abgeschlossen. Die Zellschichten der Wurzelscheide haben jetzt ihre formgebende Funktion bei der Bildung des Haares verloren. Auf Höhe der Talgdrüsen werden sie vermutlich durch ein darin gebildetes Enzym abgebaut und aufgelöst. Mit dem Haarbalg verbunden ist der Haarbalgmuskel. Wegen seiner Funktion wird er auch Haaraufrichtemuskel genannt. Am oberen Teil des Haarfollikels sind die Talgdrüsen rosettenförmig angeordnet. Ihre Ausgänge münden in den Follikel. Den über die Hautoberfläche hinausragenden Teil des Haares nennt man Haarschaft. Das Keratin des Haares besteht zu einem großen Teil aus der schwefelhaltigen

Aminosäure Cystein. Jeweils zwei Cystein-Moleküle sind über Disulfidbrücken miteinander zu Cystin verknüpft, was dem Haar seine stabile Struktur verleiht. Bei einer Dauerwelle werden die Disulfidbrücken gespalten. Anschließend wird das Haar in die neue Form gebracht und durch Knüpfen neuer Disulfidbrücken wieder stabilisiert.

14.5 Haarzyklus

Das Wachstum der Haare verläuft nicht kontinuierlich, sondern schubweise. Die zeitliche Folge dieser charakteristischen Schübe bezeichnet man als Haarzyklus (o Abb. 14.2). Er setzt sich aus drei Phasen zusammen. Die Phase, in der ein Haar wächst, nennt man **Anagenphase.** Im Durchschnitt dauert diese Phase zwei bis sechs Jahre. Haare in dieser Phase heißen Papillarhaare. An die Wachstumsphase schließt sich die Übergangsphase, die **Katagenphase** an. Die Papille stellt die Nährstoffversorgung der Matrix allmählich ein, woraufhin sich die Zellteilung verlangsamt und schließlich ganz endet. Die Matrixzellen lösen sich von der Papille und wandern mit den Zellen der inneren Wurzelscheide in Richtung Hautoberfläche. Der Haarfollikel schrumpft auf ca. ein Drittel seiner ehemaligen Länge. Die Katagenphase dauert etwa zwei bis drei Wochen. Danach folgt die Ruhephase, die **Telogenphase.** Die Haarzwiebel ist verdickt, weshalb man vom Kolbenhaar spricht. Sie befindet sich jetzt im sog. Kolbenlager, kurz unterhalb der Talgdrüsen. Die

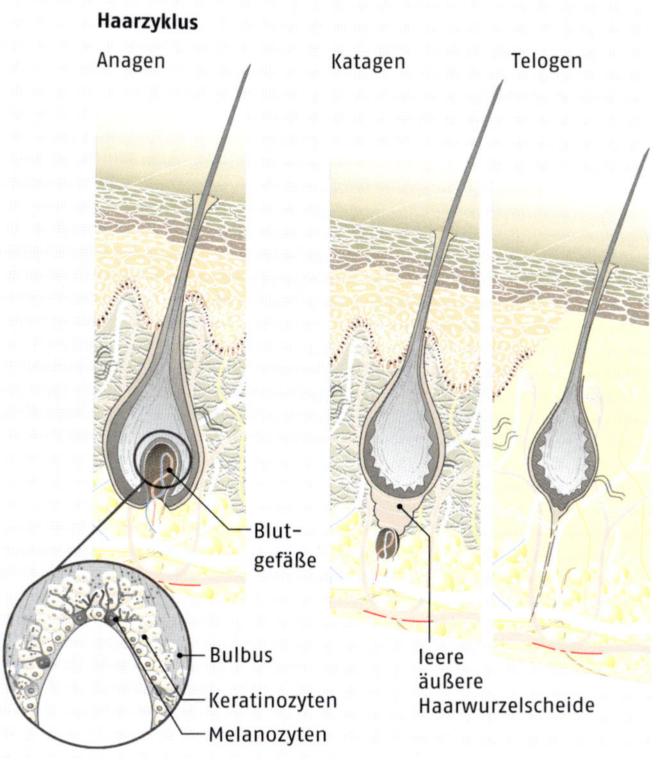

o **Abb. 14.2** Haarzyklus (Adler 2012)

Telogenphase hat eine Dauer von zwei bis vier Monaten. Gleichzeitig erhält die Haarpapille wieder ihre ursprüngliche Form und Größe und nimmt ihre Funktion wieder auf. Ein neuer Haarkeim entsteht. Haare, die nicht durch mechanische Beanspruchung, wie Waschen oder Frisieren ausfallen, werden von dem wachsenden neuen Haar herausgeschoben. Das neue Haar durchläuft nun auch wieder die drei Phasen des Haarzyklus. Beim Menschen findet das ganze Jahr über ein weitgehend gleichmäßiger Haarwechsel statt, der hormonell und genetisch gesteuert wird. Bei den meisten Tieren befinden sich alle Haare zeitlich in der gleichen Phase. Fallen die alten Haare aus, spricht man vom Fellwechsel oder bei Vögeln von der Mauser.

Das Mengenverhältnis von Haaren in den einzelnen Phasen wird als Haarwurzelmuster oder Trichorhizogramm bezeichnet. Für die Untersuchung wurde früher vom Hautarzt ein Büschel Haare, bestehend aus ungefähr 100 Haaren, ausgerissen und sofort unter dem Mikroskop untersucht. Die heutige Vorgehensweise ist deutlich patientenfreundlicher. Statt Haare auszureißen wird eine kleine Stelle der Kopfhaut kurz geschoren und der Haarstatus fotografiert. Anschließend wird die Stelle rasiert. Wird nun nach drei Tagen erneut fotografiert, kann man leerbleibende Follikel erkennen. Sie stehen für Haare im Telogenstadium, nachwachsende Haare zeigen Follikel in der Anagenphase an. Auf einem gesunden Haarboden befinden sich etwa 85 % der Haare in der Anagenphase, 1 % in der Katagenphase und 14 % in der Telogenphase. Befinden sich wesentlich weniger als 85 % der Haare in der Anagenphase, so liegt eine Haarwachstumsstörung vor. Im Durchschnitt hat man etwa 100 000 Kopfhaare, die täglich um ca. 0,2 mm wachsen. Unsere Kopfhaut produziert am Tag also ungefähr 20 Meter Haar.

14.6 Haaroberfläche

Streift man mit Daumen und Zeigefinger vom Haaransatz zur Haarspitze, so fühlt sich das Haar glatter an als in umgekehrter Richtung. Man fühlt dabei die Cuticula, die Schuppenschicht, die das Haar an der Oberfläche umgibt (o Abb. 14.3). Die Cuticulazellen sind meist farblos und durchscheinend. Sie haben einen Anteil von etwa 13 % an der gesamten Haarmasse. Durch ihre große chemische und mechanische Resistenz schützt die Cuticula das Haarinnere vor Beschädigung und Veränderungen infolge von Umwelteinflüssen.

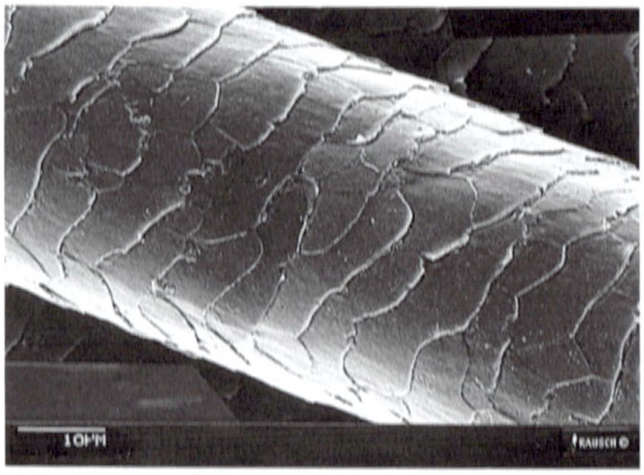

o **Abb. 14.3** Oberfläche eines gesunden Haares (Rausch AG Kreuzlingen)

14.7 Natürliche Farben der Haare

Neben den Keratinozyten findet man in der Matrix einen weiteren Zelltyp, die Melanozyten. Sie bilden den farbgebenden Stoff, das **Melanin** (▸Kap. 1.5). Die Melanozyten lagern chemische Vorstufen des Melanins, die Prämelanine, an die Keratinzellen an. Während des Verhornungsprozesses bilden sich daraus Pigmentkörnchen. Das Melanin wächst mit der übrigen Haarsubstanz an die Oberfläche. Wie in der Haut auch unterscheidet man zwischen **Eumelaninen,** den dunklen, braunschwarzen Pigmenten, und **Phäomelaninen,** die heller sind und gelbrötlich erscheinen. Die Haarfarbe ist zum einen von der Gesamtmenge an Melanin, zum anderen vom Mischungsverhältnis von Eu- und Phäomelanin abhängig.

Mit zunehmendem Alter des Menschen nimmt die Bildung des Melanins ab. Die Melanozyten bilden keine vollständigen Pigmentkörnchen mehr und verkümmern schließlich ganz. Anstelle der Melanozyten findet man bei älteren Menschen in der Matrix Hohlräume. Haare, die in Ermangelung von Melanozyten kein Melanin mehr bilden können, sind farblos und erscheinen dem Betrachter weiß. „Graue Haare" gibt es eigentlich nicht. Die Haare erscheinen grau oder grau meliert, wenn neben den pigmentierten auch farblose Haare vorhanden sind. Der sog. Ergrauungsprozess beginnt durchschnittlich mit dreißig Jahren, kann aber auch früher oder später einsetzen. Wie lange die Melanozyten intakt bleiben und Melanin produzieren, ist genetisch festgelegt und wird durch Hormone beeinflusst.

15 Reinigung und Pflege von Haar und Kopfhaut

Haar und Kopfhaut müssen regelmäßig gereinigt werden, denn nur dann können sie ihre Aufgaben erfüllen. Die Pflege der Haare unterscheidet sich deutlich von der Pflege der Haut, denn während die Haut unterhalb der Hornschicht aus lebenden Zellen besteht, ist der Haarschaft totes Material.

15.1 Haarwaschmittel

Als Haarwaschmittel werden heute fast ausschließlich alkalifreie Shampoos verwendet. Zweck der Shampoos ist die Entfernung von körpereigenem Talg, Schweiß und Hautabschilferungen sowie Schmutz, Rückständen von Haarpflegeprodukten und Gerüchen aus Haar und Kopfhaut. Außerdem soll das Haar anschließend glänzen, griffig und leicht zu frisieren und nicht elektrostatisch aufgeladen sein. Man erwartet von einem Shampoo eine gründliche, jedoch milde und nicht zu stark entfettende Reinigung, damit das Haar bei Bedarf täglich gewaschen werden kann. Der pH-Wert des Shampoos sollte im schwach sauren bis neutralen Bereich liegen, im Alkalischen quillt das Haar auf. Bei Verwendung von Seife als Haarwaschmittel würden außerdem Ablagerungen der Kalkseifen das Haar stumpf aussehen lassen. Auch die Schleimhautverträglichkeit ist ein Kriterium für die Qualität eines Shampoos, da in die Augen gelaufenes Shampoo nicht brennen soll.

Wesentliche Bestandteile jedes Shampoos sind die **waschaktiven Substanzen**. Hier finden die gleichen Stoffe Verwendung, die auch zur Herstellung von Syndets verarbeitet werden (▸ Kap. 4.2), also beispielsweise Alkylethersulfate, Sulfosuccinate, Olefinsulfonate und Eiweißfettsäurekondensate sowie Zuckertenside. Man kombiniert anionenaktive Tenside meist mit anderen Tensiden, da bei ihrer alleinigen Anwendung die Haare stark statisch aufgeladen würden. Teilweise sind auch rückfettende Substanzen enthalten. Zur Verbesserung der Kämmbarkeit enthalten Shampoos sog. **Konditionierer** oder Conditioners. Dies sind Substanzen, die üblicherweise in Duschgelen und Waschemulsionen nicht zu finden sind. Sie besitzen eine sog. Substantivität zum Haar, also eine Affinität zum Keratin des Haares und ziehen auf das Haar auf. Sie sollen für leichte Kämmbarkeit, Fülle und Glanz der Haare sorgen und eine elektrostatische Aufladung verhindern. Dazu eignen sich:

- Eiweißhydrolysate wie Kollagenhydrolysat (INCI: Hydrolyzed Collagen),
- Siliconverbindungen wie Polysiloxan/Polyglykol-Copolymer (INCI: Dimethicone Copolyol),
- quartäre Ammoniumverbindungen („Quats“) wie Polyquaternum-Verbindungen (INCI: Polyquaternium-7, -10, -11, -22 und -44).

Letztere können sich als kationenaktive Tenside gut an geschädigtes Haar anlagern, da dieses einen Überschuss an sauren Gruppen und damit negativen Ladungen enthält. Die Quats überziehen das Haar und bleiben beim Ausspülen des Shampoos haften. Sie werden je nach Molekülstruktur erst nach mehreren Haarwäschen ausgewaschen. Da Shampoos wässrige Zubereitungen sind, müssen sie **konserviert** werden. Meist werden Shampoos für verschiedene Haarqualitäten und spezielle Haar- und Kopfhautprobleme angeboten. Auch äußeren Aspekten des Shampoos, wie Konsistenz und Perlglanz, wird große Bedeutung beigemessen. Die Viskosität soll so eingestellt werden, dass das Shampoo sich einerseits im nassen Haar verteilen lässt, andererseits jedoch nicht vom Kopf fließt. Durch Perlglanzmittel, kleine Kristalle, die das Licht reflektieren, erhalten Shampoos ein hochwertiges Aussehen. Hierfür eignen sich beispielsweise die emulsions- und schaumstabilisierenden Tenside Cetylalkohol (INCI: Cetyl Alcohol) und Cetylstearylalkohol (INCI: Cetearyl Alcohol). Shampoos sollen immer gründlich ausgespült werden. Als Faustregel gilt: Fünfmal länger ausspülen als einschäumen. Unvollständiges Auswaschen kann zu Schuppenbildung führen.

15.1.1 Shampoos gegen Schuppen

Unter Kopfschuppen (Pytiriasis simplex capitis) versteht man eine über das normale Maß hinausgehende Abschuppung der behaarten Kopfhaut, jedoch ohne entzündliche Reaktion des Haarbodens. Zugrunde liegt in aller Regel eine Seborrhoe, die durch eine gesteigerte Talgproduktion gekennzeichnet ist. In diesem Milieu können Mikroorganismen, wie der Kopfhautpilz *Pityrosporum ovale*, auch *Mallassezia furfur* genannt, leben und sich vermehren. Dieser Hefepilz gehört zu unserer körpereigenen Hautflora und ist auf dem Kopf und an anderen lipidreichen Hautstellen zu finden. Erst wenn das Kopfhautmilieu aus dem Gleichgewicht gerät, breitet sich der Pilz massiv aus und vermehrt sich auch in den Haartalgkanälen. Von den Pilzen produzierte Enzyme lassen freie Fettsäuren und Lipoperoxide aus dem Talg entstehen, die eine Reizung der Kopfhaut verursachen. Durch diesen permanenten Reiz kommt es zur Hyperkeratose. Es werden vermehrt Epidermiszellen gebildet, die nun in kürzerer Zeit an die Hautoberfläche wandern. Die Zellen sind dann allerdings nur unvollständig keratinisiert und enthalten zum Teil noch einen Zellkern. Man spricht bei dieser Verhornungsanomalie von Parakeratose. Hyperkeratose und Parakeratose bewirken die gesteigerte Abschuppung. Durch Talg, Schweiß und interzelluläre Kittsubstanz verkleben die Schüppchen zu größeren Gebilden und werden mit bloßem Auge sichtbar. Der Juckreiz, der mit Kopfschuppen einhergeht, ist ebenfalls durch die permanente Reizung der Kopfhaut zu erklären. Kratzen bewirkt eine zusätzliche Irritation der Kopfhaut und begünstigt das vermehrte Abschuppen der Epidermis. In Europa leidet etwa jeder Zweite unter Schuppen. Sie treten normalerweise erst nach der Pubertät auf. Zwischen dem 20. und 40. Lebensjahr findet man sie am häufigsten, im Alter verlieren sie sich wieder. Männer sind häufiger betroffen als Frauen. Auch die Jahreszeit kann eine Rolle spielen. Meist bessern sich Schuppen im Sommer.

Kinder mit Kopfschuppen sind kein Fall für die Selbstmedikation, dahinter verbirgt sich in der Regel eine andere Erkrankung. Gleiches gilt für Schuppen bei Erwachsenen, die mit einer deutlichen Rötung der Kopfhaut oder gar Haarausfall einhergehen. Je nach Aktivität der Talgdrüsen kann man zwei Arten von Kopfschuppen unterscheiden. Auf trockener Kopfhaut entstehen kleine, trockene, weiße Schüppchen, die sich leicht von der Kopfhaut lösen und aus den Haaren rieseln. Fettige Schuppen sind grob und eher gelblich. Sie heften am Haar und auf der Kopfhaut, wo sie zu größeren Zellklumpen verkleben. Dort bieten sie auch anderen Mikroorganismen einen guten Nährboden.

Anti-Schuppen-Shampoos sollen in erster Linie mild sein, um eine zusätzliche Reizung der Kopfhaut zu vermeiden. Trotzdem müssen sie gut reinigen und die losgelösten Schuppen entfernen, um den Kopfhautpilzen das Nährmedium zu entziehen. Ihr pH-Wert sollte im schwach Sauren liegen. Eine zu starke Entfettung ist unerwünscht, da sonst die Talgdrüsen zu einer zusätzlichen Produktion angeregt werden. Zahlreiche kosmetische und medizinische Wirkstoffe werden in Shampoos gegen Schuppen eingesetzt. Man kann sie nach ihrer Wirkung in drei verschiedene Gruppen einteilen.

Keratolytika: Um vorhandene Schuppen von der Kopfhaut zu lösen und Hornmaterial zu erweichen, werden Salicylsäure (INCI: Salicylic Acid), Schwefel (INCI: Sulfur) und organische Schwefelverbindungen verwendet. Die genannten Substanzen verfügen daneben über eine geringe fungistatische Wirkung. Lipohydroxysäure (LHA, INCI: Capryloyl Salicylic Acid), ein lipophiles Salicylsäurederivat, soll siebenmal stärker keratolytisch wirken als Salicylsäure. Sie wird auch verwendet, um Antimykotika durch Vorbehandlung der Haut den Weg zu ebnen.

Zellteilungshemmende Substanzen: Regulierend auf eine erhöhte Zellteilungsrate wirken Pyrithion-Metallverbindungen sowie Selen- und Cadmiumdisulfid. Selendisulfid (INCI: Selenium Sulfide) ist in Kosmetika in einer maximalen Konzentration von 1 % zugelassen und wird in Arzneimitteln in einer Konzentration von 2,5 % verwendet. Der Wirkstoff vermindert die Teilungsrate der von Schuppen befallenen Kopfhautzellen und hemmt darüber hinaus auch die Zellteilung von *Pityrosporum ovale*. So wird die Flora normalisiert und Juckreiz und Entzündung werden verringert. Ein Vorteil von Selendisulfid ist, dass es sich an die Kopfhaut anlagert und dadurch lange wirkt. Selendisulfid als Shampoo soll zwei bis drei Minuten auf die Kopfhaut einwirken und zweimal pro Woche angewandt werden. Cadmium als Schwermetall gilt heute aufgrund seiner Umweltbelastung als obsolet. Auch Pflanzenteerextrakte hemmen die Zellteilung. Aufgrund des unangenehmen Geruchs und der abstoßenden Farbe werden heute meist farblose und nicht abfärbende Teerextrakte verwendet. Steinkohlenteer ist wegen des Kanzerogenitätsverdachts seit einiger Zeit nicht mehr für Kosmetika, jedoch noch für Arzneimittel zugelassen. Maximal zwei Anwendungen pro Woche über einen Zeitraum nicht länger als drei Monate sollen ungefährlich sein. Schwangerschaft und Stillzeit sind Kontraindikationen für teerhaltige Shampoos.

Fungistatisch wirkende Substanzen: Durch den Zusatz von Substanzen, die das Wachstum der Kopfhautpilze hemmen, wird die Irritation der Kopfhaut unterbunden. Derartige Wirkstoffe sind Ketoconazol (INCI: Ketoconazole), Climbazol (INCI: Climbazole) und Ciclopirox (Ciclopirox Olamine). Die Haare sollen damit 2- bis 3-mal wöchentlich über einen begrenzten Zeitraum, beispielsweise vier Wochen, behandelt werden. Wichtig ist hierbei, die Einwirkzeit zu beachten um eine ausreichende Wirkung zu erzielen. Als weitere fungistatisch wirksame Substanzen finden Piroctonolamin (INCI: Piroctone Olamine) und die ungesättigte Fettsäure Undecylensäure (INCI: Undecylenic Acid) in kosmetischen Präparaten Verwendung. Einige Produkte gegen Kopfschuppen enthalten ätherische Öle oder deren Bestandteile. Teebaumöl eignet sich hierfür aufgrund seiner antimykotischen Wirkung.

Talgregulierende Substanzen: Bei fettigen Schuppen kann es sinnvoll sein, zusätzlich die Talgproduktion zu vermindern. Hierzu wird Zink-Pyrrolidoncarbonsäure (INCI: Zink-PCA) verwendet.

Juckreizstillende Substanzen: Das Oberflächenanästhetikum Polidocanol , aber auch ein Zusatz von Harnstoff (INCI: Urea) lindern den Juckreiz, der gelegentlich mit Schuppen einhergeht. Darüber hinaus wirkt Harnstoff befeuchtend und löst die Schuppen von der Kopfhaut.

Prinzipiell kann mit geeigneten Präparaten das Schuppenproblem gelöst werden, in den meisten Fällen ist jedoch eine Dauerbehandlung bzw. die vielfache Wiederholung einer kurmäßigen Behandlung notwendig.

15.1.2 Shampoos für schnell fettendes Haar

Eine Überproduktion der Talgdrüsen lässt die Haare meist schon einen Tag nach der Haarwäsche wieder fettig und strähnig aussehen. Die Haare werden je nach Haarlänge zumindest am Ansatz mit Talg überzogen (o Abb. 15.1), die für den Halt der Frisur notwendige Reibung zwischen den Haaren geht verloren und die Frisur fällt zusammen. Die Fettung des einzelnen Haars geschieht nicht durch den Talg der eigenen Follikelöffnung, sondern durch Berührung mit den benachbarten Follikelöffnungen. Enganliegende Frisuren oder häufiges Kämmen und Manipulieren mit den Händen fördern daher die Nachfettung der Haare.

Durch eine leichte Aufrauung der Haaroberfläche wird einerseits der zu enge Kontakt der Haare zur Kopfhaut und andererseits der Haare untereinander, verhindert. Außerdem wird so die Oberfläche des Haares vergrößert und es kann mehr Fett gebunden werden, bis das Haar strähnig erscheint. Substanzen, die eine derartige Aufrauung der Haaroberfläche bewirken, sind die wesentlichen Wirkstoffe der Shampoos gegen fettiges Haar. Es werden verschiedene Pflanzenextrakte verarbeitet, beispielsweise:

- Meerestang (INCI: Algae),
- Schachtelhalm (INCI: Equisetum Arvense Extract),

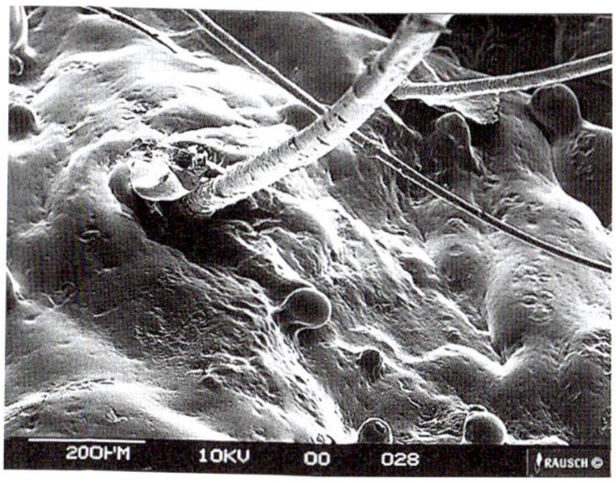

o **Abb. 15.1** Fettiges Haar mit Talgtröpfchen (Rausch AG Kreuzlingen)

- Rosmarin (INCI: Rosamarinus Officinalis Extract),
- Huflattich (INCI: Tussilago Farfara Extract),
- Brennnessel (INCI: Urtica Dioica Extract),
- Kamille (INCI: Chamomilla Recutita Extract),
- Salbei (INCI: Salvia Officinalis Extract),
- Rosskastanie (INCI: Aesculus Hippocastanum Extract).

Auch Eiweiß-Abietinsäure-Kondensate (INCI: Potassium Abietoyl Hydrolized Collagen) erfüllen diesen Zweck. Thymian (INCI: Thymus Vulgaris Extract) soll durch eine schwach antiseptische Wirkung die Keimzahl reduzieren. Eine reduzierende Wirkung auf die Talgdrüsensekretion ist wegen der geringen Einwirkzeit eines Shampoos kaum möglich.

Shampoos gegen fettiges Haar sollen neben einer guten Reinigungswirkung mild und damit für die tägliche Haarwäsche geeignet sein und möglichst wenig bis keine rückfettenden Substanzen und kationischen Tenside enthalten. Da fettiges Haar keinen Überschuss an sauren Gruppen aufweist, sind konditionierende Wirkstoffe überflüssig bzw. wegen der Überpflegungsgefahr sogar unerwünscht. Bei Beachtung aller genannten Kriterien fördert tägliches Haarewaschen die Talgdrüsenaktivität entgegen der häufig geäußerten Meinung nicht.

15.1.3 Shampoos für trockenes und geschädigtes Haar

Trockenes Haar entsteht häufig durch eine verminderte Talgdrüsensekretion oder durch mechanische und chemische Belastungen. Durch zu heißes Fönen, Benutzen von ungeeigneten Shampoos oder aggressive friseurtechnische Maßnahmen, wie Dauerwellen oder Färben, wird die Oberfläche des Haares geschädigt (o Abb. 15.2). Durch oxidative Einflüsse wird die Aminosäure Cystin aus dem Keratin in Cysteinsäure überführt, was zu dem genannten Überschuss an sauren Gruppen am Haarschaft führt. Die Haare sind spröde und glanzlos. Dieser Zustand ist irreversibel. Man kann jedoch durch geeignete

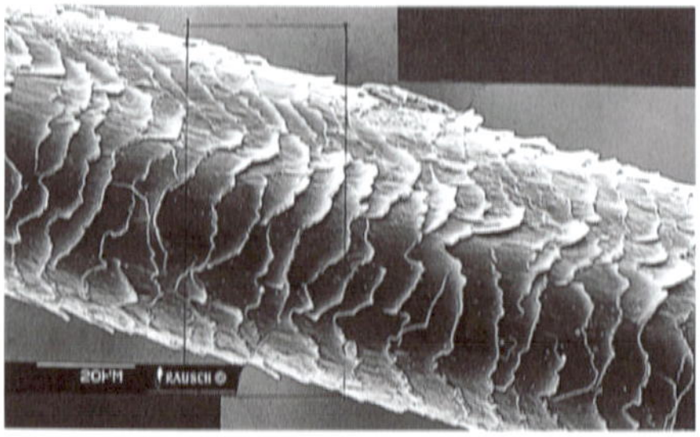

o **Abb. 15.2** Geschädigtes Haar (Rausch AG Kreuzlingen)

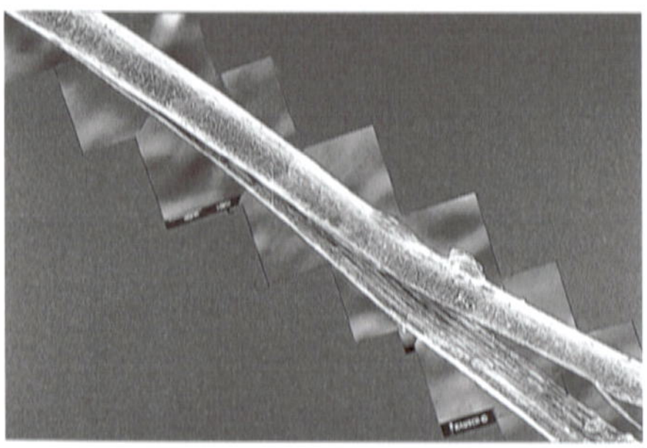

o **Abb. 15.3** Spliss (Rausch AG Kreuzlingen)

Shampoos und weitere Pflegepräparate die Oberfläche des Haares glätten und wieder Glanz und Spannkraft ins Haar bringen. Sind die Haarspitzen gespalten, so spricht man von Spliss (o Abb. 15.3). Diesem Zustand kann langfristig nur mit Abschneiden der Spitzen begegnet werden.

Shampoos für trockenes und geschädigtes Haar sollen mild und schwach sauer sein sowie einen hohen Anteil an rückfettenden und pflegenden Substanzen besitzen. Bewährte Inhaltsstoffe sind Konditionierer (▸ Kap. 15.1), wobei neben den quartären Ammoniumverbindungen auch Eiweißhydrolysate wie Seidenproteinhydrolysat (INCI: Hydrolyzed Silk) oder Weizenproteinhydrolysat (INCI: Hydrolyzed Wheat Protein) Verwendung finden. Pflanzliche Öle, Lanolinderivate, Panthenol (INCI: Panthenol) und Feuchthaltesubstanzen, wie Propylenglykol (INCI: Propylene Glycol) oder Harnstoff (INCI: Urea), und verschiedene Kräuterextrakte verstärken die pflegende Wirkung. Sog. **Two-in-One-Shampoos**, die sich vor einigen Jahren großer Beliebtheit erfreuten, enthalten besonders hohe Anteile an pflegenden und vor allem konditionierenden Inhaltsstoffen. Sie sollen Reinigung und Pflege gleichwertig nebeneinander bieten. Da dies jedoch kaum zu steuern ist und das Haar durch zu viel Konditionierer schnell schwer und strähnig wird, haben sie sich zumindest in der Apothekenkosmetik nicht durchgesetzt.

15.2 Haarpflege- und Frisurfestigungsmittel

Haarspülungen und Haarkuren: Vor allem bei trockenem und geschädigtem Haar ist die Anwendung einer Haarspülung (Hair-Rinse) oder einer Haarkur sinnvoll. Beides sind meist flüssige Emulsionen oder Gele, die nach der eigentlichen Haarwäsche auf das handtuchtrockene Haar aufgetragen und einmassiert werden. Während Haarspülungen eher dünnflüssige O/W-Emulsionen sind und nach wenigen Minuten ausgewaschen werden, ist eine Haarkur oder Packung von cremiger Konsistenz und bleibt etwa zehn Minuten im Haar. Haarkuren lässt man häufig mit einem Handtuch abgedeckt unter Wärmezufuhr einwirken. Danach wird auch die Haarkur wieder ausgespült. Gelegentlich findet man statt dem Begriff Haarkur auch die Bezeichnung Haarmaske. Haarkuren ähneln in ihrer Zusammensetzung den Spülungen, enthalten die Wirkstoffe jedoch in höher konzentrierter Form.

Ziel beider Haarpflegeprodukte ist primär eine Konditionierung, also eine Erhöhung des Glanzes und des Haarvolumens, eine bessere Kämmbarkeit und eine Verminderung der elektrostatischen Aufladung (o Abb. 15.4). Erreicht wird dies durch Konditionierer

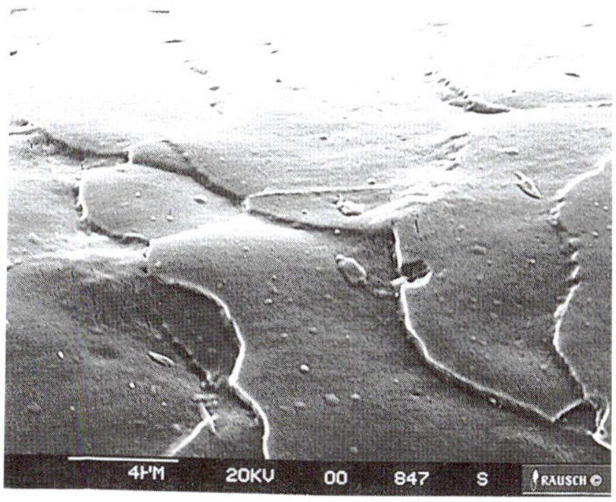

o **Abb. 15.4** Oberfläche eines Haares nach einer Kurbehandlung (Rausch AG Kreuzlingen)

(▸Kap. 15.1), die die wesentlichen Wirkstoffe von Spülungen und Kuren sind. Durch die im Vergleich zu Shampoos längere Einwirkzeit und das Fehlen von Tensiden sind diese Produkte sehr wirksam. Bei zu häufiger Verwendung dieser Haarpflegeprodukte kann es durch die wiederholte Anlagerung der Substanzen an den Haarschaft zu einem Additionseffekt oder Build-up-Effekt kommen. Das Haar wird schwer und die Frisur fällt zusammen. Weitere Wirkstoffe sind Pflanzenextrakte und Pflanzenöle sowie Panthenol, Milchsäure und Zitronensäure. Haarspülungen und Haarkuren werden wie Shampoos für verschiedene Haarzustände angeboten.

Haarwässer: Haarwässer sind alkoholisch-wässrige Lösungen, die in erster Linie auf die Kopfhaut wirken. Sie werden nach der Haarwäsche oder unabhängig davon ins trockene Haar aufgetragen. Neben Ethanol (INCI: Alcohol) wird auch Isopropanol (INCI: Isopropyl Alcohol) in Konzentrationen bis zu 70 % verwendet. Als Rückfetter ist häufig Rizinusöl (INCI: Rizinus Communis) enthalten, es ist eines der wenigen fetten Öle, das sich leicht in Alkohol löst. Für den jeweiligen Haar- und Kopfhautzustand oder für spezielle Probleme können entsprechende Wirkstoffe zugegeben werden. So findet man keratolytisch wirksame und zellteilungshemmende Substanzen in Haarwässern zur Schuppenbehandlung, wobei Anti-Schuppen-Shampoos der Vorzug zu geben ist. Eine Reihe von Wirkstoffen soll das Haarwachstum fördern (▸Kap. 19.5). Häufig sind auch Pflanzenextrakte für die verschiedensten Zwecke enthalten. Einige Haarwässer sollen nur zur Erfrischung oder Gesunderhaltung der Kopfhaut dienen oder werden wegen ihres Duftes aufgetragen. Da viele Frisuren die Behandlung mit einem Haarwasser nicht gut überstehen, erfreuen sich Haarwässer zumindest bei Frauen geringer Beliebtheit.

Haaröle: Mit Haarölen sollen meist nicht die Haare, sondern nur die zu trockene Kopfhaut behandelt werden. Zu diesem Zweck wird das Haaröl mit den Fingerspitzen sanft in die Kopfhaut einmassiert. Basis von Haarölen sind meist pflanzliche Öle, wie Erdnussöl (INCI: Arachis Hypogaea Oil), aber auch Mineralöle. Teilweise werden pflegende Pflanzenextrakte zugesetzt.

Haarfestiger: Haarfestiger ermöglichen eine Vielzahl von Frisurengestaltungen und erhöhen den Halt der fertigen Frisur. Sie werden nach dem Waschen der Haare gleichmäßig im feuchten Haar verteilt und nicht ausgespült. Es sind filmbildende Substanzen aus komplexen Mischpolymerisaten wie Polyvinylpyrrolidon/Vinylacetat-Copolymer (INCI: PVP/VA Copolymer) in geeigneten Lösungsmitteln. In flüssigen Haarfestigern wird der Filmbildner meist in Ethanol oder Isopropanol gelöst, **Schaumfestiger** sind in der Regel wässrige Zubereitungen ohne Alkohol, die mit Treibmitteln wie Propan oder Butan in einen Schaum überführt werden. Weitere pflegende Zusätze wie kationische Tenside und Mineralöle sollen die Kämmbarkeit verbessern und den Glanz erhöhen. Weichmacher halten den Film elastisch. Beim Föhnen der Haare verdampft das Lösungsmittel und der Filmbildner lagert sich auf die Schuppenschicht der Cuticula. Das einzelne Haar wird mit einem Film überzogen, der allerdings nicht das ganze Haar lückenlos überzieht. Durch die eher unregelmäßige Verteilung des Films auf dem Haar wird das Vorbeigleiten der Haare aneinander erschwert. Das Haar erhält mehr Fülle und Volumen. Bei der nächsten Haarwäsche wird der Film wieder restlos entfernt. Auch Haarfestiger sind für verschiedene Haarzustände erhältlich. **Farbfestiger** verleihen dem Haar zusätzlich eine vorübergehende, auswaschbare Tönung.

Haarsprays und Haarlacke: Mit Haarsprays und Haarlacken kann man die fertige Frisur fixieren. Haarlacke bewirken einen stärkeren Effekt. Beide bestehen wie die Haarfestiger aus Filmbildnern in alkoholischer Lösung und werden mit Treibgasen in Druckgaspackungen oder als Pumpsprays angeboten. Statt FCKW werden heute umweltfreundlichere Treibgase wie Dimethylether (INCI: Dimethyl Ether) verwendet. Die Sprays überziehen nach Ausbilden des Films die gesamte Frisur und verbinden die einzelnen Haare miteinander wie ein unsichtbares Haarnetz. Auch hier werden Weichmacher und pflegende Substanzen zugesetzt.

Haargele: Mit Haargelen ist es möglich, besondere Effekte im Haar zu erzielen. Man kann einzelne Strähnen modellieren oder alle Haare mit Haargel behandeln, was man wegen der nass erscheinenden Frisur als „Wetlook" bezeichnet. Haargele sind Schleimbildner natürlichen oder synthetischen Ursprungs, beispielsweise Alginate oder Cellulosederivate, die mit mineralischen Ölen und Weichmachern und für den Wetlook mit speziellen Emulgatoren versetzt werden.

15.3 Depilation und Epilation

Haare können nicht nur schmücken, sondern auch unästhetisch wirken, besonders an unerwünschten Stellen. Während Männer sich das Kinn und zunehmend auch Beine und Brust rasieren, entfernen Frauen Haare an den Beinen, unter den Achseln, in der Bikinizone oder im Gesicht. Ein kosmetisch störendes angeborenes Behaarungsmuster wird als Hypertrichose bezeichnet. Dabei finden sich besonders dicke und feste oder auch lange Haare an normalerweise nicht oder kaum behaarten Körperstellen. Hierzu zählen auch behaarte Muttermale. Der Hirsutismus ist eine verstärkte, dem männlichen Typ entsprechende Sexual-, Körper- und Gesichtsbehaarung bei Frauen. Es beginnt meist im Verlauf der Pubertät und beruht wahrscheinlich auf einer erhöhten Empfindlichkeit der Haarfol-

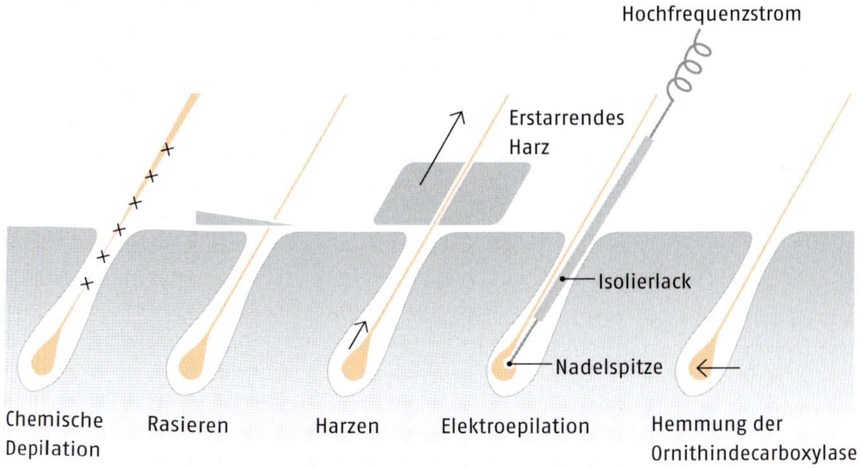

Abb. 15.5 Möglichkeiten der Haarentfernung (Raab, Kindl 2012)

likel für männliche Sexualhormone. Ein häufiges Erscheinungsbild ist der sogenannte Damenbart. Dabei wandeln sich die feinen Lanugohaare an der Oberlippe, manchmal auch am Kinn, zu Terminalhaaren um.

Unter der Bezeichnung Depilation werden alle Maßnahmen, bei denen das Haar nur oberflächlich, also unter Erhalt der Haarwurzel entfernt wird, zusammengefasst. Die Prozedur muss in regelmäßigen Abständen wiederholt werden. Als Epilation bezeichnet man alle Maßnahmen, bei denen das Haar samt Haarwurzel entfernt wird. Je dauerhafter die Haare entfernt werden, umso schmerzhafter ist die Anwendung. Die Möglichkeiten der Haarentfernung sind in o Abb. 15.5 zusammengestellt.

15.3.1 Mechanische Depilation

Die einfachste und hautfreundlichste Art der Haarentfernung ist die Rasur. Damit die Haut dauerhaft von Haaren befreit bleibt, ist eine tägliche Wiederholung notwendig, da nur der über das Hautniveau herausragende Teil des Haares erfasst und abgeschnitten wird. Die Haare können nach Erweichen durch Rasierschaum oder Rasiercreme nass rasiert oder mit dem Elektrorasierer trocken rasiert werden. Um einen länger anhaltenden Erfolg zu erzielen, können einzelne Haare auch durch Zupfen mit der Pinzette oder elektrischen Zupfgeräten, sog. Epiliergeräten, entfernt werden. Die Haare verfangen sich dabei in den rotierenden Metallspiralen der elektrischen Geräte und werden ausgerissen. Diese Methode ist sehr schmerzhaft und nicht für empfindliche Bereiche wie Bikini-Zone oder Achseln geeignet.

Größere Hautareale lassen sich durch Harzen von Haaren befreien. Dabei werden Wachs-Harze auf die zu enthaarende Haut aufgebracht. Man unterscheidet Kalt-und Warmwachse. Kaltwachse sind bei Raumtemperatur dickflüssig und klebrig, sie werden üblicherweise in Form von beschichteten Bändern oder Folien angewendet. Nachdem die klebrige Masse die Haare umschlossen hat, wird das Band gegen die Wuchsrichtung der Haare abgerissen. Die Haare werden dabei mitsamt der Wurzel herausgerissen. Diese Prozedur ist schmerzhaft, der Erfolg hält dafür auch etwa vier bis sechs Wochen an. Die langsam nachwachsenden Haare sind sehr fein und weich und stoppeln nicht wie die nach einer Rasur nachwachsenden Haare. Allerdings ist der Platz auf dem Wachsstreifen begrenzt, sodass sich die Methode nicht für stark behaarte Areale eignet. Ein Damenbart über der Oberlippe lässt sich mit Kaltwachsen relativ gut entfernen.

Warmwachse sind bei Raumtemperatur fest und kleben nicht. Vor der Anwendung werden sie auf ca. 50 °C erwärmt, wobei sie eine zähflüssige Konsistenz annehmen. Nach dem Aufstreichen auf die Haut verfestigen sie sich wieder und schließen dabei die Haare fest ein. Durch die Wärme öffnen sich die Poren und die Haare lassen sich leichter ausreißen. Auch diese Methode ist schmerzhaft und muss nach vier bis sechs Wochen wiederholt werden, sie eignet sich jedoch auch für stärker behaarte Hautstellen, wie die Beine. Nur wenige Frauen wenden diese Methode, die etwas Übung und viel Disziplin fordert, selber an. Die handelsüblichen Wachse halten auch oftmals nicht, was sie versprechen. Besser ist es, das Harzen von einer geübten Kosmetikerin, der wirksamere Produkte zur Verfügung stehen, durchführen zu lassen. Wachs-Harze werden gelegentlich auch als Epilierwachse bezeichnet, was jedoch nicht korrekt ist, da die Haare nicht dauerhaft entfernt werden.

15.3.2 Chemische Depilation

Bei der chemischen Depilation werden Keratin lösende Haarentfernungsmittel in Form von Cremes, Pasten oder Sprays verwendet. Das Präparat wird in etwa messerrückendicker Schicht auf die zu enthaarende Hautstelle aufgetragen. Die Einwirkzeit beträgt etwa 10 Minuten. Dabei wird das Keratin des Haares durch Spaltung von Disulfidbrücken zerstört. Vor allem der Bereich kurz unterhalb des Hautniveaus, welcher durch die unvollständige Cuticula besonders weich und angreifbar ist, wird bis zur Durchtrennung des Haares aufgelöst. Durch Abschaben oder Abwaschen werden die Haare dann entfernt. Da auch die Epidermis zum überwiegenden Teil aus Keratin besteht, wird nicht nur das Haar, sondern auch die Haut angegriffen. Daher sollte man vor der Anwendung die Verträglichkeit erst an einer kleinen Hautstelle testen. Gelegentlich treten Follikelentzündungen auf.

Als Wirkstoff dient in den meisten Produkten die Thioglykolsäure (INCI: Thioglycolic Acid) oder ihr Calciumsalz (INCI: Calcium Thioglycolate). Da eine chemische Depilation nur bei alkalischem pH-Wert möglich ist, wird mittels Calciumhydroxid (INCI: Calcium Hydroxide) ein pH-Wert von etwa 12 eingestellt. Nach erfolgter Depilation ist auf eine gründliche Reinigung, jedoch ohne alkalische Seifen, am besten nur mit Wasser, zu achten. Der Erfolg hält etwa ein bis zwei Wochen an, da die Haare im oberen Bereich des Follikels abgetrennt werden. Da die Haut nach allen Verfahren der Haarentfernung gereizt ist, sollte sich eine Pflege mit kühlenden, Feuchtigkeit spendenden und eventuell adstringierenden Zusätzen anschließen. Normalerweise sind Rötungen bis zum nächsten Tag verschwunden.

15.3.3 Elektroepilation und Laserepilation

Bei der Elektroepilation wird eine feine Nadel durch den Haarkanal bis zur Haarwurzel geschoben. Dann wird hochfrequenter Strom eingeleitet, der die teilungsfähigen Zellen der Haarwurzel zerstört. Das Haar kann leicht herausgezogen werden und wächst nicht mehr nach. Da die Nadel mit Ausnahme der Spitze isoliert ist, bleibt das übrige Gewebe verschont. Nur routinierte Kosmetikerinnen oder Hautärzte sollten die Elektroepilation durchführen. Die Prozedur ist schmerzhaft und dauert relativ lange. Meist sind mehrere Sitzungen nötig. Auch geübte Fachkräfte treffen nicht immer die Haarwurzel. Trifft der Stromstoß auf umliegendes Gewebe, so können Narben entstehen. Das Verfahren eignet sich für kleinere Areale, beispielsweise für die dauerhafte Entfernung eines Damenbartes. Allerdings können sich später unauffällige Flaumhaare zu kräftigen, pigmentierten Borstenhaaren umwandeln, sodass eine erneute Behandlung nötig wird. Eine weniger schmerzhafte, dafür auch weniger effektive Methode ist die Elektroepilation mittels Pinzette. Dabei wird das Haar mit einem Gel bestrichen und anschließend mit einer Pinzette gehalten. Der Strom wird nun über die Pinzette auf das Haar übertragen und bis zur Haarwurzel geführt. Meist wächst das Haar danach wieder nach, jedoch feiner und pigmentärmer als zuvor. Auch mittels Laser kann unerwünschte Körperbehaarung entfernt und dauerhaft reduziert werden. Dabei werden durch die Laserstrahlen die Haarzwiebeln bis zur Zerstörung erhitzt. Bisher unauffällige Haare können auch nach dieser Behandlung zu stark pigmentierten Borstenhaaren werden, sodass Folgebehandlungen im Abstand von einem Jahr üblich sind.

16 Die Nägel

16.1 Bedeutung der Nägel

Zusammen mit den Fingern bzw. Zehen bilden die Nägel eine funktionelle Einheit. Fingernägel erhöhen die manuelle Geschicklichkeit. Ohne Fingernägel wäre beispielsweise die Greiffähigkeit stark beeinträchtigt. Das Aufnehmen kleiner Objekte wird erst durch die Fingernägel möglich. Viele Tätigkeiten, die von den Fingern ausgeübt werden, wären zudem ohne Fingernägel schmerzhaft. Die empfindlichen Fingerkuppen mit ihren zahlreichen Tastkörperchen werden durch die Nägel geschützt. Außerdem haben die Nägel beim Menschen auch eine schmückende Funktion. Formung und Farbgebung der Nägel gehören zur Kosmetik. Das Aussehen der Fingernägel sagt viel über die dazugehörende Person aus.

16.2 Aufbau des Nagels

Wenn man vom Nagel (o Abb. 16.1) spricht, wird darunter im Allgemeinen die Nagelplatte verstanden. Sie besteht aus mehreren Schichten fest miteinander verbundener, verhornter Zellen. Seitlich an der Nagelfalz wird die Nagelplatte von den beiden seitlichen Nagelwällen eingefasst, am festen Ende des Nagels befindet sich der proximale Nagelwall. Der weiß schimmernde, halbmondförmige Teil des Nagels wird als Möndchen (Lunula) bezeichnet. Auf dem Möndchen und teilweise auch auf den seitlichen Rändern befindet sich die Nagelhaut. Sie verhindert das Eindringen von Schmutz und Mikroorganismen in die Nagelmatrix, die sich unterhalb des Möndchens befindet. In der Matrix werden neue Zellen gebildet und nach vorne geschoben, wobei sie im Bereich der Nagelwurzel verhornen. Die Nagelplatte liegt dem Nagelbett auf. Unter dem freien Ende des Nagels befindet sich das Hyponychium, ein Häutchen, das das Eindringen von Fremdkörpern von vorne unter die Nagelplatte verhindert. Die Nagelplatte ist normalerweise durchscheinend. Die oberste Schicht des Nagelbettes ist mit zahlreichen Blutgefäßen durchzogen und verleiht dem Nagel seine rötlich schimmernde Farbe. Pro Tag wachsen die Nägel etwa 0,1 mm. Die Fingernägel wachsen schneller als die Zehennägel. Veränderungen an der Nagelplatte gibt es in unterschiedlichen Formen. Als Ursachen kommen Erkrankungen, Verletzungen und falsche Ernährung in Frage. Die Diagnose ist häufig nicht einfach, da die Ursache für

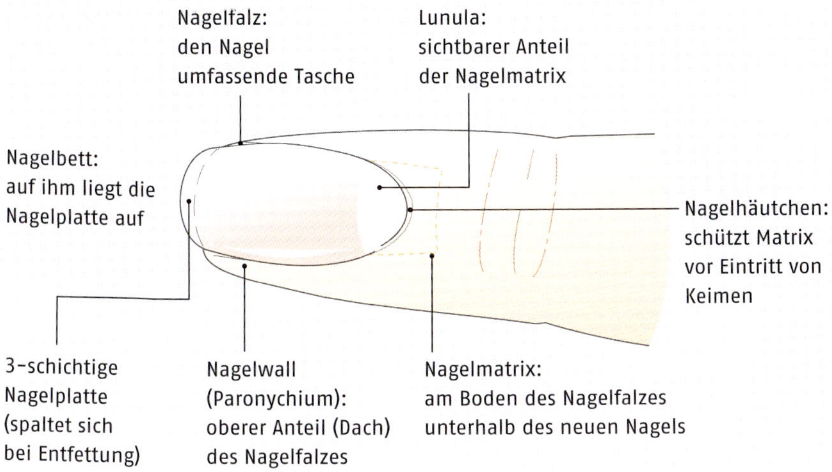

Abb. 16.1 Aufbau des Nagels (Adler 2012)

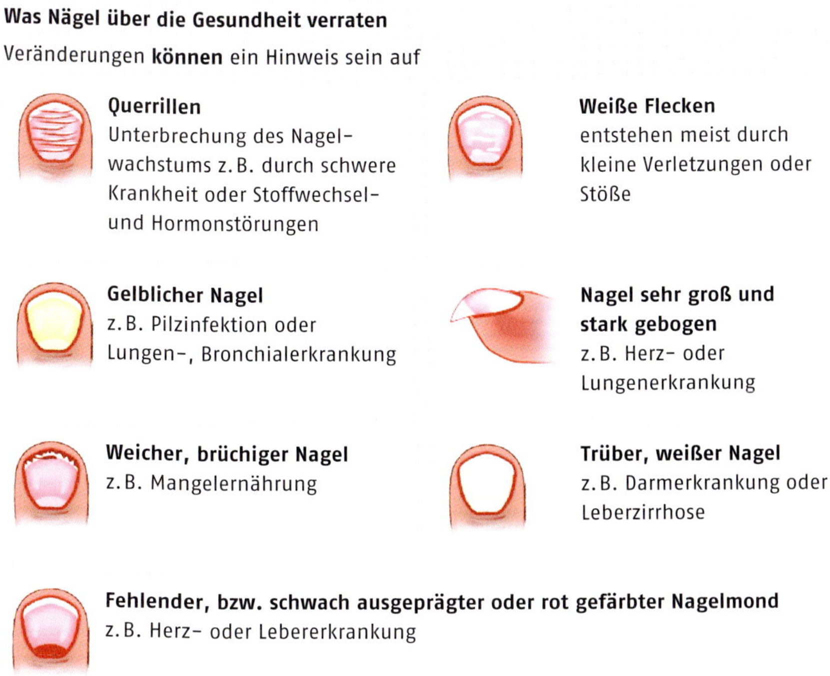

Abb. 16.2 Veränderungen der Nägel und ihre Ursachen (Grafik: Globus, Hamburg)

eine Nagelveränderung oftmals schon lange zurückliegt. Durch die geringe Wachstumsgeschwindigkeit zeigen sich die Folgen dann erst Monate später. Abb. 16.2 zeigt häufige Veränderungen der Nägel und ihre Ursache.

16.3 Pflege der Nägel

Eine vernünftige Nagelpflege trägt zur Gesunderhaltung des Nagels bei. Außer dem regelmäßigen Schneiden und Feilen werden sie häufig auch dekorativ behandelt, d. h. mit farblosen oder farbigen Lacken überzogen, die gleichzeitig eine schützende Wirkung ausüben. Wichtig ist auch der Wassergehalt des Nagels. Er liegt normalerweise zwischen 7 und 12 %. Liegt der Wassergehalt höher, so wird der Nagel weich. Liegt er darunter, wird der Nagel spröde und neigt zur Brüchigkeit.

16.3.1 Nagelsalben und -öle

Nagelsalben oder Nagelcremes sind O/W- oder W/O-Zubereitungen, die direkt auf die Nagelplatte und die Nagelhaut aufgetragen und einmassiert werden. Sie dienen überwiegend zur Behandlung trockener und rissiger Nägel. Nagelöle werden nach dem Trocknen eines Nagellackes auf die Nagelplatte gegeben. Nach kurzer Einwirkzeit wird der Überschuss weggewischt. Die Öle sollen ebenfalls den Nagel stärken und härten. Sie bestehen meist aus pflanzlichen Ölen, wie Rizinusöl (INCI: Ricinus Communis) oder Olivenöl (INCI: Olea Europaea) und können zusätzlich ungesättigte Fettsäuren enthalten.

16.3.2 Nagelhautentferner

Die Nagelhaut schützt die darunterliegende Matrix. Daher sollte sie nicht beschädigt werden. Insbesondere das Zurückschieben der unvorbereiteten Nagelhaut mit scharfen Metallgegenständen sollte unterbleiben. Mit Hilfe von Nagelhautentfernern wird die Nagelhaut erweicht und kann dann ohne Verletzung zurückgeschoben und entfernt werden. Üblicherweise sind Nagelhautentferner alkalische Lösungen, die Kaliumhydroxid (INCI: Potassium Hydroxide)oder Alkanolamine enthalten. Gelegentlich wird auch die hauterweichende Wirkung von Harnstoff genutzt.

16.3.3 Nagelhärter

Sie dienen in erster Linie zur Stärkung und Härtung von angegriffenen, brüchigen Nägeln. Die meisten Nagelhärter enthalten Formaldehyd (INCI: Formaldehyde), der in der Lage ist mit den freien Aminogruppen des Nagelkeratins zu reagieren und sie auf diese Weise zu härten. Laut Kosmetik-Verordnung ist der Zusatz von Formaldehyd in Nagelhärtern bis zu einer Konzentration von 5 % erlaubt, wenn darauf hingewiesen wird, dass die Nagelhaut zuvor mit einem Fettkörper zu schützen ist. Andere Produkte enthalten Alaun oder Proteinhydrolysate. Um die Nagelplatte vor Austrocknung zu schützen, sollte Glycerin oder ein anderer Feuchthaltefaktor enthalten sein.

16.3.4 Nagellacke

Nagellacke bieten einen guten mechanischen Schutz bei weichen, spröden oder brüchigen Nägeln. Außerdem dient Nagellack, insbesondere farbiger Nagellack (▸ Kap. 17.5), als Schmuck für die Nägel. Die Benutzerin erwartet von einem Nagellack, dass er leicht aufzutragen ist, schnell trocknet und widerstandsfähig gegen Abblättern und Wascheinflüsse ist. Natürlich darf weder die Nagelplatte noch die Nagelhaut angegriffen werden. Außerdem darf auch bei langer und häufiger Verwendung die Nagelplatte nicht angefärbt werden. Um die notwendige Härte zu erhalten, enthält ein Nagellack Filmbildner. Meist wird hierfür Nitrocellulose (INCI: Nitrocellulose) verwendet, die jedoch alleine verwendet einen schlecht haftenden Lack ergäbe. Daher werden Formaldehydharze zugegeben. Entscheidend für die Trocknungszeit sind die verwendeten Lösungsmittel. Ein hochwertiger Nagellack sollte nach etwa drei Minuten getrocknet und nach maximal zehn Minuten völlig durchgehärtet sein. Verdunstet das Lösungsmittel zu schnell, so trocknet er schneller, was zu Unregelmäßigkeiten in der Lackoberfläche in Form punktförmiger Vertiefungen führt. Außerdem haften schnelltrocknende Lacke schlechter und die während des Lackierens geöffnete Flasche trocknet schneller aus. Verdunstet das Lösungsmittel zu langsam, so bleibt der Lack lange weich und es können ebenfalls Unregelmäßigkeiten auftreten. Allgemein lässt sich sagen, je länger ein Lack trocknen kann, umso haltbarer und widerstandsfähiger ist der Lackfilm.

Die verwendeten Lösungsmittel sind Gemische aus verschiedenen niedrig siedenden organischen Flüssigkeiten. Ethylacetat hat einen sehr niedrigen Siedepunkt, weshalb es in größerer Menge eingesetzt, die Trocknungszeit des Lackes reduziert. Hauptbestandteile des Lösungsmittelgemisches sind daher meist höher siedende Flüssigkeiten wie Butylacetat (INCI: Butyl Acetate) und Isopropanol (INCI: Isopropyl Alcohol). Außerdem enthält ein Nagellack noch Weichmacher, die dem Lack Elastizität verleihen, sowie bei farbigen Lacken Farbstoffe und Pigmente. Eventuell zugesetzte UV-Filter dienen, zumindest bei farbigen Lacken, nur dem Produktschutz. Einer Schädigung der Nagelplatte durch UV-Strahlen wird schon durch die Pigmentschicht vorgebeugt. Trotz einiger Bemühungen haben sich Nagellacke in den letzten Jahrzehnten nur geringfügig weiterentwickelt. Zwar konnten die Produkteigenschaften verbessert werden, aber immer noch enthalten alle Lacke eine Vielzahl von organischen Lösungsmitteln, die durch ihre Wirkung auf Mensch und Umwelt problematisch sind.

16.3.5 Nagellackentferner

Nagellackentferner sollen die ausgehärteten Lackfilme wieder entfernen. Dazu eignen sich prinzipiell alle Lösungsmittel, die auch zur Herstellung eines Lackes verwendet werden. Entsprechend findet man Butylacetat und Ethylacetat auch in Nagellackentfernern. Aceton (INCI: Acetone) entfernt den Nagellack schnell und gründlich, entfettet aber gleichzeitig den Nagel sehr stark. Bei häufigem Gebrauch wird der Nagel porös. Deshalb sollte Aceton, wenn überhaupt, in geringer Konzentration eingesetzt oder besser den organischen Acetaten der Vorzug gegeben werden. Da auch diese eine gewisse entfettende Wirkung aufweisen, enthalten Nagellackentferner üblicherweise noch rückfettende Substanzen.

17 Dekorative Kosmetik

Von pflegender Kosmetik wird erwartet, dass sie die Haut vor äußeren Einflüssen schützt und den Normalzustand erhält bzw. bei Abweichungen vom Normalzustand diese so gut wie möglich korrigiert. Dekorative Kosmetik hat dagegen die Aufgabe, zu verschönern, vorteilhafte Merkmale hervorzuheben und weniger vorteilhafte zu überdecken. Hauptkennzeichen der dekorativen Kosmetik ist die Verwendung von Farben unterschiedlicher Art und Herkunft. Häufig besitzt auch die dekorative Kosmetik pflegende Eigenschaften. So härten beispielsweise auch farbige Nagellacke die Zehen- und Fingernägel und schützen sie damit vor äußeren Einflüssen. Farbige Lippenstifte absorbieren UV-Strahlen und bewahren die Benutzerin so vor den negativen Auswirkungen der Strahlung. Gleiches kann man von getönten Cremes oder Pudern erwarten. Seit 1994 dürfen laut Apothekenbetriebsordnung auch Apotheken Kosmetik vertreiben, die überwiegend dekorativen Zwecken dient und deren pflegende Wirkung nicht im Vordergrund steht.

17.1 Färbemittel der dekorativen Kosmetik

Welche farbgebenden Substanzen für die Herstellung von Kosmetika verwendet werden dürfen, wird durch die Kosmetik-Verordnung geregelt. Damit wird u. a. verhindert, dass mit Schwermetallspuren verunreinigte Farben verwendet werden, die früher häufig Anlass für Unverträglichkeitsreaktionen waren. Die Substanzen werden bei der Deklaration des Produktes meist in Form ihrer CI-Nummern (Colour-Index-Nummern) angegeben. Nach ihren chemisch-physikalischen Eigenschaften kann man die Färbemittel in verschiedene Gruppen unterteilen.

Pigmente: Pigmente sind anorganische oder organische Stoffe, die sowohl in wässrigem wie in öligem Milieu praktisch unlöslich sind. Dadurch bleiben sie auf der Stelle, wo sie aufgetragen wurden. Einige sind natürlicher Herkunft, andere werden synthetisch hergestellt. Pigmente können weiß oder farbig sein. Häufig verwendete Weißpigmente sind

- Titandioxid (INCI: CI 77891),
- Zinkoxid (INCI: Zink Oxide),
- Calciumcarbonat (INCI: Calcium Carbonate),

- Magnesiumcarbonat (INCI: Magnesium Carbonate bzw. CI 77713),
- weißer Ton (INCI: Kaolin).

Sie werden wegen ihrer guten Deckkraft häufig mit anderen Färbemitteln kombiniert. Zu den farbigen Pigmenten gehören das braune Eisenoxid (INCI: Iron Oxide bzw. CI 77489) sowie andere natürliche anorganische Pigmente, wie beispielsweise Ocker, Umbra und roter Ton. Da Eisen in der Natur stets zusammen mit Nickel vorkommt und es äußerst schwierig ist, beide restlos voneinander zu trennen, kann man davon ausgehen, dass z. B. Make-up, das Eisenoxid enthält, auch Spuren von Nickel enthält. Diese Mengen sind für eine Sensibilisierung zu gering, bei bereits bestehender Nickelallergie kann dies jedoch zu einem Ausbruch der Allergie führen.

Perlglanzpigmente: Perlglanzpigmente sind Pigmente, die durch mehrfache Reflexion des einfallenden Lichtes einen perlmuttartigen Eindruck vermitteln. Sie werden auch häufig Duschgels oder Shampoos zugesetzt, die so ein hochwertiges Aussehen erhalten. Vielfach verwendete Perlglanzpigmente sind Glimmer (INCI: MICA) und Bismutoxidchlorid (INCI: CI 77163).

Farblacke: Zur Herstellung von Farblacken werden geeignete Träger mit löslichen Farbstoffen beschichtet. Der Träger muss in dem entsprechenden Lösungsmittel unlöslich sein. Das Endprodukt ist ebenfalls unlöslich.

Farbstoffe: Farbstoffe sind lösliche Färbemittel, die meist natürlichen Ursprungs sind. Sie verlieren aufgrund ihrer mangelnden Standardisierbarkeit und häufig fehlenden Farbechtheit an Bedeutung. Zu den natürlichen Substanzen zählen z. B. Krapprot aus der Krappwurzel (INCI: Rubia Tinctorum Extract) und Henna (INCI: Lawsone). Häufiger werden synthetische Farbstoffe eingesetzt.

17.2 Dekorative Kosmetik für die Gesichtshaut

Dekorative Präparate, die für die Gesichtshaut, aber auch für den Hals und das Dekolleté verwendet werden, bezeichnet man als **Make-up**. Der Begriff stammt aus dem amerikanischen und bedeutet so viel wie „Aufmachung". Ursprünglich leitet er sich aus dem Französischen „Maquillage" ab, was „Zurechtmachen" heißt. Im englischen und französischen Sprachgebrauch verwendet man den Begriff für das komplett geschminkte Gesicht. Nur im deutschsprachigen Raum steht er als Synonym für **Grundierung**. Auch die Bezeichnungen „Foundation" und „Fond de Teint" sind bei uns gebräuchlich. Das Make-up soll Hautunreinheiten abdecken, glänzende Stellen ausgleichen und so dem Teint mehr Ebenmäßigkeit verleihen. Ein Zwischenprodukt aus Pflege und Make-up ist die getönte Tagescreme, die aber nur eine schwache Deckkraft besitzt. Der Pigmentanteil liegt auch nur bei 2 bis 5 %. Echte Grundierungen enthalten bis zu 15 % Pigmente. Gelegentlich werden Befürchtungen geäußert, dass Make-up-Präparate, vor allem Puder, die Poren verstopfen und Pickel entstehen lassen. Seit jedoch keine quellenden Stärkesorten mehr als Grundstoffe verwendet werden und durch spezielle Herstellungstechniken mikrofeine Pulver hergestellt werden können, muss damit nicht mehr gerechnet werden. Für das Make-up stehen verschiedene Darreichungsformen zur Verfügung, die sich vor allem in der Konsistenz unterscheiden.

Flüssiges Make-up: (Fluid-Foundation oder Liquid-Make-up) Flüssige Make-up-Produkte sind bei den Kundinnen am beliebtesten. Es sind O/W-Emulsionen mit meist geringem Lipidgehalt. Durch Konsistenzerhöher wie Polyacrylsäure (INCI: Carbomer) werden die darin enthaltenen Pigmente an der Sedimentation gehindert. Sie besitzen eine hohe Deckkraft, spenden Feuchtigkeit und wirken mattierend. Dadurch sind sie praktisch für jeden Hauttyp geeignet.

Creme-Make-up: Make-up in Cremeform hat durch darin enthaltene Öle eine stärker pflegende Wirkung und eignet sich eher für trockene Haut. Allerdings ist die Marktbedeutung in den letzten Jahren zurückgegangen, was vermutlich daran liegt, dass man mit einer Cremegrundierung eine gewisse Schwere und Zähigkeit verbindet, die im Gegensatz zur modernen Produktauffassung steht.

Kompakt-Make-up oder Puder-Make-up: Beim Kompakt-Make-up handelt es sich um gegossene Wachs-Öl-Kompositionen. Die Produkte werden meist in Klappdöschen mit beigefügtem Schwämmchen angeboten. Man findet sie auch in Stiftform, sie werden dann mit den Fingern im Gesicht verteilt.

Loser Puder: Zur Fixierung des Make-ups wird Puder verwendet. Lidschatten und Rouge lassen sich dann besser auf der Haut verteilen. Er besteht aus feinen Puderpartikeln, die sich auf die Haut legen und ihr ein gleichmäßiges, samtiges Aussehen verleihen. Überschüssiger Talg wird gebunden, sodass die Haut nicht glänzt. Der Puder wird mit einem Wattepad, einem Kosmetikpinsel oder einer Puderquaste auf die Haut aufgetragen. Um eine hohe Deckkraft zu erzielen, enthalten Puder Weißpigmente, wie Titandioxid. Häufig ist Talkum (INCI: Talc) enthalten, das durch seine Weichheit das Auftragen erleichtert. Weitere Bestandteile sind nichtquellende Stärkesorten und Carbonate sowie Seidenpulver (INCI: Silk Powder). Durch Mischen verschiedener Farbpigmente, auch mit Farblacken, werden die gewünschten Farbschattierungen erreicht.

Kompaktpuder: Unter Kompaktpudern versteht man gepresste Puder. Sie sind leichter aufzutragen und haften besser auf der Haut. Die Puderpartikel werden gemeinsam mit Bindemitteln, wie Zinkmonostearat (INCI: Zinc Stearate), verpresst. Häufig sind geringe Mengen an Lipiden enthalten, die die Haut vor dem Austrocknen schützen sollen. Auch Kompaktpuder sorgen für einen gleichmäßigen Teint. Sie können wie die losen Puder mit einem Pinsel oder aber mit einem Schwämmchen aufgetragen werden.

Camouflage: Ein besonders stark deckendes und haltbares Make-up ist unter der Bezeichnung Camouflage bekannt. Man kann damit auffällige Hautanomalien, wie beispielsweise Feuermale, kaschieren. Hier liegt der Pigmentanteil bei bis zu 40 %.

Abdeckprodukte oder Concealer: Um kleine Hautareale wie zum Beispiel Augenringe abzudecken, verwendet man Concealer, die in Form von Stiften, Emulsionen oder Pasten angeboten werden. Ein grüner Abdeckstift, der unter Make-up aufgetragen wird, neutralisiert Rötungen.

Rouge: Rouge-Produkte werden nach dem Puder oder flüssigen Make-up im Bereich zwischen Haaransatz und Wangen aufgetragen. Sie dienen der Abrundung des Make-ups und verleihen dem Teint mehr Frische. Außerdem kann man damit die Gesichtsform optisch korrigieren. Sie enthalten rote bis rotbraune Pigmente, Farblacke oder lösliche Farbstoffe. Auch bei Rouge werden verschiedene Darreichungsformen angeboten.

Puderrouge ist ähnlich den Kompaktpudern zusammengesetzt. Es unterscheidet sich von ihnen im Wesentlichen durch den rötlichen Farbton. Man kann es ebenfalls mit dem Pinsel auftragen. Rouge in Emulsionsform wird als Cremerouge bezeichnet. Durch die Zugabe von löslichen Farbstoffen in die Wasserphase kann der Farbton intensiviert werden. Auch in Stiftform wird Rouge angeboten.

17.3 Dekorative Kosmetik für die Lippen

Lippen sind von Natur aus durch die dünne Epidermis und die kräftige, darunter sichtbare Durchblutung rötlich. Viele Frauen möchten ihre Lippen jedoch noch stärker betonen oder Unregelmäßigkeiten korrigieren. Eines der am häufigsten verwendeten dekorativen Kosmetika ist daher der farbige **Lippenstift**. Neben einer Vielzahl von Farbnuancen unterscheidet man zwei Produktreihen, den klassischen Lippenstift mit guter Pflegewirkung und geschmeidiger Textur und den lang haftenden Lippenstift mit deutlich verbesserter Haftung und trockener Textur. Gute Haftung und geschmeidige Textur sind wegen der schwierigen Galenik kaum in einem Produkt zu vereinen. Bezüglich der Haftfestigkeit gibt es keine genau festgelegte Zeitspanne, die Erfahrungswerte liegen jedoch bei vier bis sechs Stunden. Man erkennt lang haftende Lippenstifte an den Bezeichnungen „Kussecht", „Long-lasting" oder „Colour-stay". Im Unterschied zu den klassischen Lippenstiften werden sie meist in einer schlankeren Stiftform, dem Stylo, angeboten. Der erste lang haftende Lippenstift enthielt den Farbstoff Eosin, der sich mit dem Keratin der Lippen verband. Er wurde dann aber aus gesundheitlichen Gründen verboten. Heute enthalten sie meist Silikonverbindungen. Die Grundlage der klassischen Lippenstifte unterscheidet sich nur wenig von der farbloser pflegender Lippenstifte (▸ Kap. 7.10).

Als färbende Substanzen werden häufig Pigmente organischer oder anorganischer Natur, wie Eisenoxide, verwendet. Sie werden als fein gemahlene Pulver homogen in eine Wachs-Öl-Basis eingearbeitet. Je mehr Wachse enthalten sind, umso fester wird der Lippenstift. Das Öl macht ihn geschmeidig und erhöht den Glanz. Beim **Lipgloss** stehen der natürliche Glanz und die Geschmeidigkeit der Lippen im Vordergrund. Deckvermögen und Haftfähigkeit sind gering. Es gibt Lipgloss entweder im Roll-on-Fläschchen oder im Klappdöschen zur Fingerapplikation. Mit **Lippenkonturenstiften** oder **Liplinern** in dünner Pencilform kann die Lippenform korrigiert werden. Außerdem wird das Auslaufen des Lippenstifts in die kleinen Fältchen verhindert. Man konturiert zunächst die Lippen mit dem Lipliner und trägt anschließend den Lippenstift auf. Durch verschiedene Farben von Lipliner und Lippenstift können interessante Farbübergänge geschaffen werden. Ein deutlich dunklerer Lipliner lässt den Mund allerdings älter aussehen.

17.4 Dekorative Kosmetik für die Augenpartie

Die Augen werden schon seit Jahrhunderten mit Hilfe von färbenden Substanzen betont, um sie, ähnlich wie den Mund, hervorzuheben. Wegen der besonderen Empfindlichkeit dieser Region ist hier mehr als bei anderen Kosmetika auf Schleimhautverträglichkeit der Inhaltsstoffe und auf eine ausreichende Konservierung zu achten. Damit das Augen-Make-up nicht verläuft, sollten als Make-up-Unterlage O/W-Emulsionen verwendet werden. Auch für die dekorative Betonung der Augen steht eine Reihe von Produkten zur Verfügung. Die klassischen Farben sind schwarz, braun, blau und grün. Viele Hersteller bieten die Produkte aber inzwischen auch in anderen Farben an.

Lidschatten: Lidschatten wird auf dem Augenlid oder dem Jochbogen zur farblichen Akzentuierung der Augenpartie aufgetragen. So kann man den Augen mehr Tiefe verleihen und sie optisch größer wirken lassen. Zu den gängigsten Produkten zählt Puderlidschatten in Form eines gepressten Puders mit beigefügtem Applikator. Häufig werden Duos, also zwei aufeinander abgestimmte Farbtöne, zusammen angeboten. Lidschatten-Creme wird mit einem Applikator oder wie der Lidschattenstift mit den Fingern ausgestrichen. Letztere sind ähnlich wie Lippenstifte in einer heraus drehbaren Hülse oder als dicker Pencil auf dem Markt. Cremes und Stifte bieten die Möglichkeit, pflegende Zusätze einzuarbeiten. Für Kontaktlinsenträger sind sie besser geeignet als Puderlidschatten, da kein Lidschattenstaub in die Augen gelangen kann.

Augenkonturenprodukte: **Eyeliner** werden als feiner Strich über dem oberen Wimpernkranz aufgetragen. Durch den Lidstrich kann die Augenform betont oder optisch verändert werden. Flüssigeyeliner entsprechen in ihrem Aussehen einem feinen Filzstift, der mit einer Emulsion oder Suspension gefüllt ist. Die Farbe kann somit etwas Übung sehr exakt aufgetragen werden, allerdings benötigt der Film etwas Zeit zum Antrocknen. Eyeliner in Pencilform werden als Lidstift oder Eye-contour-stick bezeichnet. Ihre Strichführung ist weniger konturenscharf, dafür lassen sich sanftere Übergänge schminken. **Kajalstifte** werden fast ausschließlich als Holzstifte hergestellt. Es ist das einzige Augenkonturenprodukt, das am oberen und unteren inneren Lidrand aufgetragen wird. Seine Mine ist tendenziell etwas weicher als die des Eyeliners.

Wimperntusche oder Mascara: Wimperntusche lässt die Augen offener wirken, da die einzelnen Wimpern besser sichtbar werden. Es sind zähe, cremige Emulsionen mit Pigmenten oder löslichen Farbstoffen, die mit einer kleinen Bürste, die im Produkt enthalten ist, aufgetragen werden. Sie unterscheiden sich hauptsächlich durch ihre optischen Effekte, wie Separation, Formung und Verlängerung der Wimpern. Zusatzbezeichnungen wie „Build-up“ oder „Volume“ weisen auf eine Betonung der Wimpern hin. „Waterproof“ oder „waterresistant“ machen kenntlich, dass das Produkt besonders wasserfest ist. Die optische Verlängerung der Wimpern beruht darauf, dass die normalerweise ausgeblichenen und hellen Spitzen der Wimpern angefärbt werden und dadurch länger erscheinen. Wimperntusche darf die Wimpern nicht verkleben und keine Klümpchen auf den Wimpern hinterlassen. Geeignet ist ein Zusatz von Panthenol (▸ Kap. 7.7.2), das in die Wimpern eindringt, sie kräftigt und feucht hält.

Augen-Make-up-Entferner: Dekorative Kosmetik ist jeden Abend vor dem Zubettgehen zu entfernen. Während das übrige Make-up mit einer Reinigungsmilch oder anderen Hautreinigungsmitteln entfernt werden kann, werden für Augen-Make-up spezielle Produkte angeboten. Diese Augen-Make-up-Entferner sind in der Lage, auch wasserfeste Produkte ohne große mechanische Belastung durch Reiben und Wischen zu entfernen. Geeignet sind hydrophile Öle (▸ Kap. 4.4) oder Lotionen mit milden, schleimhautverträglichen Tensiden. Auf ein Wattepad aufgetragen, säubert man damit bei geschlossenem Auge die Augenregion, ohne dass die Flüssigkeit ins Auge gelangt. Die Entfernung des Augen-Make-ups sollte vor der Reinigung des übrigen Gesichts stehen.

17.5 Dekorative Kosmetik für die Nägel

Die optische Gestaltung der Nägel ist in vielen Kulturen verbreitet und hat auch bei uns eine lange Tradition. An farbige Nagellacke werden prinzipiell die gleichen Anforderungen gestellt wie an farblose Lacke (▸Kap. 16.3.4). Der einzige Unterschied liegt in der Verwendung von färbenden Substanzen aller Art. Hier werden hinsichtlich des Farbtons keine Grenzen gesetzt. Bei den Farblacken unterscheidet man **Standard-Nagellacke** und **schnell trocknende Nagellacke**. Letztere sind stärker deckend eingestellt, sodass ein einmaliger Auftrag genügt. Seit einigen Jahren gibt es außerdem **abziehbare Nagellacke** oder **Peel-off-Lacke** auf Wasserbasis, die sich in größeren oder kleineren Teilen vom Nagel abziehen lassen. Allerdings ist ihre Haftfestigkeit deutlich geringer. Klarlacke sind entweder völlig farblos oder dezent eingefärbt. Sie verleihen den Nägeln einen gepflegten Glanz. Bei **Funktionslacken** steht der optische Effekt im Hintergrund. **Nagelhärter** sollen den Nagel widerstandsfähig und fest machen. Es sind Klarlacke, die bis zu 5 % Formaldehyd enthalten. Formaldehyd vernetzt das Keratin des Nagels und verfestigt es dadurch. Allerdings sollte man nicht vergessen, dass Formaldehyd ein hohes allergenes Potenzial aufweist und im Verdacht steht, krebserregend zu sein. Für lange, dünne Nägel sind Nagelhärter ungeeignet, da die Nägel zwar härter, aber gleichzeitig auch weniger elastisch werden und dadurch leichter brechen. Bei kurzen Nägeln sollte man nur den vorderen Teil härten, damit der hintere Teil elastisch bleibt. Formaldehydfreie Produkte härten den Nagel lediglich durch die Lackschicht, die eine gewisse Stabilität gibt. **Rillenfüller** sind dickflüssige Klarlacke, die Unebenheiten in der Nageloberfläche ausgleichen. Sie lassen sich auch als Unterlack verwenden. **Unter-** und **Überlacke** (base coats und top coats) sind sehr dünnflüssige und besonders schnell trocknende Klarlacke. Unterlacke werden vor dem Farblack aufgetragen. Sie sollen die Nägel vor den hässlichen gelblichen Verfärbungen, hervorgerufen durch dunkle Farblacke, schützen und die Haftung des Farblacks verbessern. Als letztes Finish kann ein Überlack aufgetragen werden, der den Farblack haltbarer und widerstandsfähiger macht. Zur Entfernung des Nagellacks eignen sich die üblichen in ▸Kap. 16.3.5 beschriebenen Nagellackentferner.

18 Mund- und Zahnhygiene

Nach dem Lebensmittel- und Bedarfsgegenstände-Gesetz gehören auch die Reinigung und die Pflege der Mundhöhle zur Kosmetik. Ebenso werden die Reinigung und die Pflege des Zahnersatzes mit einbezogen. Dementsprechend zählen alle Produkte der Mundhygiene zu den Körperpflegeartikeln. Führt man sich vor Augen, dass Karies weltweit die häufigste Erkrankung des Menschen darstellt und nur 14 % der 13- bis 14Jährigen in Deutschland ein völlig gesundes Gebiss haben, sich allerdings auch etwa neun Millionen Bundesbürger nie die Zähne putzen, so wird deutlich, dass auf diesem Gebiet noch einiges unternommen werden muss. Aufgrund von wissenschaftlichen Studien geht man davon aus, dass durch ausreichende Mundhygiene, zahngesunde Ernährung und Fluoridbehandlung bereits im Kindesalter Karies und entzündliche Zahnbetterkrankungen fast völlig vermieden werden könnten. Hier bestehen auch für die Apotheke sicher noch Möglichkeiten, durch entsprechende Beratung auf die Prophylaxe der Zahn- und Mundgesundheit aufmerksam zu machen.

18.1 Aufbau des Gebisses

Das Milchgebiss besteht aus 20 Zähnen, die normalerweise zwischen dem sechsten Lebensmonat und dem dritten Lebensjahr wachsen. Etwa zwischen dem fünften und sechsten Lebensjahr beginnt das Milchgebiss auszufallen und die bleibenden Zähne füllen die Lücken. Da der Kiefer des Erwachsenen größer ist, enthält er mehr Zähne. Im Normalfall sind es insgesamt 32 Zähne, die sich je Kiefer aus 2 mittleren und 2 seitlichen Schneidezähnen, 2 Eckzähnen, 4 Vormahlzähnen und 6 Backen- oder Mahlzähnen zusammensetzen. Die hintersten Backenzähne werden auch Weisheitszähne genannt und erscheinen nicht vor dem sechzehnten Lebensjahr.

18.1.1 Aufbau der Zähne

Der sichtbare Teil des Zahnes, der in die Mundhöhle ragt, wird als Zahnkrone (Corona) bezeichnet. In Richtung Kiefer schließt sich als Übergangsbereich zur Zahnwurzel der Zahnhals (Collum) an. Da der Zahnhals nicht mit Zahnschmelz überzogen ist, kann er, vor allem wenn er freiliegt, extrem schmerzempfindlich sein. Mit der Zahnwurzel (Radix) ist der Zahn im Kieferknochen in speziellen Vertiefungen, den Zahnfächern, verankert.

Im Zahnquerschnitt erkennt man als äußerste Schicht der Zahnkrone den Zahnschmelz (Enamelum). Zahnschmelz besteht aus Calciumhydroxyapatit und ist die härteste Substanz des menschlichen Körpers. Trotzdem geht im Laufe der Zeit durch Abnutzung Zahnschmelz verloren. Er kann nicht mehr nachgebildet werden. Durch Säureangriffe entmineralisierter Zahnschmelz besitzt jedoch die Fähigkeit sich wieder zu remineralisieren, indem Calcium und Phosphat aus dem Speichel aufgenommen werden. Der Zahnschmelz schützt das darunterliegende Zahnbein (Dentin), das eine ähnliche Zusammensetzung wie die Knochen aufweist. Es ist von feinen Kanälchen durchzogen, die Nervenfasern enthalten. Liegt es frei, werden physikalische und chemische Reize wahrgenommen, was sehr schmerzhaft sein kann. Die Zahnwurzel wird von mehreren Wurzelkanälen durchzogen. Durch den Wurzelkanal gelangen der Zahnnerv sowie die Zahnarterie und die Zahnvene in die Zahnhöhle bzw. aus ihr heraus. Die Zahnhöhle ist mit Zahnmark (Pulpa), das überwiegend aus Bindegewebe besteht, gefüllt. Die äußerste Schicht der Zahnwurzel ist der Zahnzement. Er dient der Befestigung des Zahnes und zählt mit der darüberliegenden Wurzelhaut (Periodontium), dem Zahnfleisch (Gingiva) und den Zahnfächern zum Zahnbett oder Zahnhalteapparat.

18.1.2 Erkrankungen der Zähne

Erkrankungen der Zähne und des Zahnbettes werden überwiegend durch falsche Ernährung und mangelhafte Mund- und Zahnhygiene ausgelöst. Genetische Faktoren spielen nur eine untergeordnete Rolle.

Karies: Karies ist eine Erkrankung, die durch ein gestörtes Gleichgewicht zwischen De- und Remineralisierung an der Zahnschmelzoberfläche entsteht. In der Mundhöhle leben mehrere hundert verschiedene Mikroorganismen, von denen die meisten sogar nützlich sind. Einige kariogene Bakterien, hauptsächlich *Streptococcus mutans*, speichern jedoch bei einem Überangebot an kohlenhydrathaltiger Nahrung die nicht benötigte Energie in Form einer klebrigen Substanz, mit der sie sich an den Zähnen festhalten. Diese Heftsubstanz mitsamt den Bakterien und teils verstoffwechselten Speiseresten bildet den bakteriellen Zahnbelag und wird auch als Plaque bezeichnet. Die zunächst noch weiche Plaque wird, wenn sie nicht entfernt wird, bereits nach wenigen Tagen zu einem festen, wasserunlöslichen Belag, der nur schwer von den Zähnen zu lösen ist. Der bakterielle Zahnbelag wird von Zahnstein unterschieden, einer mineralischen Ablagerung aus dem Speichel, die im Grunde ungefährlich ist. Allerdings kann sich auf der rauen Oberfläche des Zahnsteins gut Plaque entwickeln. Die Bakterien scheiden Milchsäure aus, die durch ihren sauren pH-Wert das Hydroxylapatitgitter des Zahnschmelzes durch Herauslösen von Calcium und Phosphat angreift. Wird der Belag nicht regelmäßig entfernt, so führt dies nach einiger Zeit zu einem Defekt im Zahnschmelz und kann später auch das Zahnbein und das Zahnmark betreffen. Bei Erreichen der Blutgefäße in der Zahnhöhle können sich die Mikroorganismen über den ganzen Organismus ausbreiten. Die Demineralisierung des Zahnschmelzes ist prinzipiell reversibel. Calcium- und Phosphationen können aus dem Speichel, wo sie immer in ausreichender Konzentration vorhanden sind, wieder in den Zahnschmelz eingelagert werden. Leider dauert der Remineralisierungsprozess länger als die Demineralisierung. Bei häufiger Zufuhr von Kohlenhydraten, aber auch Fruchtsäuren aus Obst oder Säften bleibt die Remineralisierung daher unvollständig. Nach dem Verzehr saurer Speisen sollen die Zähne nicht sofort geputzt werden. Der angegriffene Zahnschmelz würde sonst abgetragen. Erst nach einer halben Stunde sind die Zähne wieder ausreichend remineralisiert.

Zahnbetterkrankungen (Parodontopathien): Gelangen die Zahnbeläge zwischen Zahn und Zahnfleisch, so zieht sich das Zahnfleisch nach und nach zurück. Die Zahnhälse werden freigelegt, wodurch sie schmerzempfindlich werden. Im Laufe der Zeit lockert sich der gesamte Zahnhalteapparat. Die Zähne wackeln und fallen aus. Dieser nichtentzündliche Prozess wird als **Parodontose** bezeichnet. Im Gegensatz dazu stellt die **Parodontitis** eine entzündliche, degenerative Erkrankung des Zahnhalteapparates dar. Durch Einlagerung von Mineralien in den Zahnbelag entsteht Zahnstein. Er ist durch normales Zähneputzen nicht mehr zu entfernen und erleichtert die Auflagerung von neuem Zahnbelag. Bakterien-Endotoxine und Enzyme werden daraus freigesetzt und führen zur Entzündung des Zahnfleisches. Zahnfleischbluten ist ein erstes Anzeichen dafür. Das ganze Zahnbett kann sich entzünden, Zahnfleischtaschen bilden sich aus. Häufig besteht die Zahnfleischentzündung (Gingivitis) über Jahre, bis es dann zur Lockerung und zum Ausfallen der Zähne kommt. Parodontitis ist wegen der eitrigen Sekrete, die dabei entstehen, häufigste Ursache für Mundgeruch.

18.2 Kariesprophylaxe durch zahnfreundliche Ernährung

Zahnfreundliche Ernährung zielt vor allem auf einen verminderten Zuckerkonsum ab. Für die Kariesentstehung ist nicht nur die Menge an Zucker, sondern vor allem die Häufigkeit des Zuckerkonsums maßgeblich. Eine größere Menge Süßigkeiten auf einmal gegessen, richtet weniger Schäden an als viele kleine Portionen über den Tag verteilt. Nach jedem Zuckergenuss sinkt der pH-Wert durch die Entstehung der Säuren. Dies kann normalerweise durch den Speichel wieder ausgeglichen werden. Wird jedoch immer wieder Zucker zugeführt, so hält sich der pH-Wert sehr lange im Sauren und die Gefahr eines Kariesschadens erhöht sich. Günstiger wirken sich Zuckeraustauschstoffe, wie Sorbitol, Mannitol und Xylitol, oder Zuckerersatzstoffe, wie Saccharin, Aspartam, Cyclamat oder Acesulfam, aus. Insbesondere Xylit hat Studien zufolge eine Schutzwirkung vor Karies. Dies wird dadurch erklärt, dass die kariogenen Streptococcus mutans das Xylitol nicht verstoffwechseln können. Außerdem werden sie daran gehindert, als Plaquebakterien an der Zahnoberfläche anzuheften. Bei regelmäßiger Anwendung verändert sich die Mundflora. Xylit begünstigt Streptokokken-Populationen mit verminderter kariogener Potenz. Darüber hinaus regt Xylit die Speichelproduktion an und fördert die Bildung von Komplexen mit Calcium und Speicheleiweißen in der Mundhöhle, was zu einer Remine-

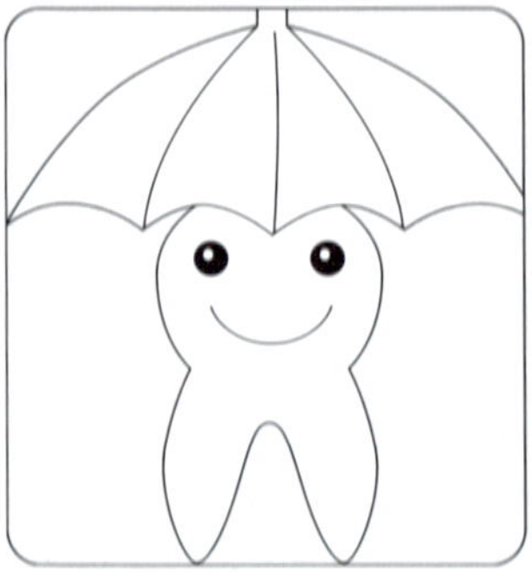

Abb. 18.1 Zahnmännchen – zur Kennzeichnung zahnfreundlicher Süßwaren

ralisation von Zahnhartsubstanz führt. Als optimale Xylitmenge wurden zwischen 5 und 10 g pro Tag in mehreren Portionen ermittelt. Dies kann mittels Kaugummi oder Lutschpastillen aufgenommen werden.

Als Erkennungszeichen für zahnfreundliche Süßwaren dient das „Zahnmännchen" (o Abb. 18.1).

Besonders schwere Schäden entstanden in den 80er Jahren bei Kleinkindern, die zuckerhaltige Tees zum Dauernuckeln, z. B. als Einschlafhilfe, erhielten. Da der Speichel keine Möglichkeit mehr hatte, den pH-Wert wieder anzuheben, entstanden schwere kariöse Schäden, das sog. Nursing-Bottle-Syndrom, mit teilweise völlig zerstörten Milchzähnen. Geht die Platzhalterfunktion der Milchzähne verloren, so kommt es zu Stellungsfehlern bei den bleibenden Zähnen. Kindern sollte die Flasche nicht zum Dauergebrauch überlassen werden. Selbst ungesüßte Säfte oder Tees können bei Dauernuckeln durch das permanente Abspülen des neutralisierenden Speichels zu Schäden führen. Das Süßen mit Honig stellt auch keine Alternative dar, da Honig nicht nur Zucker enthält, sondern durch seine klebrige Konsistenz besonders gut an den Zähnen haftet.

18.3 Mundhygiene

Die wichtigste Maßnahme zur Pflege von Zähnen und Zahnfleisch ist das regelmäßige Putzen der Zähne, wodurch Zahnbelag entfernt wird, ehe Schäden entstehen können. Die Zähne sollten nach jeder Mahlzeit, vor allem auch nach süßen Zwischenmahlzeiten geputzt werden. Einmal am Tag, am besten abends, empfiehlt sich eine besonders gründliche Reinigung mit Säuberung der Zahnzwischenräume. Die Dauer des Zähneputzens sollte mindestens drei Minuten betragen. Wichtig ist auch die Technik des Putzens. Entweder wird die Zahnbürste senkrecht nach oben und unten bewegt, wobei man immer vom Zahnfleisch zur Zahnkrone bürsten sollte, damit keine Speisereste unter das Zahnfleisch geschoben werden (Rot-Weiß-Methode). Diese Methode ist vor allem für Personen mit empfindlichen Zahnhälsen oder bereits bestehenden Zahnfleischtaschen zu empfehlen. Der Anpressdruck der Zahnbürste sollte gerade in diesem Fall nicht zu hoch sein. Die andere Möglichkeit besteht darin, mit kleinen kreisenden Bewegungen zu putzen (Rotationsmethode). Wichtig ist in jedem Fall eine systematische Reinigung aller Zähne, damit keine Abschnitte vergessen werden. Die Zahnzwischenräume, die etwa 40 % der Zahnoberfläche ausmachen, können mit der Zahnbürste nur unzureichend gereinigt werden. Da die meisten Entzündungen von diesen schlecht zugänglichen Stellen ausgehen, sollten sie gesondert behandelt werden.

18.3.1 Zahnbürsten

Die Zahnbürste ist das wichtigste Hilfsmittel zur Reinigung der Zähne. Es wird eine Vielzahl von Zahnbürsten mit unterschiedlichen Bürstenköpfen und Griffen angeboten, die jedoch nicht alle gleichermaßen geeignet sind. Bürsten mit Kunststoffborsten sollte gegenüber Naturborsten der Vorzug gegeben werden. Der Markkanal der aus Schweineborsten gewonnenen Naturborsten ist nach kurzer Zeit mit Mikroorganismen besiedelt, die sich dort ungehindert vermehren können. Außerdem fasern Naturborsten leichter aus. Um Verletzungen von Zahn und Zahnfleisch zu vermeiden, sollten die Borsten abgerundet sein. Der Bürstenkopf darf nicht zu groß sein, damit auch schwer zugängliche Stellen, beispielsweise an der Rückseite der letzten Backenzähne, gründlich gereinigt werden können. Die Borsten sollten büschelweise parallel stehen (multi-tufted), weil dann der Druck beim Putzen gleichmäßiger verteilt wird. Harte Bürsten können zu Verletzungen des Zahnfleisches führen und sollten nicht verwendet werden. Am besten eignen sich mittelharte Zahnbürsten. Nur bei freiliegenden und dadurch sehr empfindlichen Zahnhälsen sollten weiche Bürsten benutzt werden. Einige Bürsten werden mit unterschiedlich langen Borsten angeboten. Sie sollen eine verbesserte Reinigungswirkung gegenüber den planen Bürsten zeigen. Bei einigen Herstellern sind dann jedoch technisch bedingt die Borsten nicht mehr abgerundet, sondern schräg abgeschnitten und damit scharfkantig. Gefederte Bürstenstiele sollen Zähne und Zahnfleisch vor zu hohem Anpressdruck schützen. Allerdings wird dadurch der ausgeübte Druck schlechter kontrollierbar. Kinderzahnbürsten sollten einen besonders kleinen Kopf und einen dicken, griffigen Stiel haben. Häufig werden sog. Indikatorbürsten verwendet, deren Borsten sich nach einiger Zeit verfärben, um dem Benutzer anzuzeigen, dass die Bürste gewechselt werden muss.

Die Zahnbürste muss nach dem Putzen gründlich abgespült und so gelagert werden, dass sie bis zur nächsten Benutzung austrocknen kann. Eine trockene Bürste ist der beste Schutz vor bakterieller Besiedlung. Spätestens alle zwei bis drei Monate muss die Bürste ausgetauscht werden, da die Putzwirkung nachlässt und abstehende Borsten Verletzungen auslösen können.

Für unterwegs werden die zweiteiligen **Reisezahnbürsten** angeboten. Der obere Teil mit dem Bürstenkopf kann für den Transport in den Griff gesteckt werden. Da die Borsten so jedoch nicht austrocknen können, sollte die Zahnbürste zwischendurch offen gelagert werden. Die **Büschelbürste** mit einem einzigen kleinen Borstenbüschel kann z. B. nach kieferorthopädischen Behandlungen zur Reinigung verwendet werden, wenn durch eine Spange die normale Zahnbürste nicht verwendet werden kann. Außerdem gibt es noch spezielle **Prothesenbürsten**, mit denen die dritten Zähne gereinigt werden können.

18.3.2 Elektrische Zahnbürsten

Elektrische Zahnbürsten führen oszillierende oder rotierende Bewegungen aus, durch die auch Zahnzwischenräume besser gereinigt und Beläge gründlicher entfernt werden sollen. Eine zusätzliche Reinigung der Zahnzwischenräume wird allerdings trotzdem empfohlen. Nach neueren Untersuchungen ist die Reinigungswirkung der Handzahnbürste, wenn empfohlene Putzdauer und Putztechnik eingehalten werden, mit dem Effekt der elektrischen Zahnbürste vergleichbar. Häufig sind die Benutzer von Handzahnbürsten jedoch nicht ausdauernd genug, während Putzen mit der elektrischen Zahnbürste zumindest am Anfang mehr Spaß macht und deshalb länger durchgehalten wird. Auch für elektrische Bürsten gilt, dass die Putzdauer mindestens drei Minuten dauern soll. Bei der Anschaffung einer elektrischen Zahnbürste sind neben dem Preis für das Gerät auch die nicht unerheblichen Kosten für die in regelmäßigen Abständen fälligen Ersatzbürsten zu berücksichtigen.

18.3.3 Zahncremes

Außer einer Zahnbürste wird für eine gründliche Reinigung der Zähne noch eine geeignete Zahncreme benötigt. Die Zahncreme soll durch die darin enthaltenen Putzkörper die Wirkung der Zahnbürste unterstützen und durch entsprechende Geschmacksstoffe den Atem erfrischen. Außerdem können mittels Zahncremes zahnschützende Wirkstoffe auf die Zähne aufgebracht werden. Entsprechend ihren Aufgaben enthalten Zahncremes eine Reihe verschiedener Bestandteile.

Putzkörper: Putzkörper sind in jeder Zahncreme enthalten. Ihre Aufgabe ist die Entfernung von Plaque, möglichst ohne gleichzeitig den Zahnschmelz zu schädigen. Daher dürfen die Putzkörper keinen höheren Härtegrad als der Zahnschmelz haben. Die Wirkung hängt vor allem von der Größe und der Form der Teilchen ab. Allerdings ist bis heute nicht geklärt, wie eine Zahncreme beschaffen sein muss, damit sie ihre Aufgabe optimal erfüllt, zumal dies auch von der Menge der verwendeten Zahncreme, der Putztechnik und der Dauer des Putzens abhängt. Anzunehmen ist jedoch, dass sehr grobkörnige Zahncremes, wie sie zur Entfernung hartnäckiger Zahnbeläge angeboten werden, zu einem höheren Substanzverlust (Abrasion) führen als feinkörnige Zubereitungen. Personen mit empfindlichen Zahnhälsen sollten auf eine geringe Abrasivität der Zahncreme achten.

Früher wurde ausschließlich Calciumcarbonat (Kreide, INCI: Calcium Carbonate) als Putzkörper verwendet. Da Kreide jedoch stumpfe Rückstände auf den Zähnen hinterlässt und teilweise die heute häufig zugesetzten Fluoride inaktiviert, wird sie meist durch andere Substanzen wie verschiedene Phosphate oder Kieselsäure (INCI: Silica) ersetzt. Lediglich Natriummonofluorphosphat (▸Kap. 18.4) bleibt auch nach der Reaktion mit Calcium löslich und kann seine Fluoridionen an den Zahnschmelz abgeben. Die Kombination anderer Fluoride mit Calciumcarbonaten ist nicht sinnvoll.

Tenside: Die meisten Zahncremes enthalten Tenside (▸Kap. 4), um die Oberflächenspannung herabzusetzen und so die Benetzung der Zahnoberfläche und damit die Reinigungswirkung zu erhöhen. Außerdem erleichtern Tenside das Ausspülen von gelösten Zahnbelägen und Speiseresten, da sie die Beläge in Lösung halten. Die meisten Menschen schätzen zudem die schäumende Wirkung tensidhaltiger Zahncremes. Auf der anderen Seite ist der Einsatz von Tensiden nicht unumstritten, da sie durch ihre Oberflächenaktivität das Zahnfleisch irritieren können. Viele Zahncremes enthalten Natriumlaurylsulfat (INCI: Sodium Lauryl Sulfate) in einer Konzentration von 0,5 bis 2 %. Diese Konzentrationen sind akzeptabel und sollen sich außer bei geschädigtem Zahnfleisch nicht negativ auswirken.

Sonstige Hilfsstoffe: Damit die Zahncreme in der Tube nicht austrocknet, werden bis zu 40 % **Feuchthaltemittel** zugesetzt. Hierfür finden vor allem Glycerol (INCI: Glycerin), Sorbit (INCI: Sorbitol) und Propylenglykol (IN CI: Propylene Glycol) Verwendung. Ein Zusatz an **Bindemitteln** ist nötig, um die Konsistenz und das Fließverhalten einzustellen. Hierzu eignen sich beispielsweise Tragant (INCI: Tragant), Alginate (INCI: Algin), Carrageen (INCI: Carrageenan) und Carboxymethylcellulose (INCI: Cellulose Gum). **Geschmacks-** und **Aromastoffe** sollen den Geschmack der anderen Bestandteile überdecken und einen frischen Geschmack hervorrufen. Am häufigsten wird Pfefferminzöl (INCI: Mentha Piperita Oil) verwendet, dessen Gehalt an Menthol (INCI: Menthol) durch Wechselwirkungen an den Kälterezeptoren der Mundschleimhaut ein besonders frisches Gefühl hinterlässt. Dieses Frischegefühl darf jedoch nicht mit Sauberkeit verwechselt werden. Da Kinder den manchmal etwas scharfen Mentholgeschmack nicht akzeptieren, werden Kinderzahncremes milder, z. T. fruchtig aromatisiert. Süßstoffe sollen ebenfalls den teils unangenehmen Eigengeschmack der Bestandteile überdecken. **Konservierungsmittel** (▸Kap. 7.2.5), wie PHB-Ester und Sorbinsäure (INCI: Sorbic Acid), verhindern die mikrobielle Kontamination. Außerdem können noch Farbstoffe enthalten sein.

Wirkstoffe: Zur Hemmung des Zahnbelags werden einige Zahncremes mit dem Antiseptikum Chlorhexidin (INCI: Chlorhexidine) versetzt. Es ist die Substanz mit der stärksten belagshemmenden Wirkung, allerdings treten bei Langzeitanwendungen gelbliche Verfärbungen der Zähne auf. Häufig ist daher die eingesetzte Konzentration für eine belagshemmende Wirkung zu gering. Zudem setzt Natriumlaurylsulfat die Wirkung von Chlorhexidin herab. Geeigneter für die Daueranwendung ist die Kombination aus Triclosan (IN CI: Triclosan) und Polyvinylmethylether/Maleinsäureanhydrid-Copolymer (INCI: PVM/MA-Copolymer). In Untersuchungen konnten die Substanzen die Belagsneubildung und die Zahl der Zahnfleischentzündungen reduzieren. Substanzen, die durch Entzug von Calcium die Bildung des Zahnsteins hemmen sollen, sind Pyrophosphate und Zinksalze. Da jedoch auch der Zahnschmelz Calcium benötigt, besteht die Gefahr, dass dieser an der Remineralisierung gehindert wird. Vitamin A soll sich günstig auf Entzündungen des Zahnfleisches auswirken und die Verhornung des Zahnfleischs fördern, wodurch es robuster wird. Mit Hilfe von Enzymen, die die Umsetzung der Kohlenhydrate zu Säuren hemmen sollen, wird versucht, Karies entgegenzuwirken. Der Einsatz von Fluoriden wird in ▸ Kap. 18.4 besprochen.

18.3.4 Zahnseide

Zur Reinigung des Zahnzwischenraumes reicht die Zahnbürste nicht aus. Einmal täglich, am besten abends, sollte der Zahnzwischenraum mit Zahnseide gereinigt werden. Mit etwas Übung gelingt es, die Bereiche zwischen den Zähnen gründlich von Speiseresten und Zahnbelag zu befreien, ohne dabei das Zahnfleisch zu verletzen. Die Prozedur ist allerdings relativ zeitaufwändig. Zahnseide besteht meist aus Nylon und ist gewachst oder ungewachst im Handel. Die gewachste Zahnseide besitzt eine glattere Oberfläche und kann leichter durch enge Zwischenräume geführt werden. Sie stellt für Ungeübte die bessere Alternative dar. Allerdings bleibt bei der Prozedur immer etwas Wachs auf den Zähnen, worauf sich gerne Bakterien anlagern. Manche Hersteller bieten auch Zahnseide aus Teflon an, die ebenfalls sehr gleitfähig ist. Inzwischen gibt es sogar Zahnseide, die mit Fluoriden imprägniert ist, um die Zahnzwischenräume mit Fluor zu versorgen.

Besonders schwer zugängliche Stellen, beispielsweise unter miteinander verbundenen Brücken oder Implantaten, können mit speziellen Zahnseideprodukten gereinigt werden. Sie besitzen einen dünnen gewachsten Anfangsteil, der zum Einfädeln unter das Brückenglied dient, einen flauschigen Mittelteil, der gründlich reinigt und ein Stück ungewachste Zahnseide am Ende zur Reinigung der engen Zwischenräume.

18.3.5 Zahnzwischenraumbürsten

Sind die Zahnzwischenräume relativ groß, beispielsweise aufgrund einer schon länger bestehenden Parodontose oder Parodontitis, so eignen sich spezielle Bürstchen besser als Zahnseide, um die Zwischenräume zu reinigen. Je nach Hersteller sind die Interdentalbürsten (○ Abb. 18.2) kegel- oder walzenförmig. Der Durchmesser sollte so gewählt werden, dass das Bürstchen gerade in den Zahnzwischenraum passt. Die Anwendung wird von vielen Benutzern als einfacher im Vergleich zur Anwendung von Zahnseide beschrieben.

18.3.6 Mundduschen

Mundduschen können die Zahnbürste nicht ersetzen. Sie eignen sich jedoch als Ergänzung um lose Speisereste auch in den Zahnzwischenräumen zu entfernen. Festsitzende

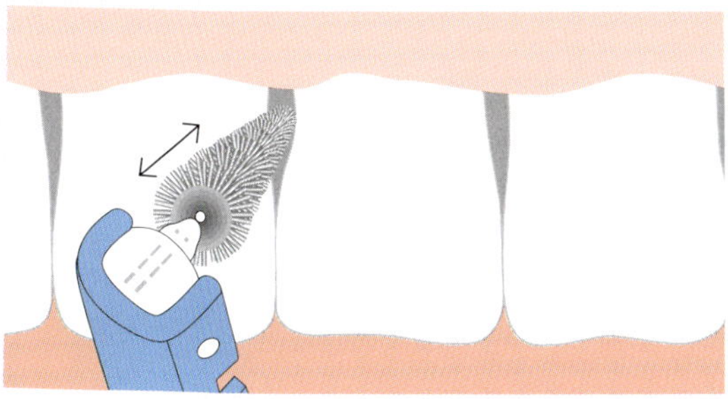

Abb. 18.2 Interdentalbürste (Oral B)

Beläge werden durch die Mundusche nicht gelöst. Der Wasserstrahl, dem auch Mundspüllösungen oder andere Flüssigkeiten zugegeben werden können, spült Bakterien und ihre Toxine ab. So ist die Verminderung von Parodontitis und Zahnfleischentzündungen bei regelmäßiger Benutzung der Munddusche zu erklären. Ob sich der massierende Effekt auf das Zahnfleisch günstig auswirkt, ist umstritten.

18.3.7 Mundspüllösungen

Auch Mundspüllösungen oder Mundwässer stellen nur eine Ergänzung zum Zähneputzen dar. Sie sind in der Lage lose Speisereste auch aus den Zahnzwischenräumen zu entfernen und hinterlassen einen frischen Geschmack. Die meisten Lösungen sind nicht zum dauerhaften Gebrauch geeignet, da sie Zähne und Mund vorübergehend verfärben und zu Geschmacksbeeinträchtigungen führen können. Sie sollten bei regelmäßigem Gebrauch höchstens zweimal pro Woche benutzt werden. Vom Zahnarzt werden sie vor allem dann empfohlen, wenn beispielsweise nach operativen Eingriffen im Mundraum die Reinigung mit der Zahnbürste nicht möglich ist. Häufig verwendete Wirkstoffe sind:

- Chlorhexidindigluconat (INCI: Chlorhexidine Digluconate),
- Hexetidin (INCI: Hexetidine),
- Zinnfluorid (INCI: Stannous Fluoride),
- Triclosan kombiniert mit PVM/MA-Copolymer (▸ Kap. 18.3.3),
- ätherische Öle,
- Fluoride.

Chlorhexidindigluconat hemmt wirkungsvoll die Neubildung von Zahnbelag und wirkt Zahnfleischentzündungen entgegen, kann jedoch wegen der genannten Verfärbungen nicht über längere Zeit verwendet werden. Da es zu Wechselwirkungen mit Natriumlaurylsulfat und mit Fluoriden aus den Zahncremes kommen kann, sollten Mundspüllösungen mit Chlorhexidindigluconat etwa eine halbe Stunde nach dem Zähneputzen verwendet werden. Die Wirkung des Hexetidins ist wesentlich schwächer und nicht so lang anhaltend wie die des Chlohexidindigluconats. Zinnfluorid wirkt entzündungshemmend und antibakteriell, führt bei häufiger Verwendung jedoch auch zu Verfärbungen von Zähnen und Zunge. Im Vergleich zu Chlorhexidin wirkt die Kombination von Triclosan und PVM/MA-Copolymer vergleichbar gegen Zahnbelag, die Wirkung hält jedoch nicht so lange an. Auch ätherische Öle haben eine gewisse Zahnbelag hemmende Wirkung, problematisch kann allerdings ein hoher Ethanolgehalt der Zubereitungen sein. Mundspüllösungen, die Fluoride enthalten, dienen der Kariesprophylaxe.

18.3.8 Sonstige Hilfsmittel

Plaque-Anfärbetabletten werden gründlich zerkaut und dann ausgespuckt. Nach kurzem Ausspülen des Mundes kann man im Spiegel den angefärbten Zahnbelag erkennen. Dies ist eine Möglichkeit, die Effektivität der eigenen Zahnputztechnik zu überprüfen oder Kinder von der Notwendigkeit des Zähneputzens zu überzeugen.

Zahnfreundliche Kaugummis können auf mechanischem Wege die Zähne reinigen, wenn zwischendurch nicht die Möglichkeit des Zähneputzens gegeben ist. Sinnvoll ist der Zusatz von Fluoriden in den Kaugummis. Der Kauvorgang regt zudem die Speichelbildung an, wodurch eventuell vorhandene Säuren neutralisiert werden.

18.3.9 Prothesenreinigungsmittel

Auch die „dritten Zähne" müssen regelmäßig gereinigt werden, sollen sie nicht mit Mikroorganismen besiedelt werden und unangenehme Gerüche absondern. Dazu kann eine ganz normale Zahnbürste oder eine spezielle Prothesenzahnbürste dienen, mit der nach dem Essen das Gebiss unter fließendem, lauwarmem Wasser gebürstet wird. Zahncremes mit geringer Abrasivität sollte zur Reinigung der Prothese der Vorzug gegeben werden. Auch das Zahnfleisch und eventuell noch vorhandene Zähne sollten nach Entnahme der Prothese gereinigt werden. Es empfiehlt sich hierfür eine zweite Zahnbürste bereitzuhalten.

Um hartnäckige Ablagerungen zu entfernen, werden Reinigungstabletten oder -pulver angeboten. Sie enthalten Tenside, Desinfektionsmittel und Sauerstoff abspaltende Salze. Durch den Sprudeleffekt wird das Ablösen von fest haftenden Partikeln erleichtert. Problematisch ist, dass sich bei häufiger Anwendung die Oberfläche des Kunststoffs verändern kann.

Zahnspangen werden auf die gleiche Weise gereinigt. Spezielle Reinigungsprodukte für Zahnspangen entsprechen im Wesentlichen den Produkten für Zahnprothesen. Sowohl Prothesen als auch Zahnspangen sollen nie trocken, sondern immer in Wasser aufbewahrt werden. Einige Hersteller von Prothesenreinigungsmitteln bieten auch spezielle Aufbewahrungsdosen für Spangen und Gebisse an.

18.3.10 Prothesenhaftmittel

Prothesenhaftmittel sollen einer Zahnprothese zusätzlichen Halt geben. Gut sitzende Prothesen bedürfen dieses Hilfsmittels normalerweise nicht. Es werden Haftpulver und Haftcremes angeboten. Sie enthalten Quellstoffe, beispielsweise Alginate oder Methylcellulose, die die Haftung des Gebisses am Kiefer verbessern.

18.4 Fluoride zur Kariesprophylaxe

Fluoride kommen sowohl in den Knochen als auch in den Zähnen natürlich vor. Ein zusätzliches Fluoridangebot verhindert die Entmineralisierung des Zahnschmelzes bzw. fördert die erneute Mineralisierung. Die meisten Menschen nehmen für einen Kariesschutz nicht genügend Fluorid mit der Nahrung auf. Daher ist die zusätzliche Verabreichung von Fluorid als sinnvoll zu beurteilen. Hierfür stehen verschiedene Möglichkeiten zur Verfügung. In vielen Ländern wird systematisch das Trinkwasser fluoridiert, in Deutschland ist dies nicht der Fall. Von einer kariesprophylaktischen Wirkung geht man ab 1 mg Fluorid pro Liter Trinkwasser aus. Stattdessen können Fluoridtabletten, fluoridiertes Speisesalz oder die Verwendung fluoridhaltiger Zahncremes oder Mundspüllösungen für eine ausreichende Fluoridversorgung der Zähne sorgen. Auch spezielle Gelees und Lacke, die vom Zahnarzt aufgetragen werden, reichern Fluorid im Zahnschmelz an. Während Fluorid aus dem Trinkwasser, dem Speisesalz oder Tabletten zunächst resorbiert wird und dann über die Blutbahn wieder in den Speichel gelangt, dringt das Fluorid aus den topischen Applikationsformen ohne diesen Umweg direkt in den Zahnschmelz ein. Die aktuelle Empfehlung der Deutschen Gesellschaft für Zahn- Mund- und Kieferheilkunde gibt der topischen Zufuhr von Fluorid den Vorzug. Denn Fluoride wirken nach neuesten Erkenntnissen in erster Linie dann karieshemmend, wenn sie direkt, ohne Umweg über die Blutbahn, mit dem Zahnschmelz in Kontakt treten können.

Die Trinkwasserfluoridierung hemmt die Kariesneubildung um etwa 50 bis 60 %. Der Grund dafür, dass in Deutschland das Trinkwasser nicht konsequent mit Fluor angereichert wird, liegt in der Angst vor möglichen Nebenwirkungen, wie der Begünstigung von Krebserkrankungen oder einer mutagenen Wirkung. Allerdings konnte dies in zahlreichen Studien ausgeschlossen werden. Die Gefahr von Vergiftungen ist ebenfalls nicht gegeben. Bei einem zweijährigen Kind liegt die tödliche Dosis bei einigen hundert Tabletten bzw. Tuben Zahncreme, sofern sie auf einmal eingenommen werden. Wird jedoch über einen längeren Zeitraum regelmäßig mehr als 2 mg Fluorid täglich systemisch aufgenommen, so kann die Mineralisierung des Zahnschmelzes gestört werden. Es kommt zur Dentalfluorose, einem gefleckten Zahnschmelz, der zwar ungefährlich ist, aber ein kosmetisches Problem darstellt.

Eine konsequente Verwendung von fluoridiertem Speisesalz im Haushalt reicht in den meisten Fällen alleine nicht aus, um eine optimale Fluoridierung des Zahnschmelzes zu erreichen. Sinnvoll ist in jedem Fall die Verwendung von fluoridierten Zahncremes. Sie enthalten verschiedene Fluorverbindungen wie:

- Aminfluorid (INCI: Stearyl Trihydroxyethyl Propylenediamine Dihydrofluoride),
- Natriumfluorid (INCI: Sodium Fluoride),
- Natriummonofluorphosphat (INCI: Sodium Monothiorophosphate),
- Zinnfluorid (INCI: Stannous Fluoride).

Die beste kariesprotektive Wirkung scheint von Aminfluorid auszugehen. Es wird von den äußeren Schichten des Zahnschmelzes in deutlich höherer Konzentration eingelagert als die übrigen Verbindungen. Nach dem Zähneputzen sollte der Mund nur kurz ausgespült werden, damit die Fluoride nicht mit entfernt werden und länger an den Zähnen haften. Zahncremes für Erwachsene enthalten 1 000 bis 1 500 ppm Fluorid, das entspricht 1 000 bis 1 500 mg Fluorid auf 1 kg Zahncreme. Zahncremes oder Gele, die mehr Fluorid enthalten, unterliegen der Apothekenpflicht und sollten höchstens einmal pro Woche verwendet werden. Sie können mit der Zahnbürste auf die geputzten Zähne gebürstet oder mit speziellen Applikatoren in einer dicken Schicht auf die Zähne aufgebracht werden. Auch fluoridhaltige Mundspüllösungen können zum Rückgang von Karies beitragen.

Nach den Empfehlungen der Deutschen Gesellschaft für Zahn- Mund- und Kieferheilkunde sind vor dem sechsten Lebensmonat keine Maßnahmen zur Fluorisierung erforderlich. Die noch vor einiger Zeit propagierte Gabe ab der zweiten Lebenswoche wird nicht mehr empfohlen. Mit dem Durchbruch der ersten Milchzähne sollten diese einmal täglich mit einer erbsengroßen Menge fluoridhaltiger Kinderzahncreme geputzt werden.

Tab. 18.1 Empfehlungen der Deutschen Gesellschaft für Zahn-, Mund- und Kieferheilkunde für die Kariesprophylaxe bei Kindern

Alter	Empfohlene Fluoridzufuhr
0 bis 6 Monate	Keine Fluoridzufuhr notwendig
6 Monate bis 2 Jahre	Täglich einmal mit einer höchstens erbsengroßen Menge fluoridhaltiger Kinderzahnpasta putzen
Ab 2 Jahre bis Schulbeginn	Milchzähne zweimal täglich mit erbsengroßer Menge fluoridhaltiger Kinderzahnpasta putzen
Ab Schulbeginn	Umstieg von Kinderzahnpasta auf fluoridhaltige Erwachsenenzahnpasta. Sie enthält 0,1 bis 0,15 % Fluoride

Sinnvoll ist ein Fluoridgehalt in Kinderzahncremes von 500 ppm Fluorid, das entspricht 500 ng Fluorid auf 1 kg Zahncreme. Ab dem zweiten Lebensjahr sollte zweimal täglich in gleicher Weise geputzt werden. Eltern sollten das Zähneputzen bei Kleinkindern überwachen und bis in das Schulalter hinein die Zähne nachputzen.

Kinderzahncreme sollte möglichst nicht nach Bonbons schmecken, damit sie keinen Anreiz zum Herunterschlucken bietet. Erst ab dem sechsten Lebensjahr kann eine Zahncreme für Erwachsene verwendet werden. Vorher besteht die Gefahr, dass größere Mengen verschluckt werden. Juniorzahncremes haben den gleichen Fluoridgehalt wie Zahncremes für Erwachsene, schmecken jedoch milder. Sie sollen verhindern, dass Kinder wegen eines für sie zu scharfen Geschmacks zu lange Kinderzahncreme mit zu geringem Fluoridgehalt verwenden. Die genannten Putzempfehlungen in Kombination mit der Verwendung von fluoridiertem Speisesalz sind aus heutiger Sicht die Mittel der Wahl. (Tab. 18.1).

Zusätzlich sollten Fluoride über die Verwendung von fluoridiertem Speisesalz zugeführt werden. Dieses, in Deutschland als Jodsalz mit Fluoriden im Handel, sollte im Haushalt als ausschließliches Regelsalz vorhanden sein.

18.5 Bleaching

Ein Trend, der aus den USA stammt und vor einigen Jahren auch zu uns geschwappt ist, ist das Bleichen der Zähne. Man kann dies mit so genannten Home-Bleaching-Produkten zuhause durchführen oder professionell mit höher dosierten Produkten beim Zahnarzt machen lassen. Die Bleichmittel enthalten meist Wasserstoffperoxid oder Carbamidperoxid und setzen im Mund aktiven Sauerstoff frei. Dieser dringt in den Zahnschmelz ein, spaltet dort gefärbte Moleküle und wandelt sie in farblose Abbauprodukte um. Bevor man zuhause die Zähne aufhellt, sollte man aber immer zunächst zum Zahnarzt gehen. Denn nicht jeder verträgt die bleichenden Substanzen. Der Zahnarzt sollte zuvor überprüfen, ob Zähne und Zahnfleisch gesund sind. Auf keinen Fall dürfen kariöse Zähne gebleicht werden. Durch das Loch können die Wirkstoffe tief in den Zahn eindringen und den Nerv schädigen. Empfehlenswert ist eine professionelle Zahnreinigung im Vorfeld. Sie kann das Ergebnis verbessern. Dabei werden leichte Verfärbungen und Zahnstein entfernt. Bleaching-Produkte gibt es als Streifen, die auf die Zahnfront geklebt werden, in Form von Gelen zum Aufpinseln auf die Zähne und als Zahnweißsysteme, bei denen die Wirkstoffe in eine vorgefertigte Schiene gefüllt und auf die Zähne gedrückt werden.

Etwa jeder Fünfte bekommt zumindest zu Beginn der Bleichbehandlung Probleme mit irritiertem Zahnfleisch oder mit Heiß-Kalt-Empfindlichkeiten an den Zähnen. In der Regel vergeht dies nach wenigen Tagen aber wieder. Man geht davon aus, dass Bleaching im Grunde gefahrlos ist, wenn man sich an die Anwendungshinweise hält. Die Bleichwirkung hält etwa ein bis drei Jahre. Dies hängt von der Beanspruchung der Zähne ab. Wer viel raucht, Rotwein oder Tee trinkt, muss früher mit neuen Verfärbungen rechnen. Bleaching sollte nicht häufiger als zweimal pro Jahr durchgeführt werden, um den Zahnschmelz nicht dauerhaft zu schädigen. Für Kinder ist die Methode ungeeignet. Erst ab dem 16. Lebensjahr ist der Zahnschmelz völlig ausgereift.

Praxistipp

Die verwendeten Bleichmittel hellen nur natürliche Zähne auf. Füllungen, Brücken und Kronen nehmen zwar keinen Schaden, behalten aber ihre Farbe.

19 Therapie einzelner Haut- und Haarerkrankungen

Abschließend sollen einige Haut-, Haar- und Nagelerkrankungen sowie ihre kosmetische und medikamentöse Therapie beschrieben werden. Auch wenn in der Apotheke keine Diagnosen erstellt werden dürfen und viele der genannten Medikamente vom Arzt verordnet werden müssen, ist es für eine gute Beratung wichtig, die Erkrankungen der Haut und ihrer Anhangsgebilde sowie ihre Therapiemöglichkeiten zu kennen.

So kann in vielen Fällen durch eine geeignete Zusatzempfehlung die Therapie des Arztes unterstützt werden. Die gelegentlich auftretenden unerwünschten Arzneimittelwirkungen können hingegen durch eine entsprechende kosmetische Unterstützung verringert oder gelindert werden.

19.1 Akne

Die Entstehung der Akne wurde bereits in ▸ Kap. 2.2 besprochen. Eine spezielle Diät zur Unterstützung der Akne-Therapie wird heute nicht mehr empfohlen, da es keinen Beweis für die Wirksamkeit diätetischer Maßnahmen auf den Krankheitsverlauf gibt. Immer wieder zeigt jedoch die Erfahrung, dass eine Reihe von Nahrungsmitteln eine bestehende Akne verschlimmern kann. Deshalb sollte eine sehr fett- und kohlenhydratreiche Nahrung vermieden werden. Der psychologische Effekt darf dabei nicht unterschätzt werden. Die Reinigung der betroffenen Hautpartien sollte gründlich und in normalem Maße, jedoch ohne irritierende Substanzen oder komedogen wirkende Bestandteile durchgeführt werden. Keinesfalls sollte die Haut zu intensiv gereinigt werden, da durch die sich daraus ergebende Hautreizung eine Entzündung begünstigt wird. Gerade der etwas ungünstig gewählte Begriff der „unreinen Haut" könnte die Betroffenen zu übertriebener Hygiene anleiten. Syndets ist gegenüber Seifen der Vorzug zu geben, da Seifen durch ihre alkalische Reaktion das Keratin aufquellen lassen und damit die Mitesserbildung noch begünstigen. Im Übrigen entspricht die Hautreinigung und anschließende Hautpflege der des fett-feuchten Hautzustandes. Schwere oder lang andauernde Aknefälle, dies sind etwa 15–30 % der Aknepatienten, gehören auf jeden Fall in die Hand des Dermatologen. Mit 22–32 % ist Akne die häufigste Diagnose, die der Dermatologe in seiner Praxis stellt. Nur die Komedonenakne darf in Rahmen der Selbstmedikation behandelt werde. Allerdings ist bei jeder Form der Akne die Beratung und Auswahl der zur Therapie passenden Pflegeprodukte in der Apotheke unverzichtbar.

19.1.1 Externe medikamentöse Therapie

Benzoylperoxid: (PanOxyl®W, Benzoyt®, Benzaknen®, Cordes BPO®) Bei leichteren Fällen von Akne sowie zu ihrer Nachbehandlung wird Benzoylperoxid als Gel oder Suspension in Konzentrationen von 2,5, aber auch 3 sowie 5 oder 10 % angewandt. Es eignet sich auch in schwereren Fällen zur Kombination mit Retinoiden, Antibiotika oder Azelainsäure. Die Zubereitungen sind apothekenpflichtig. Durch den Zerfall der Substanz in Benzoesäure und Sauerstoff wirkt Benzoylperoxid vor allem auf anaerobe Keime, wozu auch *Propionibacterium acnes* zählt, antibakteriell. Resistenzen treten nicht auf. Außerdem wird eine entzündliche Reaktion in der Epidermis ausgelöst. Als Folge schuppt sich die Haut, wodurch auch Komedonen abgestoßen werden. Hautreizungen in Form von Juckreiz und Brennen sowie Austrocknen der Haut werden als Nebenwirkungen beschrieben. Als Therapiedauer sind acht Wochen bei milden Akneformen oftmals ausreichend, Benzoylperoxid kann aber auch als Erhaltungstherapie dauerhaft angewendet werden. Die gesamte erkrankte Haut sollte mit einer dünnen Schicht des BPO-Produktes behandelt werden. Zur besseren Verträglichkeit kann man mit schwächeren Dosierungen beginnen und diese bei Bedarf steigern. Auf Schleimhäute, Augen, Mund-, Nasen-und Augenwinkelbereich darf Benzoylperoxid nicht aufgebracht werden. Unangenehm ist seine Bleichwirkung auf Haut und Textilien.

Salicylsäure und ihre Derivate: (Aknefug® Liquid) Salicylsäure bewirkt eine Ablösung von Schuppen und dient der Erweichung der obersten Hautschichten. Da sie leicht resorbiert wird, dürfen Zubereitungen mit Salicylsäure vor allem in der Schwangerschaft nicht zu großflächig angewendet werden. Eine Weiterentwicklung stellen die Lipohydroxyacids (LHA) dar. Durch die lipophilere Struktur im Vergleich zur Salicylsäure durchdringen sie die Haut besser. Einen vergleichbaren Effekt besitzen die in ▸Kap. 7.7 beschriebenen Fruchtsäuren.

Milchsäure: (Eucerin® unreine Haut) Milchsäure besitzt ebenfalls eine keratolytische Wirkung und kann auch die verdickte Hornschicht im Bereich der Follikelausgänge aufweichen. Ihre zusätzliche antibakterielle Wirkung beruht auf einer Senkung des pH-Wertes nach dem Eindringen in den Talgdrüsenfollikel. Durch ihre gute Hautverträglichkeit und ihre Fähigkeit Feuchtigkeit zu binden, ist sie ein geeigneter Wirkstoff zur Unterstützung einer stark austrocknenden, systemischen Therapie oder bei der Spättyp-Akne.

Azelainsäure: (Skinoren®) Die natürlich vorkommende Azelainsäure wurde ursprünglich zur Behandlung von Hyperpigmentierungen eingesetzt. Da sie über eine keratolytische und antibakterielle Wirkung verfügt und dabei meist gut verträglich ist, verwendet man sie mittlerweile auch zur Behandlung der Akne. Hautirritierende Nebenwirkungen sind deutlich seltener als bei Benzoylperoxid. Sie treten gelegentlich innerhalb der ersten 30 Minuten nach der Anwendung auf. Bei der Mehrzahl der Patienten lässt dies jedoch nach etwa vier Wochen Behandlungsdauer nach. Eine topische Therapie mit Azelainsäure wird empfohlen bei der Komedonenakne sowie leichten Formen der Acne papulopustulosa. Bei mittelschweren und schweren Akneformen kann Azelainsäure mit BPO, Antibiotika, Retinoiden und / oder systemischen Antibiotika und / oder bei Frauen mit systemischen hormonellen Antiandrogenen kombiniert werden.

Natriumbituminosulfat: (Aknichthol®) Als teerähnliche Substanz zeichnet sich Natriumbituminosulfat, ein sulfoniertes Schieferöl, durch seine entzündungshemmende und antiinfektiöse Wirkung aus. Ins Auge und auf Schleimhäute darf die Zubereitung nicht gelangen. Außerdem sollte sie nicht mit anderen topisch angewendeten Präparaten kombiniert werden.

Schleifmittel: (Brasivil® Peeling) Schleifmittel werden als Peelings auf die feuchte Haut aufgetragen, danach einige Minuten einmassiert und wieder abgespült. Sie sollen Talg, abgestorbene Hautzellen und Verhornungen entfernen, Komedonen öffnen und Aknenarben abschleifen. Apothekenpflichtige Abrasiva enthalten runde Schleifpartikel aus Aluminiumoxid oder Kunststoffen. Kontraindikationen für Schleifmittel sind hochentzündliche oder eitrige Stadien der Akne. Im Unterschied zur Hautreinigung mittels Peelings bei gesunder Haut werden diese Abrasiva ein- bis dreimal täglich angewandt.

Retinoide: (Cordes® VAS, Eudyna®, Isotrex®, Differin®) Vitamin-A-Säure (Tretinoin), Isostretinoin und Adapalen bewirken eine erhöhte Mitoserate der Hautzellen, wobei gleichzeitig die Keratinsynthese gehemmt wird. Dies bewirkt eine Verdünnung und Auflockerung insbesondere der Hornschicht, sodass sich die oberflächlichen Zellen leicht abschälen. Komedonen werden geöffnet und abgestoßen. Empfohlen wird die Therapie bei der Komedonenakne und leichter Acne papulopustulosa als Basistherapeutikum. Bei mittelschweren und schweren Akneformen kann mit BPO, Antibiotika, Azelainsäure und /oder systemischen Antibiotika und/oder bei Frauen mit systemischen hormonellen Antiandrogenen kombiniert werden. Zu Beginn der Therapie treten häufig Entzündungsreaktionen auf, wodurch vermehrt Aknepusteln entstehen. Nach einigen Tagen bis Wochen klingen diese jedoch wieder ab und das Hautbild hat sich meist deutlich verbessert. Bedingt durch die starke Schälwirkung kann die Haut während der Behandlung gereizt erscheinen. Sie ist schuppig, rot und brennt. Als günstig hat es sich auch hier erwiesen, mit einer schwachen Konzentration anzufangen und die Zubereitung nur jeden zweiten Tag aufzutragen. Später kann die Dosierung dann gesteigert werden. Da die Haut in unmittelbarer Nähe von Mund, Nase und Augen sehr leicht gereizt wird, ist hier besondere Vorsicht geboten. Eine entsprechende Beratung durch Arzt oder Apotheker bzw. PTA ermutigt den Patienten die Therapie fortzusetzen. Gute Erfahrungen mit topischen Retinoiden liegen auch bei lichtbedingter vorzeitiger Hautalterung vor, wo feine Fältchen und Hornhautwucherungen verschwanden und die Haut glatter und straffer wurde. Da jedoch alle retinoidhaltigen Zubereitungen in der therapeutisch notwendigen Konzentration der Verschreibungspflicht unterliegen, wird die Substanz in kosmetischen Präparaten nicht eingesetzt. Kontraindiziert sind retinoidhaltige Zubereitungen während der Schwangerschaft, da bei großflächigem Einsatz embryotoxische und teratogene Wirkungen möglich sind. Tretinoin und Isotretinoin sollen nicht bei möglicher Sonnenexposition angewandt werden. Während Tretinoin aufgrund seiner hohen Toxizität nur lokal appliziert werden darf, kann Isotretinoin auch oral angewendet werden.

Antibiotika: (Aknemycin®, Basocin®, Imex®) Die Antibiotika Erythromycin, Clindamycin und Tetrazyklin werden lokal zur Aknetherapie eingesetzt. Sie sollen die Infektion der Komedonen verhindern. Als Nebenwirkungen treten Juckreiz, Brennen, Rötungen und Schuppenbildung auf. Zubereitungen als Gel oder Lösung können die Haut zusätzlich austrocknen. Die Präparate dürfen nicht auf Schleimhäute gelangen. Die Therapie muss so lange durchgeführt werden, bis das papulöse Stadium beendet ist, mindestens jedoch zwei Wochen. Da in den vergangenen Jahren zunehmend über Resistenzen berichtet wurde, sollte die Behandlung allerdings auf maximal sechs Wochen begrenzt werden. Eine lokale antibiotische Monotherapie wird nicht empfohlen, da die anderen Faktoren der Akne unberücksichtigt bleiben. Daher werden Antibiotika gerne in Kombination mit Retinoiden, Azelainsäure oder Benzoylperoxid verordnet. Es gibt eine fixe Kombination von Clindamycin und Benzoylperoxid, die aus Stabilitätsgründen kühlkettenpflichtig ist. (Duac® AkneGel). Erythromycin hingegen kann gar nicht ohne Wirkverlust mit Benzoylperoxid verarbeitet werden. Beide Stoffe müssen mit zeitlichem Abstand getrennt aufgetragen werden. Auch bei der Langzeitanwendung topischer Antibiotika in einer Kombinationstherapie können bakterielle Resistenzen auftreten. Alle antibiotikahaltigen Aknemittel sind verschreibungspflichtig.

Weitere Externa: **Zinkverbindungen** zeigten in einzelnen klinischen Studien eine Wirksamkeit gegen Propionibakterien. Studien zur Wirksamkeit bei Akne existieren jedoch bislang nicht. Die früher häufig verwendeten Substanzen **Schwefel** (INCI: Sulfur) und **Resorcin** gelten wegen fehlender Wirksamkeitsnachweise mittlerweile als obsolet. Sie sollten zur Therapie der Akne nicht mehr eingesetzt werden. Resorcin besitzt ein hohes toxisches Potential, es ist negativ monografiert. Auch Antiseptika wie **Hexachlorophen** werden ungünstig beurteilt. Die Konzentrationen, die nötig sind, um tatsächlich Aknebakterien im Komedo oder Eiterbläschen zu erfassen, haben eine unverhältnismäßig starke Reizwirkung.

19.1.2 Interne medikamentöse Therapie

Isotretinoin: (Aknenormin®) Bei besonders schweren, ansonsten therapieresistenten Formen der Akne können Retinoide oral appliziert werden. Die Therapie gilt als die wirksamste. Isotretinoin ist die einzige Substanz, die alle pathogenetischen Faktoren der Akne beeinflusst. Isotretinoin bewirkt eine deutliche Verkleinerung der Talgdrüsen und reduziert so die Talgproduktion um bis zu 80 %. Es beeinflusst zusätzlich die Verhornungsstörungen am Follikelausgang, wirkt entzündungshemmend und reduziert die Zahl der Aknebakterien indirekt durch Veränderungen des Milieus im Follikel. Neuere Daten sprechen dafür, dass Isotretinoin auch die Rekonstruktion und Normalisierung des dermalen Gewebes positiv beeinflusst. Nach ca. vier bis sechs Monaten wird bei etwa 80 % der Patienten auch nach Absetzen des Präparates ein dauerhafter Therapieerfolg erzielt. Für Frauen im gebärfähigen Alter ist Isotretinoin nicht geeignet. Ist eine Therapie unerlässlich, so muss vor, während und einen Monat danach eine Schwangerschaft durch entsprechende Maßnahmen verhindert werden. Es besteht das Risiko schwerster Missbildungen. Da die Substanz auch in die Muttermilch übergeht, ist die Stillzeit ebenfalls eine Kontraindikation. Weitere Kontraindikationen sind Stoffwechselstörungen, beispielsweise Diabetes mellitus, schwere Adipositas sowie Leber- und Nierenfunktionsstörungen. Die Zahl der Nebenwirkungen ist groß. Es treten Exantheme, Hautrötungen und -schuppung, erhöhte Lichtempfindlichkeit und ein Gefühl der brennenden und klebrigen Haut auf. Zu einer Lippenentzündung (Cheilitis) kommt es bei fast jedem Patienten. Weitere Nebenwirkungen können sich an fast allen Organen zeigen. Isotretinoinhaltige Zubereitungen unterliegen der Verschreibungspflicht.

Antibiotika: (Tefilin®, Aknosan®) Bei mittelschwerer bis schwerer entzündlicher Akne, bei entzündlicher Akne, die nicht ausreichend auf eine topische Therapie anspricht oder bei entzündlicher Akne, die sich auf größere Flächen und / oder mehrere Areale, beispielsweise den Rücken erstreckt, werden auch Tetracycline wie Tetracyclin, Doxycyclin und Minocyclin sowie das Makrolidantibiotikum Erythromycin oral eingesetzt. Sie gelangen auf dem Blutweg in die Haut und hemmen durch ihre bakteriostatische Wirkung die Infektion der Akneknötchen. Vor allem Minocyclin gelangt aufgrund seiner ausgeprägten Lipophilie gut an den Wirkort. Alle antibiotikahaltigen Akne-Therapeutika sind verschreibungspflichtig. Systemische Antibiotika werden nicht als Monotherapie empfohlen, sondern sollen in Kombinationen mit topischen Retinoiden, Benzoylperoxid oder Azelainsäure angewandt werden. Sie sollen mindestens einen Monat lang genommen werden, Behandlungen länger als drei Monate verbessern den Therapie-Erfolg kaum noch. Für Erythromycin ist während Schwangerschaft und Stillzeit eine strenge Indikationsstellung zu beachten. Bei der Einnahme von Tetracyclinen kann es zu Einlagerungen und Verfärbungen in Zähnen und Knochen kommen, im Falle von Minocyclin auch der Zunge. Erst bei einer Langzeitbehandlung sind auch Haut und Nägel betroffen. In der Schwangerschaft sind Tetracycline kontraindiziert. Die Einnahme von Milch und Milchprodukten, eisenhaltigen Präparaten sowie anderen mehrwertigen Metallkationen führt durch die Bildung unlöslicher Komplexe zur Wirkungsverminderung. Ein dauerhafter Erfolg ist mit Antibiotika oft nicht zu erzielen. Außerdem besteht die Gefahr der Resistenzentwicklung.

Antiandrogene: (Androcur-10®) Da die männlichen Sexualhormone über eine Verstärkung der Talgsekretion an der Entstehung der Akne beteiligt sind, können Antiandrogene wie Cyproteronacetat, Chlormadinonacetat, Dienogest, Desogestrel oder Drospirenon zur Behandlung der Akne eingesetzt werden. Die Talgsekretion vermindert sich, die Mitesserbildung unterbleibt. Die genannten Substanzen besitzen neben ihrer antiandrogenen Wirkung auch eine starke gestagene Wirkung, weshalb sie in einigen oralen Kontrazeptiva als Gestagene eingesetzt werden. Diese Pillen sind dann für Aknepatientinnen besonders geeignet. Es wird empfohlen, die Einleitung der hormonellen antiandrogenen Therapie zusammen mit einem Gynäkologen durchzuführen. Es ist insbesondere das erhöhte Thrombophilierisiko zu berücksichtigen. Kontraindiziert sind Antiandrogene bei Lebererkrankungen und wegen unerwünschter hormonspezifischer Wirkungen auf das Ungeborene (Feminisierung männlicher Feten) auch in der Schwangerschaft. Sie sind generell nur für Frauen geeignet. Alle antiandrogenhaltigen Präparate unterliegen der Verschreibungspflicht und dürfen nur mit Estrogenen zusammen eingenommen werden. Die Erfahrung zeigt, dass sich in 70 bis 80 onder Fälle die Akne nach sechs Monaten bessert. Wird das Präparat jedoch abgesetzt, so treten meist neue schwere Akne-Effloreszenzen auf.

19.2 Neurodermitis

Die Neurodermitis, auch als atopische Dermatitis oder atopisches Ekzem bezeichnet, ist eine der häufigsten Hauterkrankungen im Säuglings- und Kindesalter. Etwa 10 bis 15 % aller Kinder sind mehr oder weniger schwer davon betroffen. Den meisten Patienten bleibt die Erkrankung das ganze Leben erhalten. Nur in seltenen Fällen tritt die atopische Dermatitis erstmals nach der Pubertät auf. Weltweit hat die Erkrankung in den vergangenen Jahren zugenommen. Man geht davon aus, dass Umweltfaktoren, aber auch übertriebene Hygiene dafür verantwortlich sind. Die wichtigsten Leitsymptome der Neurodermitis sind die extrem trockene Haut, der quälende Juckreiz und die durch Kratzen entstehenden Ekzeme. Weitere Hinweise auf Neurodermitis sind der charakteristische Ausfall der äußeren Teile der Augenbrauen sowie schlecht heilende Einrisse in den Mundwinkeln. Die Erkrankung äußert sich in den verschiedenen Lebensabschnitten in unterschiedlicher Weise. Die frühkindliche Phase beginnt meist mit etwa drei Monaten. Betroffen sind vor allem die Wangen, die behaarte Kopfhaut und die Streckseiten der Extremitäten. Auf der Kopfhaut bilden sich Verkrustungen, die wegen ihres Aussehens, das an übergekochte Milch erinnert, als Milchschorf bezeichnet werden. In der frühkindlichen Phase sind nässende Formen der Erkrankung häufiger als in späterem Lebensalter. In späteren Phasen treten sog. lichenifizierte Hautveränderungen, also Veränderungen durch Verdickung und Vergröberung der Hautfelder, in den Vordergrund. Im Erwachsenenalter sind dann vor allem die großen Gelenkbeugen, der Hals und das Gesicht betroffen. Manchmal treten beim Erwachsenen auch nur isolierte Handekzeme auf. Der Juckreiz bleibt in jedem Stadium das Hauptsymptom. Durch Kratzen kommt es zu Entzündungen, zu Pigmentveränderungen und gelegentlich sogar zur Narbenbildung. Die entzündlich veränderte Haut kann von Mikroorganismen, häufig *Staphylococcus aureus*, infiziert werden, was wiederum die Abheilung verhindert und weitere Entzündungen auslöst. Typisch für die Erkrankung ist auch ihr Verlauf in Schüben. Während eines akuten Schubs juckt die Haut ganz besonders. Durch das fast unvermeidbare Kratzen entzündet sie sich, nässt und blutet häufig sogar. In der chronischen Phase ist die Haut extrem trocken und neigt zur Lichenifikation. Meist verschlechtert sich die Neurodermitis im Winter, wenn der Feuchtigkeitsgehalt der Luft sinkt. Häufig treten gleichzeitig beim Patienten oder in seiner Familie andere atopische Erkrankungen, wie allergisches Asthma oder Heuschnupfen, auf.

Die Ursachen und die Pathogenese der atopischen Dermatitis sind noch immer nicht völlig geklärt. Ohne Zweifel sind genetische Ursachen daran beteiligt, letztlich handelt es sich jedoch um eine Erkrankung des Immunsystems. Allen atopischen Erkrankungen ist gemeinsam, dass die Produktion der Antikörper vom Typ IgE krankhaft gesteigert ist. Als Ursache wird eine verminderte Synthese von Prostaglandin E angenommen. Die gesteigerte IgE-Bildung führt zu einer vermehrten Freisetzung von Histamin und Entzündungsmediatoren. Histamin ist offensichtlich für den starken Juckreiz verantwortlich. Nicht nur allergische Reaktionen, sondern auch psychischer Stress können zu einer vermehrten Histaminausschüttung führen. Insgesamt ist bei Neurodermitikern die Juckreizschwelle erniedrigt, auch hält die Juckreizempfindung länger an als bei anderen Personen. Typisch dafür ist die Unverträglichkeit von Textilien aus Schurwolle. Andere Symptome der Neurodermitis wie die extreme Trockenheit der Haut scheinen nicht immunologischer Natur zu sein. Die Barrierefunktion der Haut ist gestört, was zu einer Erhöhung des transepidermalen Wasserverlusts führt. Zudem ist das Wasserbindevermögen der Hornschicht der Epidermis durch fehlende natürliche Feuchthaltefaktoren, in erster Linie Harnstoff, erniedrigt. Messungen haben gezeigt, dass der Harnstoffgehalt der geschädigten Haut um bis zu 85 % reduziert ist.

Der erste Schritt der Behandlung der atopischen Dermatitis sollte immer in der Elimination der auslösenden Faktoren liegen. Die Auslöser sind individuell sehr unterschiedlich, einige Patienten vertragen Seifen oder Waschmittel nicht. Inwieweit Nahrungsmittel eine Rolle spielen, ist noch strittig. Untersuchungen an Kindern haben ergeben, dass Proteine aus Milch und Eiern eine Neurodermitis auslösen können. Daher wird jeder Mutter aus einer Atopikerfamilie empfohlen, ihr Kind möglichst lange zu stillen und vor dem zweiten Lebensjahr nur hypoallergene Milchnahrung, die kein Kuhmilcheiweiß enthält, für ihr Kind zu verwenden.

Basisbehandlung: Die Basisbehandlung hat die Wiederherstellung der gestörten Barrierefunktion, die Linderung des Juckreizes und die Verlängerung der erscheinungsfreien Intervalle zum Ziel. Sie sollte regelmäßig, am besten zweimal täglich, auch während ekzemfreier Intervalle, durchgeführt werden. Nicht befallene Areale sind ebenfalls pathologisch verändert und sollten in gleicher Weise mitbehandelt werden. Die Basistherapie bei atopischer Dermatitis besteht in der Zufuhr von reichlich Fett und Feuchtigkeit bindenden Substanzen. Je trockener und rissiger die Haut ist, umso fetthaltiger sollte die Creme sein. Im akuten Stadium sind feuchte Zubereitungen wirksamer. Auch Kälte, z. B. in Form von kalten Duschen, kann dann den Juckreiz vermindern. o Abb. 19.1 zeigt, welche Grundlagen für welches Stadium der Neurodermitis geeignet sind. Spezielle Vorlieben des Patienten sollten berücksichtigt werden. Sie beruhen oftmals auf individuellen Besonderheiten der Neurodermitikerhaut wie einer verminderten Schweißsekretion oder der Unverträglichkeit bestimmter Lipide. Auch jahreszeitlich bedingt werden unterschiedlich stark wasserhaltige Zubereitungen bevorzugt.

Die gestörte Barrierefunktion der Haut und der dadurch erhöhte transepidermale Wasserverlust kann zumindest für kurze Zeit durch die Zufuhr von Lipiden günstig beeinflusst werden. Hierfür eignen sich prinzipiell lipophile Grundlagen, wasserfreie Zuberei-

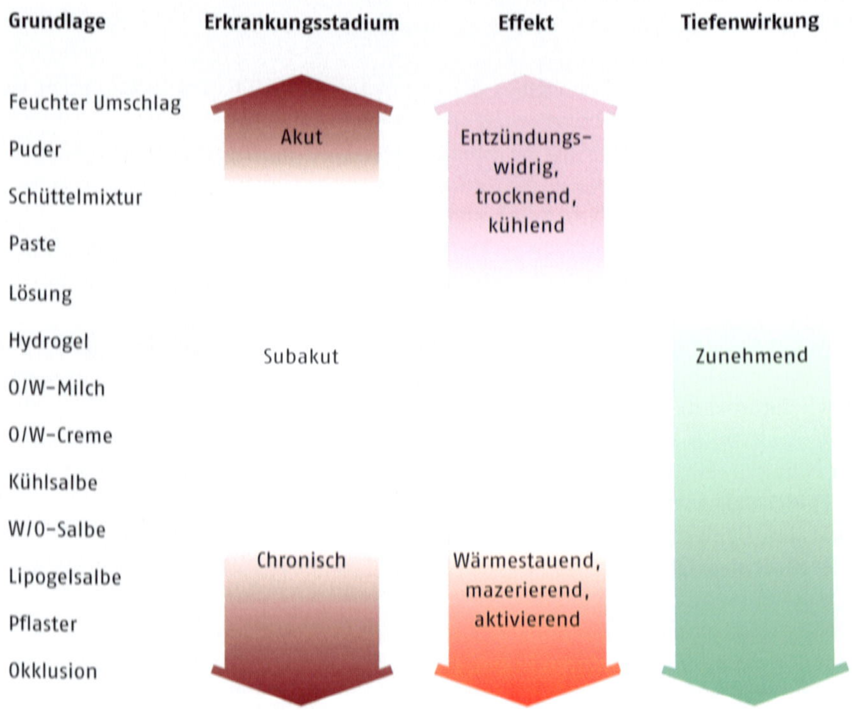

o **Abb. 19.1** Geeignete Grundlagen in den verschiedenen Stadien der Neurodermitis (nach Gloor et al. 2000)

tungen werden allerdings wegen des Okklusionseffektes häufig als unangenehm empfunden. Als geeignet hat sich auch der Zusatz von **Harnstoff** (▸ Kap. 7.5), in Konzentration von 3 bis 10 %, erwiesen, der zu einer Hydratisierung der Hornschicht führt. Seine Wirkung ist am stärksten ausgeprägt, wenn Harnstoff in einer W/O-Emulsion angeboten wird. Insbesondere bei Kindern kann Harnstoff zu Hautirritationen führen, weshalb einige Dermatologen harnstoffhaltige Präparate erst nach dem fünften Lebensjahr empfehlen. Häufig können die Unverträglichkeiten jedoch durch Wahl eines geeigneten Vehikels vermieden werden. So erweisen sich O/W-Emulsionen als Grundlage meist als besser verträglich. Begrenzt man die Harnstoffkonzentration bei Kindern zusätzlich auf 3 %, so treten nur in wenigen Fällen Reizungen auf. Befindet sich die Haut Erwachsener in einer chronischen Phase, kann die Harnstoffkonzentration bis zu 10 % betragen. Im akuten Schub sowie bei der Anwendung im Gesicht liegt die Obergrenze bei 5 %.

Ebenfalls gute Ergebnisse wurden mit Linolensäure, die im Nachtkerzenöl und im Borretschsamenöl enthalten ist, erzielt. Viele Atopiker weisen einen Mangel an dieser essenziellen Fettsäure auf. Durch die Zufuhr der **Omega-6-Öle** (▸ Kap. 7.7.2), auch mit der Nahrung, werden ungesättigte Fettsäuren, die nicht über die Arachidonsäure verstoffwechselt werden, in die Zellmembranen eingebaut. Arachidonsäure gilt als Vorstufe der wichtigsten Entzündungsmediatoren. Liegt ein Mangel an Linolensäure vor, so werden in die Ceramide, die als Bausteine der Lipidbarriere dienen, andere Fettsäuren eingebaut. Die Folge sind mangelhafte Funktionsfähigkeit und Stabilität. Sowohl durch topische wie auch orale Applikation können diese Mangelsituationen ausgeglichen werden, wodurch sich die Barrierefunktion verbessert.

Eine ideale Basisbehandlung für Neurodermitiker sollte trotzdem einen hohen Anteil an gesättigten Fettsäuren enthalten. Auch die Hornschichtlipide bestehen überwiegend aus gesättigten Lipiden. Dies hat zur Folge, dass sich die Lipidlamellen der Hornschicht bei Körpertemperatur in einer Art Gel-Zustand befinden. Hier ist der Stoffaustausch am geringsten. Steigt der Anteil an ungesättigten Fettsäuren durch übermäßige Zufuhr von außen, so gehen die Lipide in einen Sol-Zustand über und die Durchlässigkeit erhöht sich.

Zur Hautreinigung sollten möglichst keine Seifen, sondern saure oder neutrale Syndets verwendet werden. Als günstig haben sich Ölbäder (▸ Kap. 4.4.2) als Badezusätze erwiesen, die auf der Oberfläche des Badewassers einen Ölfilm ausbilden, der dann auf die Haut aufzieht. Neurodermitiker sollten nicht allzu häufig baden oder duschen, denn trotz milden Syndets und Ölbädern werden Feuchthaltefaktoren ausgeschwemmt und die Haut belastet.

Topische Glucocorticoide: (Alfason®, Dermatop®, Ecural®) Im akuten Stadium ist das oberste Ziel die Verminderung des quälenden Juckreizes, ein Problem, das bis heute nicht zufriedenstellend gelöst ist. Hier eignen sich meist stärker wasserhaltige Zubereitungen oder fett-feuchte Umschläge mit wirkstofffreien oder corticoidhaltigen Fettsalben. Zentraler Bestandteil der Therapie ist die lokale Applikation von Glucocorticoiden. Der Verzicht auf diese hochwirksamen Arzneistoffe ist oftmals gleichbedeutend mit einer langen Leidenszeit. Dank der neuen Glucocorticoide und ihres gezielten Einsatzes ist nur in Ausnahmefällen mit einer Hautatrophie zu rechnen. Trotzdem ist bei vielen Betroffenen noch immer eine große „Cortison-Angst" vorhanden. Corticoide reduzieren den Gehalt an Histamin in der Haut, das als Hauptursache für den Juckreiz angenommen wird. Außerdem wirken Glucocorticoide immunsupprimierend und hemmen die Freisetzung der Arachidonsäure aus den Zellmembranen. Vor allem bei Kindern, deren Haut eine wesentlich höhere Resorptionsfähigkeit aufweist als die Haut Erwachsener, sollten keine stark und lang anhaltend wirkenden Corticoide verwendet werden. Aufgrund seiner im Verhältnis zu den anderen Glucocorticoiden eher schwachen Wirkung ist Hydrocortison besonders geeignet. Prednicarbat wird zwar in der Haut inaktiviert und weist somit keine systemischen Effekte auf, unerwünschte kutane Wirkungen können bei langfristiger Anwendung trotzdem auftreten. Als besonders nebenwirkungsarm hat sich Mometason erwiesen. Glucocorticoide zur dermalen Applikation sind mit Ausnahme des Hydrocortisons in Konzentrationen bis 0,5 % und einer Menge von max. 20 g verschreibungspflichtig. Die Corticoid-Therapie der Neurodermitis bedarf jedoch wegen ihrer langen Dauer großer Erfahrung und sollte einem erfahrenen Arzt vorbehalten bleiben.

Desinfizienzien: Einige Patienten mit nässenden und infizierten Ekzemen sprechen gut auf desinfizierende Wirkstoffe an. Bei Kindern hat sich der Einsatz von Farbstoffen mit desinfizierender Wirkung, wie Gentianaviolett (Pyoktanin), als wirksam erwiesen. Als Individualrezeptur in Konzentrationen von 0,1 bis 0,25 % auf die betroffenen Hautareale aufgetragen, vermag es die Keimbesiedlung zu reduzieren und Ekzeme zu bessern. Nachteilig ist die zwar reversible, aber sehr kräftige Verfärbung der Haut.

Immunmodulatoren: (Protopic®, Elidel®) Da es sich bei der atopischen Dermatitis um eine Fehlfunktion des Immunsystems handelt, können auch mit systemisch angewandten immunsuppressiv wirkenden Substanzen Erfolge erzielt werden. Das Makrolidlacton Tacrolimus ist als Salbe in Konzentrationen von 0,1 und 0,03 % für die Behandlung der Neurodermitis bei Erwachsenen zugelassen, die nicht angemessen auf andere Therapien reagieren oder diese nicht vertragen. In der Konzentration von 0,03 % ist die Salbe außerdem auch für Kinder ab zwei Jahren zugelassen, die nicht ausreichend auf andere Therapieformen ansprechen. Der Wirkungsmechanismus richtet sich selektiv auf die bei der Neurodermitis überschießende Immunantwort der Haut. Tacrolimus hemmt Immunantworten, indem die Synthese bestimmter Zytokine verhindert wird. Da der Wirkstoff nicht in den Kollagenstoffwechsel eingreift, ist auch bei langfristiger Anwendung nicht mit einer Hautatrophie zu rechnen. Deshalb ist die Therapie mit Tacrolimus auch besonders für Gesicht und Hals geeignet. Systemische Effekte sind nicht zu befürchten, da die Substanz kaum resorbiert wird. Die ohnehin geringe Resorption verringert sich im Laufe der Therapie weiter durch die Wiederherstellung der Barrierefunktion. Meist wird Tacrolimus gut vertragen, gelegentlich treten Brennen, Jucken und Hautrötungen auf, die jedoch bald wieder abklingen und keinen Grund für einen Therapieabbruch darstellen. Ein ungeschützter Aufenthalt in der Sonne ist während der Behandlung zu vermeiden. Außerdem dürfen andere Hautpflegemittel innerhalb von zwei Stunden vor bzw. nach der Applikation nicht im gleichen Hautbereich angewendet werden. Da Tacrolimus erst seit kurzer Zeit für die Behandlung der Neurodermitis zugelassen ist, liegen noch keine Erfahrungen über Spätfolgen bei einer Langzeitbehandlung vor. Möglicherweise besteht ein erhöhtes Risiko für die Entstehung maligner Erkrankungen. Weitere, mit Tacrolimus verwandte Immunmodulatoren sind Sirolimus und Pimecrolimus. Letzteres hemmt Entzündungszytokine in der Haut und zeigt bei sehr guter Verträglichkeit ebenfalls weder Hautatrophie noch systemische Wirkungen.

Weitere Interna: (Fenistil®) Da Histamin entscheidend am Juckreiz beteiligt ist, werden in vielen Fällen während der akuten Phasen Antihistaminika systemisch verabreicht. Durch den starken Juckreiz können die Betroffenen häufig nicht einschlafen, sodass vom

Arzt bevorzugt Antihistaminika mit sedierender Wirkung ausgewählt werden. Bei Infektionen der Ekzeme, die auf lokale Desinfizienzien nicht ansprechen, können systemische Antibiotikagaben indiziert sein. Diese Präparate sind generell verschreibungspflichtig.

Sonstige Therapieansätze: Seit einigen Jahren wird UV-Strahlung zur Behandlung der atopischen Dermatitis eingesetzt. Die Wirkung begründet sich aus der immunsuppressiven Wirkung der UV-Strahlen. Wird UVB-Strahlung oder kombinierte UVA/UVB-Strahlung eingesetzt, so ist mit den bekannten Folgeschäden zu rechnen (▸Kap. 12.2.2 und ▸Kap. 12.2.3). Neuere Untersuchungen haben gezeigt, dass auch langwellige UVA_1-Strahlung wirksam ist. Als teilweise sehr effektiv haben sich Klimatherapien erwiesen. Besonders das Klima der Nordseeinseln führt selbst bei schwersten Fällen in erstaunlich kurzer Zeit zur zumindest vorübergehenden Beschwerdefreiheit.

19.3 Rosazea

Bei der Rosazea handelt es sich um eine chronisch verlaufende, entzündliche Hauterkrankung des Gesichts. Man schätzt, dass allein in Deutschland ungefähr 4 Millionen Menschen, vor allem Hellhäutige, davon betroffen sind. Allerdings wissen es nicht alle Betroffenen. Die Krankheit zeigt sich durch Entzündungserscheinungen der Haut wie anhaltende Rötungen, Papeln und Pusteln, sichtbare Äderchen und/oder Schwellungen im Gesicht. Nicht selten wird dies mit den Symptomen einer Allergie oder Akne verwechselt. Rosazea ist nicht ansteckend. Die genaue Ursache der Hautkrankheit ist nicht bekannt. Man geht davon aus, dass vielfältige Faktoren für die Hautkrankheit verantwortlich sind: Als mögliche Ursachen werden zum Beispiel entzündliche Darmerkrankungen, aber auch Störungen des Immunsystems vermutet. Sicher ist, dass genetische Faktoren eine Rolle spielen, da rund 40 Prozent der Betroffenen Familienangehörige haben, die ebenfalls an Rosazea leiden. Verschiedene Triggerfaktoren können einen Rosazea-Schub auslösen und die Haut regelrecht entflammen lassen. Zu diesen Faktoren gehören Alkohol, Kälte und Hitze, scharf gewürzte Speisen und ungeeignete Kosmetik sowie Stress, aber auch Sport und UV-Strahlung.

Man unterscheidet verschiedene Stadien, ein Vorstadium (Rosazea-Diathese) und drei Hauptstadien. Nicht jeder muss alle Stadien durchlaufen. Manchmal verharrt die Erkrankung auch in einem frühen Stadium und nimmt keinen schweren Verlauf. Im Vorstadium reagiert die Haut auf die genannten Triggerfaktoren mit plötzlichen, aber vorübergehenden Rötungen, die man als Flush bezeichnet. Das erste Stadium äußert sich durch anhaltende Rötungen auf Wangen, Stirn und Kinn. Sie treten zunächst gelegentlich auf, häufen sich dann aber im weiteren Krankheitsverlauf und halten schließlich dauerhaft an. Zusätzlich werden erweiterte Äderchen sichtbar. Viele Patienten berichten auch über Brennen und Stechen oder Trockenheit und Juckreiz an den betroffenen Hautstellen. Meist sind beide Gesichtshälften relativ symmetrisch gerötet. Im zweiten Stadium bilden sich Papeln, Pusteln und Knötchen, die die Gesichtsrötungen begleiten. Im Gegensatz zur Akne finden sich aber keine Mitesser. Bei einem schweren Krankheitsverlauf können knollenartige Hautverdickungen, die so genannten Phyme, dazukommen. Dies ist das dritte oder Spätstadium. Vor allem bei Männern ist das Rhinophym, die Knollennase bekannt. Gelegentlich greift die Rosazea auch auf die Augen über. Sie sind dann trocken, gerötet und gereizt.

19.4 Mykosen der Haut

Von den zahlreichen bekannten Pilzarten ist nur ein kleiner Teil für den Menschen pathogen. Die meisten der bei uns auftretenden Pilzinfektionen der Haut und Nägel werden durch Dermatophyten oder Hefepilze, insbesondere *Candida*-Arten, hervorgerufen. Diese Hefepilze treten quasi ubiquitär auf und besiedeln ständig Haut und Schleimhaut, was bei intaktem Immunsystem keinen pathogenen Charakter hat. Erst wenn sich das Gleichgewicht in Richtung einer Immunschwäche verschiebt, werden Krankheitssymptome ausgelöst. Daneben gibt es jedoch auch Pilze, die für den Menschen immer pathogen sind.

19.4.1 Candidamykosen

Die Candidamykose, auch Candidosis oder Soor genannt, ist eine durch *Candida*-Arten, meist *C. albicans*, hervorgerufene Pilzerkrankung. Es können Haut, Schleimhäute an Mund und Genitalien sowie bei verminderter körperlicher Abwehr auch die inneren Organe betroffen sein. Häufig ist auch eine **Soor-Stomatitis** im Säuglingsalter, der sog. **Mundsoor**. Hierbei sind Gaumen, Zunge und Zahnfleisch gerötet und mit kleinen, weißlichen Belägen bedeckt. Nicht selten findet man Mundsoor auch bei Prothesenträgern. **Vaginalmykosen** äußern sich durch anhaltenden Juckreiz und Brennen im Vaginalbereich. Damit einher geht meist ein verstärkter gelblicher Ausfluss. Eine häufige Erkrankung bei Säuglingen ist die **Windeldermatitis**. Dabei ist der Po des Säuglings wund und stark gerötet. Auf der entzündeten Haut können sich leicht Hefepilze ansiedeln. Dieser sog. **Windelsoor** ist an schuppenden Stellen zu erkennen und geht oft mit Mundsoor einher. In allen genannten Fällen handelt es sich um opportunistische Infektionen, die durch Störungen des physiologischen Haut- und Schleimhautmilieus begünstigt werden. So fördert beispielsweise eine lang andauernde Therapie mit Antibiotika durch Eingriffe in die physiologische Haut- und Schleimhautflora die Besiedelung mit Pilzen. Auch ein zugrunde liegender Diabetes mellitus kann das Auftreten einer Candidamykose ermöglichen.

Medikamentöse Therapie

Nystatin: (Biofanal®, Candio-Hermal®, Lederlind®, Nystatin Lederle®) Diese antimykotisch wirksame Substanz gehört zur Gruppe der Polyen-Antibiotika und ist vor allem gegen *Candida*-Arten wirksam. Als Wirkungsmechanismus wurde eine Komplexbildung mit Sterolen in der Zytoplasmamembran der Pilze gefunden. Dabei schließen sich offenbar mehrere solcher Komplexe zusammen und bilden eine Pore, sodass Zellbestandteile austreten können, was zum Tod der Pilzzelle führt. Parenteral darf Nystatin wegen seiner Toxizität nicht verabreicht werden. Bei oraler Applikation treten wie auch bei lokaler Anwendung keine gefährlichen Nebenwirkungen auf, da die Substanz im Gastrointestinaltrakt nicht resorbiert wird. Die apothekenpflichtigen Zubereitungen von Nystatin sind auch für Säuglinge bei Mundsoor geeignet. Hierfür existieren spezielle Suspensionen, die mehrmals täglich nach dem Essen in den Mund geträufelt werden.

Clotrimazol: (Canesten Gyn®) Akute Vaginalmykosen sind von der Patientin relativ sicher selbst zu diagnostizieren. Daher ist Clotrimazol (▸ Kap. 19.3.2) zur Kurzzeitbehandlung für die Selbstmedikation zugelassen. Meist reicht die 3-Tage-Therapie aus. Neuerdings ist eine 1-Tages-Therapie im Handel. Auch in der Schwangerschaft kann eine Candidamykose der Vagina mir Clotrimazol sicher therapiert werden. Hier sollte jedoch der Arzt zu Rate gezogen werden.

19.4.2 Hand- und Fußmykosen

Diese Pilzerkrankungen, auch Tinea manuum oder Tinea pedis genannt, gehören zu den häufigsten Hauterkrankungen. In den Industrieländern leiden etwa 25 % der Menschen an Fußpilz. Hervorgerufen werden diese Mykosen durch Dermatophyten, Hefen, wie *Candida albicans*, oder opportunistische Schimmelpilze. Sie können sich in den Zehenzwischenräumen, auf den Fußsohlen und an den seitlichen Fußrändern ansiedeln. Bei Männern findet man Fußmykosen etwa 2,5-mal häufiger als bei Frauen. Bei Kindern tritt diese Erkrankung eher selten auf. Man kennt eine **dyshidrotische Form,** bei der eine Störung der Schweißdrüsentätigkeit juckende Bläschen hervorruft. Daneben gibt es eine **squamöse Form,** bei der sich die Haut schuppt und eine **intertriginöse Form,** die sich als rotes, nässendes Ekzem zeigt. Alle Formen äußern sich durch quälenden Juckreiz und treten verstärkt in den Sommermonaten auf. Da Pilze gut in warmem und feuchtem Milieu gedeihen, sollte man wasserdampfundurchlässige Schuhe und Strümpfe aus Kunstfasern meiden. Ein tägliches Wechseln und Waschen der Strümpfe bei mindestens 60 °C oder die Verwendung eines Hygienespülers, der die Textilien bereits bei niedrigen Temperaturen keimfrei macht, kann eine Infektion verhindern. Fußschweiß erweicht die Hornschicht der Haut und begünstigt das Eindringen der Pilze. Wichtig ist auch ein gutes Abtrocknen der Füße nach dem Baden oder Duschen. Die Zunahme der Erkrankung im Sommer lässt sich durch die größeren Ansteckungsmöglichkeiten, beispielsweise im Schwimmbad, erklären. Zur Verhinderung einer Reinfektion nach erfolgreicher Therapie ist eine Desinfektion der Schuhe sinnvoll. Hierzu sind die entsprechenden Antimykotika als Spray oder Puder geeignet. Wird der Fußpilz nicht frühzeitig behandelt, so werden früher oder später meist auch die Nägel befallen. Die medikamentöse Behandlung von Hand- und Fußmykosen beschränkt sich normalerweise auf eine externe Therapie.

Clotrimazol: (Canesten®, Antifungol®, Canifug®) Dieses Breitspektrum-Antimykotikum aus der Gruppe der Azole ist gegen alle beim Menschen als pathogen einzustufenden Pilze wirksam. Es greift in die Biosynthese von Ergosterol, einem Baustein der Zellmembran bei Pilzen, ein. In menschlichen und tierischen Zellen findet man stattdessen Cholesterol. Die Pilzzellen bilden Zellmembranen mit veränderter Permeabilität aus, was Störungen in verschiedenen Stoffwechselprozessen bewirkt und damit die fungistatische Wirkung erklärt. Die Applikationsdauer sollte vier Wochen bei 2- bis 3-maliger Anwendung betragen, bis der Pilz über die Erneuerung der Hautschichten entfernt wird. Leider lässt mit dem Rückgang der Symptome die Compliance der Patienten stark nach, sodass die Erkrankung oft nicht richtig ausgeheilt wird. Bei lokaler Applikation ist die Substanz gut verträglich, zur oralen Anwendung wird Clotrimazol wegen seiner Toxizität und der individuell schwankenden Resorptionsquote nicht eingesetzt. Mit Ausnahme der verschreibungspflichtigen vaginalen Applikationsform zur Anwendung für mehr als drei Tage sind clotrimazolhaltige Zubereitungen apothekenpflichtig.

Terbinafin: (Lamisil®, Lamisil® Once) Terbinafin ist ein neuerer Vertreter der Allylamine, die schon längere Zeit sowohl topisch als auch oral gegen eine Reihe von Pilzerkrankungen eingesetzt werden. Sie wirken fungizid, töten den Pilz also ab. Inzwischen ist die Creme aus der Verschreibungspflicht entlassen und für die Selbstmedikation zugelassen. Bei lokaler Anwendung dringt der Wirkstoff rasch in die Hornschicht der Haut ein und reichert sich dort an. Es tritt ein Depoteffekt ein. Die Substanz ist dabei gut verträglich und zeigt keine systemischen Nebenwirkungen. Bei einer einmaligen Anwendung pro Tag ist eine Therapiedauer von sieben Tagen ausreichend. Durch eine neue Galenik mit einem polymeren Träger, der ein transparentes Gel bildet, diffundiert der Wirkstoff in die Hornschicht, wo er an Lipide gebunden wird. Dieses Depot hält bis zu 13 Tage. Dadurch reicht sogar eine Einmalapplikation zur Heilung aus. Die dadurch entsprechend hohe Compliance ermöglicht eine hohe Heilungsrate und eine geringe Rezidivneigung. Terbinafin gilt daher als der effektivste Wirkstoff in der Fußpilzbehandlung.

Weitere Imidazolderivate: (Mycospor® = Bifonazol, Daktar® – Miconazol, Epi-Pevaryl® = Econazol, Nizoral® und Terzolin® = Ketoconazol) Andere Azole haben ein ähnliches Wirkungsspektrum wie Clotrimazol und werden ebenfalls zur Behandlung von Hautmykosen, insbesondere bei Fußpilz eingesetzt. Bifonazol zeigt eine gute Hautpenetration und lange Verweildauer in der Haut, weshalb es nur einmal täglich über drei Wochen aufgetragen werden muss. Nur Zubereitungen zur vaginalen und oralen Applikation unterliegen der Verschreibungspflicht. Von den hier genannten kann nur Ketoconazol oral appliziert werden.

Naftifin: (Exoderil®) Das Breitband-Antimykotikum Naftifin, das wie Terbinafin zu den Allylaminen zählt, greift ähnlich wie die Imidazole in die Ergosterolsynthese der Pilze ein, jedoch an anderer Stelle als diese. Naftifin ist beispielsweise als Creme oder Gel zur Behandlung von Hand- und Fußmykosen im Handel.

19.4.3 Nagelmykosen

Die Nagelmykose oder Onychomykose ist eine chronische Infektion der Finger- und/oder Zehennägel durch Pilze verschiedener Art. Meist handelt es sich um Dermatophyten wie *Trichophyton rubrum*. Vor einer antimykotischen Therapie sollte der Arzt in jedem Falle durch Anlegen einer Pilzkultur klarstellen, dass sich keine andere Erkrankung dahinter verbirgt. Von Pilzen befallene Nägel sind meist weiß oder gelblich verfärbt. Schreitet die Erkrankung weiter fort, so verdicken sich die Nägel und die Hornschichten blättern ab. Nagelpilzerkrankungen sind nicht nur ein kosmetisches Problem. Es sind ernst zu nehmende Erkrankungen, die niemals spontan abheilen, ansteckend sind und sich auf der Haut ausbreiten können. Manchmal treten als Folge an entfernten Hautstellen scheinbar unerklärliche Hautveränderungen auf. Dies sind Mykide, nagelpilzbedingte Autoimmunphänomene. Die chirurgische Entfernung des Nagels ist als Therapie inzwischen überholt. In den meisten Fällen waren die nachgewachsenen Nägel stärker befallen als vorher. Als vorbeugende oder therapiebegleitende Maßnahmen gelten die gleichen Empfehlungen wie für die Hautmykosen des Fußes.

Externe medikamentöse Therapie

Das Hauptproblem der antimykotischen Therapie bei der Onychomykose ist, dass viele Substanzen zwar eine Wirkung gegen die entsprechenden Erreger zeigen, jedoch nicht in den Nagel gelangen. Wirkungsvolle Arzneimittel sind daher entweder Zubereitungen, die durch die Art der Hilfsstoffe einen Kontakt des Wirkstoffs mit den Pilzen ermöglichen oder Zubereitungen mit Wirkstoffen, die von sich aus in der Lage sind in ausreichendem Maße in die Nagelsubstanz zu penetrieren. In jedem Fall ist die Rezidivrate relativ hoch.

Amorolfin: (Loceryl®) Als Basistherapie der Nagelmykose gilt heute die Behandlung mit einem wirkstoffhaltigen Nagellack. Zuvor sollten Zehennägel durch einen medizinischen Fußpfleger behandelt werden, der verpilzte Nagelteile abschleift. Für die anschließende Therapie eignet sich ein Lack mit dem Wirkstoff Amorolfin, der sehr gut in den Nagel und ebenso in tiefere Hornschichten der Haut penetrieren kann. Innerhalb von 24 Stunden sind in allen Schichten des Nagels wirksame Konzentrationen des Wirkstoffes erreicht. Da aus dem Lack über einen längeren Zeitraum ständig Amorolfin freigesetzt wird, ist eine ein- bis zweimalige Anwendung pro Woche ausreichend. Wichtig für den Behandlungserfolg ist eine konsequente Therapie über mindestens sechs Monate. Amorolfin greift wie viele andere Antimykotika in die Ergosterolbiosynthese der Pilzzelle ein. Dadurch werden falsche Sterole in die Zellmembran des Pilzes eingebaut und die Zelle ist nicht mehr lebensfähig. Wenn die Nagelmatrix noch nicht vom Pilz befallen ist, liegt die Heilungsrate des amorolfinhaltigen Lackes bei etwa 50 %. Ist jedoch die Matrix befallen, sollte zusätzlich eine systemische Therapie in Erwägung gezogen werden. Amorolfinhaltige Nagellacke unterliegen der Apothekenpflicht.

Ciclopirox: (Nagel-Batrafen®, Ciclopoli®) Ebenfalls als Nagellack ist das Antimykotikum Ciclopirox im Handel. Dieses Breitspektrum-Antimykotikum kann ebenfalls relativ gut in die Nagelsubstanz eindringen. Als Wirkungsmechanismus wird eine Hemmung der Aufnahme essenzieller Substanzen in die Pilzzelle vermutet. Kontraindikationen sind Schwangerschaft und Stillzeit. Die Substanz ist apothekenpflichtig. Die Lösung soll jeden zweiten bzw. jedenTag aufgetragen werden.

Interne medikamentöse Therapie

Itraconazol: (Sempera®) Itraconazol ist eines der neueren Azole, das auch oral appliziert werden kann. Noch 6 bis 9 Monate nach Therapieende ist die Substanz in Haut und Nägeln nachzuweisen, weshalb sie ihre Hauptwirkung erst lange nach Absetzen des Präparates entfaltet. Bei Nagelmykosen mit Befall der Nagelmatrix werden durch die Kombination von oralem Itraconazol und lokal appliziertem Amorolfin sehr hohe Heilungsraten erreicht. Als Nebenwirkungen können gastrointestinale Störungen wie Übelkeit, Obstipation und abdominale Schmerzen auftreten. Bei einer Einnahmedauer von mehr als einem Monat oder Anzeichen von Leberschäden müssen die Leberwerte kontrolliert werden. Schwangerschaft stellt eine Kontraindikation dar. Nach Absetzen des Präparates sollte man vier Wochen lang eine Schwangerschaft vermeiden. Die Substanz ist verschreibungspflichtig. Die verwandte Substanz Ketoconazol ist trotz guter Wirksamkeit wegen ihrer Hepatotoxizität nur in Ausnahmefällen, wenn die Pilzinfektion mit einer Ablösung des Nagels oder einer Hyperkeratose einhergeht, zugelassen. Zu beachten sind auch zahlreiche Wechselwirkungen mit anderen Arzneimitteln.

Fluconazol: (Diflucan® Derm) Die Substanz ist gut verträglich und in ihrer Wirksamkeit mit Itraconazol vergleichbar. Der Vorteil ist, dass die Behandlungszeit, wenn nötig, auf bis zu zwölf Monate ausgeweitet werden kann.

19.5 Virusinfektionen der Haut

Viren verfügen über keinen eigenen Stoffwechsel. Deshalb sind Angriffspunkte für eine kausale Therapie schwer zu finden. Viele Viruserkrankungen heilen jedoch nach einiger Zeit von alleine aus, sodass oftmals nur eine symptomatische Therapie nötig ist.

19.5.1 Warzen

Bei gewöhnlichen Warzen handelt es sich um Geschwulste aus Stachelzellen, die mit einer Hornschichtverdickung überzogen sind. Die Oberfläche ist in der Regel zerklüftet. Solche Warzen finden sich häufig an Händen und Füßen, besonders an Druckstellen. Es besteht die Gefahr der Verwechslung mit Hühneraugen. Daneben gibt es auch andere Arten von Warzen, beispielsweise Feigwarzen, die vorwiegend bei Erwachsenen im Anogenitalbereich auftreten. Es sind zunächst stecknadelkopfgroße Wärzchen, die zu größeren Gebilden konfluieren und blumenkohlartige Wucherungen bilden können. Flachwarzen findet man dagegen häufiger bei Jugendlichen. Es sind kaum verhornte Warzen, die bevorzugt im Gesicht und auf dem Handrücken wachsen. Ähnlich den gewöhnlichen oder gemeinen Warzen sind die Dornwarzen. Sie wachsen allerdings mit ihren stachelartigen, schwarzen Dornen in die Tiefe. Vor allem an den Fußsohlen kann das sehr schmerzhaft sein. Dellwarzen (mit zentraler Eindellung) kommen meist bei Kindern vor. Alle Warzenarten werden durch Viren ausgelöst. Durch unsachgemäßes Manipulieren an der Warze besteht daher die Gefahr der Verbreitung und Selbstansteckung. Deswegen sollten Warzen nur vom Arzt oder unter dessen Anleitung entfernt werden. Manchmal verschwinden Warzen auch ohne Behandlung wieder, man spricht von Spontanheilung.

Üblicherweise besteht die Therapie bei Warzen in der Auflösung der verdickten Hornschicht. In einigen Fällen werden Warzen aber auch mit flüssigem Stickstoff vereist oder ausgeschnitten. Beide Verfahren sind meist nicht dauerhaft erfolgreich. Für die Keratolyse eignen sich wirkstoffhaltige Pflaster oder Lösungen, die nach dem Auftragen einen Film bilden, aus dem keratolytisch wirkende Stoffe in die Warze penetrieren können. Lösungen sollten 2- bis 4-mal täglich über einen Zeitraum von vier bis sechs Wochen aufgetragen werden. Wem dies zu lästig erscheint, ist eventuell mit einem wirkstoffhaltigen Pflaster besser beraten, da dieses einige Tage auf der Warze bleiben kann.

Salicylsäure: (Verrucid®, Collomack® topical) Salicylsäure ist das am häufigsten eingesetzte Keratolytikum. Sie wird in verschiedenen Zubereitungen zur Erweichung von Hornmaterial, außerdem auch zur Ablösung von Schuppen verwendet. Die filmbildende Lösung wird mindestens zweimal täglich auf die Warze aufgetragen. Diese Zubereitungen sind apothekenpflichtig. Üblich ist auch eine Kombination von Salicylsäure mit dem Zytostatikum Fluorouracil (Verrumal®). Die Substanz blockiert die DNA-Synthese und hemmt damit den Stoffwechsel und das Wachstum der Zellen. Die Lösung unterliegt der Apothekenpflicht.

Milchsäure: (Duofilm®) Milchsäure wirkt wie Salicylsäure keratolytisch und wird häufig mit dieser kombiniert. Die Zubereitungen sind apothekenpflichtig.

Chloressigsäure: (Acetocaustin®) Die Substanz verätzt die Hornschichten. Eine einmal wöchentliche Anwendung reicht im Allgemeinen zur Behandlung von Warzen aus. Hier ist in besonderem Maße auf einen Schutz der umgebenden gesunden Haut zu achten. Diese kann beispielsweise durch Abdecken mit Vaseline oder Zinkpaste geschützt werden.

19.5.2 Herpes simplex

Man versteht darunter eine Virusinfektion der Haut und Schleimhäute mit dem *Herpes-simplex*-Virus. Die meist örtlich begrenzt in Gruppen stehenden Bläschen auf gerötetem Grund finden sich vor allem an den Übergängen zwischen Haut und Schleimhaut im Gesicht (Herpes labialis, Herpes nasalis) und an den Genitalien (Herpes genitalis).

Typisch ist das zu Beginn mit Juckreiz verbundene Spannungsgefühl. Häufig erfolgt eine Erstinfektion unerkannt im Kindesalter, wenn es wegen der geringen Antigenität des Virus und der daraus resultierenden geringen Antikörperbildung zu Absiedelungen des Virus in Körpergeweben kommt. Schwächezustände des Immunsystems, wie Infektionskrankheiten, Stress oder Sonneneinstrahlung, können Rückfälle auslösen. Leidet eine Mutter an Herpes genitalis, kann ihr Neugeborenes während der Geburt infiziert werden. Dies kann zu schweren lokalen und Allgemeinerscheinungen wie beispielsweise Herpes-Sepsis, herpetischer Konjunktivitis oder herpetischer Meningoenzephalitis führen. Auch auf bestehenden Hauterkrankungen, wie beispielsweise einer Neurodermitis, kann sich eine Herpes-Infektion entwickeln. Um ein erneutes Ausbrechen eines Lippenherpes zu verhindern, genügt häufig die konsequente Verwendung eines Sonnenschutzes mit hohem Lichtschutzfaktor vor einer Sonnenexposition, beispielsweise im Winterurlaub. Keinesfalls sollten die Herpesbläschen mit den Fingern berührt oder gar eröffnet werden. Sie sind mit den infektiösen Viren gefüllt. Salben zur Behandlung des Herpes trägt man am sichersten mit einem Wattestäbchen auf.

Aciclovir: (Zovirax®, Acic®) Das Virustatikum hemmt in den infizierten Zellen ein für das Virus spezifisches Enzym. Wichtig ist eine sofortige Anwendung nach Auftreten der ersten Anzeichen. Die Therapie sollte eine Dauer von 5 bis 10 Tagen nicht überschreiten. Als Nebenwirkungen sind Rötungen und Brennen bekannt. Bei schweren systemischen Virusinfektionen wird Aciclovir als Infusion oder in Tablettenform appliziert. Nur die Creme zur Therapie des Herpes labialis kann ohne Rezept abgeben werden.

Penciclovir: (Fenistil® Pencivir) Penciclovir ist ein Virustatikum ähnlich dem Aciclovir. Es soll auch dann wirksam sein, wenn es erst in der Bläschenphase angewendet wird. Auch hier sind Packungsgrößen mit 2 g und maximal 20 mg Wirkstoff verschreibungsfrei.

Docosanol: (Muxan®) Der Wirkstoff Docosanol schirmt die gesunden Hautzellen gegen den Angriff durch Herpesviren ab. Sie können nicht mehr eindringen und sich weiter vermehren. So wird die Dauer des Lippenherpes verkürzt. Idealerweise wird es unmittelbar bei den ersten Anzeichen für Lippenherpes angewendet.

Tromantadin: (Viru-Merz® serol) Die Substanz wird ebenfalls nur topisch bei *Herpes-simplex*-Infektionen angewandt. Es treten relativ häufig Unverträglichkeiten, im Sinne von Allergien, auf.

Heparin-Natrium und Zinksulfat: (Virudermin®) Zinkionen hemmen die Adsorption der Viren an die Wirtszelle und verringern damit die Infektiosität der noch freien Herpesviren. Auch die orale Einnahme von Zink kann sich als nützlich erweisen, da das Immunsystem stimuliert wird. Heparin soll die Zelloberfläche vor dem Angriff der Viren schützen.

19.6 Haarausfall und Glatzenbildung

Durchschnittlich haben wir etwa 100 000 Haare auf dem Kopf. Die Anzahl ist je nach Haarfarbe unterschiedlich. Rothaarige haben im Schnitt 85 000, Brünette etwa 100 000 und Blonde bis zu 140 000 Haare. Im Normalfall verliert der Mensch täglich Haare, ohne dass die Haare insgesamt weniger werden. Es sind die Haare, deren Wachstum abgeschlossen ist und die sich in der Telogenphase befinden. Sie werden vom unteren Teil des jeweiligen Follikels durch neugebildete Haare ersetzt. Insgesamt können 10-bis 12-mal neue Haare aus einem Follikel nachwachsen. Als normale Ausfallmenge pro Tag können noch gelten:

- im Alter von 20 bis 30 Jahren max. 50 Haare,
- bis zum 40. Lebensjahr max. 60 Haare,
- bis zum 50. Lebensjahr max. 100 Haare.

In der Schwangerschaft wird durch die hormonellen Einflüsse die Telogenphase verlängert und es fallen weniger Haare aus. Etwa drei bis fünf Monate nach der Entbindung, wenn sich die Hormonsituation wieder normalisiert hat, kommt es zum Effluvium. In der Regel hört dies nach wenigen Wochen wieder auf und es bleiben keine schütteren oder gar kahlen Stellen zurück.

Findet man täglich mehr als 100 Haare in der Bürste, spricht man von Haarausfall (Effluvium). Wenn es dabei zu einer sichtbaren Lichtung des Haares, zu Kahlstellen oder völliger Haarlosigkeit kommt, handelt es sich um eine Alopezie. Man unterscheidet zwischen permanenten und reversiblen Formen der Alopezie.

19.6.1 Permanente Alopezien

Androgenetischer Haarausfall: (Alopezia androgenetica) Diese Form des Haarausfalls kennt man vorwiegend vom Mann, sie kann aber auch bei der Frau auftreten. Frühestens beginnt sie mit Eintreten der Geschlechtsreife. Sie ist mit 95 % die am weitesten verbreitete Form des Haarausfalls. Ursache bei Mann und Frau ist eine ererbte Überempfindlichkeit der Haarfollikel gegenüber Androgenen, genauer gesagt gegenüber Dihydrotestosteron (DHT). Es wird durch das Enzym 5-a-Reduktase aus Testosteron gebildet. Dadurch werden die Haarzellen nicht mehr ausreichend mit Blut versorgt und es kommt zu einem Nährstoffmangel. Der Haarzyklus, insbesondere die Anagenphase, ist dadurch verkürzt, die Latenzzeit zwischen Haarausfall und Bildung eines neuen Haares ist dagegen verlängert. Es treten mehr Haare in die Telogenphase ein. Die nachwachsenden Haare sind dünner und erreichen nicht mehr die Länge der vorangegangenen Haare. Die Haarwurzel schrumpft allmählich ein, was man als Miniaturisierung bezeichnet. Anstelle eines normalen Haares entsteht ein weiches, farbloses Flaumhaar. Später fällt es ganz aus und es bleibt eine kahle Stelle. Beim Mann tritt diese Form der Glatzenbildung in bestimmten Mustern auf, z. B. dem Zurücktreten der Stirn-Haar-Grenze oder der Tonsur. Bei der Frau treten eher diffuse Lichtungen im Bereich des Oberkopfes, besonders im Scheitelbereich auf. Frauen sind üblicherweise erst nach den Wechseljahren betroffen. Die nachlassende Estrogenproduktion führt zu einer relativen Zunahme von Androgenen. Darüber hinaus kann die androgenetische Alopezie der Frau Symptom einer endokrinen Störung sein. Sie stellt für Frauen häufig eine schwere psychische Belastung dar. Bei der Frau kann man die Erkrankung durch Medikamente mit antiandrogener Wirkung behandeln, beim Mann würde man unerwünschte Wirkungen riskieren.

Narbig atrophierende Alopezie: Infektiöse und entzündliche Prozesse sowie physikalische Schädigungen, wie zu straffe Pferdeschwanzfrisuren, können zur Zerstörung des Haarfollikels führen. Die Kopfhaut vernarbt in den betreffenden Bereichen, statt einer Haarwurzel findet man Bindegewebe. Es entstehen irreversibel kahle Areale. Die Therapie kann sich nur auf ein Aufhalten des Prozesses beschränken.

19.6.2 Reversible Alopezien

Diffuser Haarausfall: (Alopezia diffusa) Diese Art des Haarausfalls führt vor allem am Oberkopf, im Wirbelbereich und an den „Geheimratsecken" zu diffusen Lichtungen. Ursache können endogene und exogene Schädigungen der Haarfollikel während der Anagenphase sein, sodass die betroffenen Haare früher in die Telogenphase eintreten. Nach ca. 3 bis 4 Monaten beginnt der Haarausfall. Eine besondere Therapie ist nicht nötig, da die Haarfollikel funktionstüchtig bleiben und nach Beseitigung der Ursache ihr Wachstum wiederaufnehmen. Die Follikelschädigung kann durch folgende Einflüsse ausgelöst werden:

- Hormonelle Veränderungen, beispielsweise durch Einnahme der Pille oder nach Entbindungen, aber auch bei Eintritt in die Wechseljahre,
- Infektionen wie Grippe oder Typhus,
- Vergiftungen, beispielsweise durch Schwermetalle,
- Bestrahlungen in der Krebstherapie,
- Einnahme von Medikamenten wie Zytostatika, Antikonvulsiva und Antikoagulanzien,
- Stoffwechselstörungen, z. B. nach Diät- oder Fastenkuren.

Eine Schilddrüsenüberfunktion führt zur Vermehrung weicher, dünner Haare, während eine Schilddrüsenunterfunktion die Haare trocken und brüchig werden lässt.

Kreisrunder Haarausfall: (Alopezia areata) Kreisrunde oder ovale, scharf begrenzte Kahlstellen, meist in der Kopf- aber auch in der Körperbehaarung, die einzeln oder mehrfach auftreten, kennzeichnen den kreisrunden Haarausfall. Bei meliertem Haar fallen vor allem die noch pigmentierten Haare aus, sodass es zu deutlichen Farbveränderungen kommen kann. Die betroffenen Haarpartien erscheinen quasi über Nacht weiß. Die Krankheit kann unterschiedlich stark ausgeprägt sein. Manchmal setzt die Behaarung nach kurzer Zeit spontan wieder ein, sie kann jedoch auch zu einer lang anhaltenden, völligen Haarlosigkeit führen. Gelegentlich wird der kreisrunde Haarausfall auch von Grübchen in den Fingernägeln begleitet. Die Ursache des kreisrunden Haarausfalls ist noch nicht endgültig geklärt. Offenbar liegt ein Angriff des Immunsystems gegen die eigenen Haarfollikel zugrunde. Grundsätzlich kann sich die Erkrankung in jedem Alter manifestieren, am häufigsten tritt sie jedoch zwischen dem 5. und 30. Lebensjahr auf. Man geht von einer familiären Häufung aus.

19.6.3 Therapie der Alopezien

Bevor eine Therapie eingeleitet wird, sollten die Ursachen abgeklärt werden, denn Haarausfall kann das Symptom einer schwerwiegenden Grunderkrankung sein. Trotz großen Aufwands seitens der Forschung kann die Vielzahl der Produkte den Haarausfall höchstens verzögern, keinesfalls jedoch aufhalten oder gar dauerhaft rückgängig machen.

Präparate mit „essenziellen Haarbausteinen": (Priorin® NEU, Pantovigar®) Diese Präparate enthalten Vitamine (A, B und H), Spurenelemente (z. B. Zink) und Aminosäuren (z. B. Cystin oder Cystein). Sie finden vor allem bei der Behandlung des diffusen Haarausfalls Verwendung. Durch seine hohe Stoffwechselaktivität reagiert der Haarfollikel sehr empfindlich auf einen Mangel an diesen Mikronährstoffen, die für die Keratinsynthese benötigt werden. Die Zufuhr dieser Substanzen über einen längeren Zeitraum kann sinnvoll sein um das Haarwachstum nach Beheben eines schädigenden Einflusses wieder anzuregen. Vor allem bei Biotin (Vitamin H) konnte in Untersuchungen eine Wirkung nachgewiesen werden. Untersucht wurden vorwiegend Personen mit androgenetischem Haarausfall. Bei ihnen verminderte sich der Haarausfall bzw. der Haarwuchs wurde kräftiger und die einzelnen Haare wurden dicker. Biotin ist Bestandteil einiger Enzyme, darunter die Carboxylasen. Sie spielen eine wichtige Rolle bei Wachstums- und Differenzierungsvorgängen der Zellen. Außerdem fördert Biotin die Einlagerung schwefelhaltiger Aminosäuren wie Cystein in die Haarwurzel. Dabei ist die Wirkung von Biotin nicht an einen Biotinmangel gebunden. Da Biotin topisch appliziert schlecht resorbiert wird, ist eine lokale Anwendung nicht erfolgversprechend. Üblich sind Dosierungen zwischen 2,5 und 10 mg Biotin, oral appliziert. Das Spurenelement Zink ist an der Zellteilung und der Proteinsynthese beteiligt. Auch der Stoffwechsel der Aminosäure Cystein wird von Zink beeinflusst. Bei einem Zinkmangel sind die Haare häufig dünn und brüchig. Durch seine immunregulatorische Wirkung eignet sich Zink auch zur Behandlung des kreisrunden Haarausfalls. Gelegentlich steckt auch ein Eisenmangel hinter dem Haarausfall. Dann schafft die Substitution von Eisen Abhilfe. Alle Präparate mit essenziellen Haarbausteinen sollten oral appliziert werden und gelangen dann über den Blutweg an die Haarwurzel.

Kosmetische Präparate: (Thymuskin®) Die freiverkäuflichen Haartherapeutika, die äußerlich anzuwenden sind, enthalten eine Vielzahl ganz unterschiedlicher Substanzen und sollen bei allen Arten des Haarausfalls wirksam sein. Wenn die Haarwurzeln noch vorhanden sind, sollen Thymusextrakte aus Kälberthymus den Stoffwechsel in der Haarwurzel anregen. Bei Frauen ist die Erfolgsquote höher als bei Männern. Manche Haarwässer und Shampoos enthalten Coffein. Es soll durch Hemmung des Enzyms 5-α-Reduktase (s. u.) die Wachstumsphase des Haares verlängern. In Kombinationspräparaten findet man teilweise auch Pflanzenextrakte aus Brennnessel, Birkenblättern und Ginseng. Allen Produkten ist gemeinsam, dass sie zwar teilweise wirksam sind, die Wirkung aber nach Absetzen des Präparates nachlässt und die Haare nach der Therapie häufig schneller ausfallen als zuvor.

Hormonpräparate: (Ell-Cranell® alpha) Estrogene wirken als kompetitive Antagonisten an Androgenrezeptoren und können daher zur Therapie des androgenetischen Haarausfalls eingesetzt werden. Ein Therapieerfolg ist allerdings nur dann zu erwarten, wenn auch wirklich ein Adrogenüberschuss vorliegt. Die systemische Behandlung sollte nur bei Frauen erfolgen. Gleiches gilt für die Therapie mit Antiandrogenen. Die Hormonpräparate sind verschreibungspflichtig. Auch für Männer geeignet dagegen ist 17-α-Estradiol (Alfatradiol). Es wird lokal auf die Kopfhaut aufgetragen. Systemische Nebenwirkungen sind dabei nicht zu befürchten, weil Alfatradiol ein Isomer des im Körper aktiven Hormons 17-β-Estradiol ist. Die α-Form kann nicht am Estrogenrezeptor andocken und daher auch keine Estradiolwirkung auslösen. Die Präparate sind entsprechend auch nicht verschreibungspflichtig. Beim kreisrunden Haarausfall werden cortisonhaltige Haartinkturen eingesetzt, da man von einer Autoimmunerkrankung ausgeht. Sie führen allerdings nur selten zum Erfolg.

Minoxidil: (Regaine® Frauen, Regaine® Männer) Minoxidil wird, systemisch angewandt, zur Therapie der Hypertonie verwendet. Als Nebenwirkung tritt dabei oftmals eine Hypertrichose, also ein verstärkter Haarwuchs auf, der nicht selten den ganzen Körper betrifft. Als Lösung lokal auf die von Haarausfall betroffenen Stellen der Kopfhaut aufgebracht, zeigt die Substanz bei androgenetischem Haarausfall eine gute Wirkung. Bereits zurückgebildete Haarfollikel vergrößern sich wieder und produzieren kräftiges Haar.

Außerdem wird die Wachstumsphase des Haares verlängert. Minoxidil bewirkt eine Erweiterung noch vorhandener Blutgefäße in der Kopfhaut. Dadurch wird die Mikroversorgung des Haarfollikels verbessert. Minoxidil nimmt also keinen Einfluss auf die hormonelle Situation in der Haut. Die Substanz ist für Männer und Frauen geeignet. Für Männer hat sich die 5 %ige Lösung bewährt, für Frauen ist eine 2 %ige Lösung zugelassen. In klinischen Studien wurde gezeigt, dass die stärkere Lösung bei Frauen keinen Vorteil bringt. Beim androgenetischen Haarausfall der Frau gilt Minoxidil inzwischen als Mittel der ersten Wahl. Da Minoxidil kaum über die Haut resorbiert wird, ist auch nicht mit systemischen Nebenwirkungen, beispielsweise auf den Blutdruck, zu rechnen. Nach Abbruch der Therapie kommt es nach etwa drei Monaten zum verstärkten Haarausfall wie vor der Behandlung. Gelegentlich kommt es gleich in den ersten Wochen der Behandlung zu einem verstärkten Haarausfall. Dieser als „Shedding" bezeichnete Effekt ist ein Zeichen dafür, dass die Therapie wirkt und sollte keinesfalls zum Abbruch der Behandlung führen. Er beruht darauf, dass Minoxidil die Ruhephase im Haarzyklus verkürzt, wodurch die neuen Haare schneller in die Wachstumsphase eintreten und die alten Haare aus der Kopfhaut herausschieben. Minoxidil sollte morgens und abends auf die trockene Kopfhaut aufgetragen werden. Je nach Größe der betroffenen Stellen auf der Kopfhaut stehen verschiedene Applikatoren zur Verfügung. Je eher der Betroffene die Behandlung beginnt, desto größer sind die Erfolgsaussichten. Bei ca. 80 % der Behandelten verzögert sich der Haarausfall deutlich, bei etwa einem Drittel wachsen an zuvor kahlen Stellen neue Haare nach. Diese sind zunächst fein und farblos, werden dann aber mit zunehmender Regeneration der Haarfollikel kräftiger und stärker pigmentiert. Mit einem sichtbaren Ergebnis ist nach ungefähr sechs Monaten zu rechnen. Entscheidend für den Erfolg ist außerdem die langfristige Anwendung, denn die Wirkung hält nur so lange an, wie die Therapie dauert.

Finasterid: (Propecia®) Finasterid ist in Deutschland außer zur Therapie der benignen Prostatahyperplasie auch zur Behandlung des androgenetischen Haarausfalls zugelassen. Hierbei wird einmal täglich 1 mg oral verabreicht (bei Prostatahyperplasie 5 mg). Die Substanz hemmt das Enzym 5-α-Reduktase, Da beim androgenetischen Haarausfall eine ererbte Überempfindlichkeit der Androgenrezeptoren in den Haarfollikeln zugrunde liegt, kann durch Hemmung dieses Enzyms der Haarausfall gestoppt und, wie eine umfangreiche Studie ergeben hat, das Haar in etwa zwei Dritteln der Fälle sogar zu neuem Wachstum angeregt werden. Das Alter des Anwenders ist für den Behandlungserfolg nicht relevant. Allerdings wirkt Finasterid nur bei Haarfollikeln, die noch nicht restlos degeneriert sind. Nach Absetzen des Präparates fallen die Haare jedoch schnell wieder aus, bis nach kurzer Zeit der Stand erreicht ist, der auch ohne Therapie eingetreten wäre. Selten kann es als Nebenwirkung zur Verminderung von Libido und sexuellem Reaktionsvermögen kommen. Zerbrochene Tabletten dürfen von schwangeren Frauen nicht berührt werden, da die Substanz gut über die Haut resorbiert wird und die Gefahr von Fehlbildungen der Geschlechtsorgane männlicher Feten besteht. Beim Berühren intakter Tabletten besteht die Gefahr nicht, da sie mit einem für die Substanz undurchdringlichen Film überzogen sind. Frauen dürfen das verschreibungspflichtige Präparat grundsätzlich nicht einnehmen.

Literaturverzeichnis

Abeck D. Neues zur Neurodermitis. PZ Dermopharmazie *46*, 1998

Aden G-D. Harnstoff und Haut. PTA heute, *10*: 22–32, 2000

Adler Y. Hautkrankeiten – Symptome, Therapie, Beratung. Wissenschaftliche Verlagsgesellschaft Stuttgart, 2012

Ahrndt S. Coenzym Q10 – ein Multitalent? PTA heute, *8*: 32–37, 2004

Arens-Corell M. Umsetzung der INCI-Nomenklatur in der Apothekenpraxis. PZ Dermopharmazie *35*, 1998

Berger R. Akne mit 30 oder älter? PTA heute, *1*: 33–36, 2002

Berger R. Hilfe, eine „Sonnenallergie"! PTA heute, *4*: 41–43, 2004

Berger R. Profipflege fürs Haar. PTA heute, *10*: 68–71, 2002

Berger R. Stopp den Pilz. PTA heute, *3*: 10–16, 2001

Berger R. Was hilft bei Cellulite? PTA heute, *4*: 6–18, 2001

Blank I. Hilfe, die Haare gehen aus! PTA heute, *11*: 56–60, 2005

Braunagel A. Nagellack – Entwicklung, Produktion und Qualitätskontrolle. SÖFW-Journal 124, *14*: 1010–1014, 1998

Breit S, Heckmann M. Botulinumtoxin – Ein Neurotoxin zur dermatologischen Therapie. Der Hautarzt. Springer Verlag, Berlin 2000

Buchele A, Kaul R. Zinksulfatgel gegen Herpes simplex. Dtsch. Apoth. Ztg., *6*: 447–450, 1998

Bundesverband Deutscher Industrie- und Handelsunternehmen. Natürlich schön – kontrollierte Naturkosmetik. Mannheim 2001

Costa P. Übersicht über die EU-Gesetzgebung im Kosmetikbereich. Euro cosmetics 8, *4*, 2000

Daniels R. Galenische Prinzipien moderner Hautpflegeprodukte. Skincare Forum, *25*, 2001

Daniels R. Moderne Grundlagen und ihre Wirksamkeit. PZ Dermopharmazie, *35*, 1998

Dawen van S. Trockene Haut – so beraten Sie richtig! PTA heute, *7*: 732–735, 1999

Deutsche Gesellschaft für Zahn-, Mund- und Kieferheilkunde. Empfehlungen zur Kariesprophylaxe mit Fluoriden.

EU-Kosmetikrichtlinie 2013

Fastnacht S. Betulin für die Haut – Entwicklung, Galenik und Anwendung für die betulinbasierte Hauptpflege. Dermotopics 8, *1*, 2008

Fessler B. Lippenbläschen, Gürtelrose und Co. PTA heute, *12*: 1254–1258, 1998

Fischer N. Phytohormonhaltige Pflegecremes – erprobt gegen die Zeichen der intrinsischen Hautalterung. Dermotopics *2*, 2003

Greiner D. Haarausfall. Dtsch. Apoth. Ztg., *5*: 337–340, 1998

Gloor M, Thoma K, Fluhr J. Dermatologische Externatherapie. Springer Verlag, Berlin 2000

Hagedorn-Leweke U, Lippold BC. Zur Penetration von UV-Filtern und anderen Substanzen. PZ Dermopharmazie *24*, 1998

Harms-Karla S. Aknetherapie fängt bei der Pflege an. PTA heute, *11*: 30–34, 2001

Heyn G. Narben verlangen Geduld. pta-forum, *10*, 2006

Joachimsthaler S. Abgang für Pilzfüße. PTA heute, *12*: 33–34, 2004

Joachimsthaler S. UVA-Schutz in Sonnencreme. PTA heute, *5*: 94–95, 2006

Jung EG, Moll I. Dermatologie. 5. Aufl., Thieme Verlag, Stuttgart 2002

Kerscher M. Kosmetik und Hautpflege aus dermatologischer Sicht – Aktuelle Trends in der Dermokosmetik. Skincare Forum, *35*, 2003

Kindl G, Raab W. Licht und Haut. 4. Aufl., Govi-Verlag, Eschborn 1998

Klotz A., Veeger M. Hautreinigungsmittel bei starken Verschmutzungen. PZ Dermophar-mazie, *35*, 2000

Korting HC, Kilburg A, Rychlik R. 1%ige Terbinafin-Creme zur Kurzzeittherapie bei Tinea pedis. Dtsch. Apoth. Ztg., *29*: 3428–3432, 2001
Korting HC. Onychomykosen – Neue Therapieoption durch Indikationserweiterung für systemisches Flurconazol. Dermotopics, *1*, 2002
Kresken J. Wirkstoffe in der Dermokosmetik. PZ Dermopharmazie, *35*, 2000
Kresken J. Die Pflege der trockenen Haut. PZ Dermopharmazie, *46*, 1998
Kresken J, Leven W. Dermokosmetika-Liste. Govi-Verlag, Eschborn 1998
Krutmann J. Wirkungen der UV-Strahlung auf die Haut. PZ Dermopharmazie, *24*, 1998
Krutmann J, Hansen P. Sonnenschutz nach der Sonne? Dtsch. Apoth. Ztg., *21*: 2487–2491, 2001
Kubisch U. Wenn Haarwuchs zum Problem wird. Dtsch. Apoth. Ztg., *42*: 5340–5343, 2003
Kusnick C. Tacrolimus – Der Durchbruch in der Neurodermitis-Therapie? Dtsch. Apoth. Ztg., *16*: 1980–1984, 2000
Lares E. Minoxidil gegen Geheimratsecken, dünnes Haar und Glatze. Dtsch. Apoth. Ztg., *28*: 3248–3250, 2000
Leitlinie der Arbeitsgemeinschaft der Wissenschaftlichen Medizinischen Fachgesellschaften. Behandlung der Akne, 2011
Leitlinie der Deutschen Gesellschaft für Zahn-, Mund- und Kieferheilkunde. Fluoridierungsmaßnahmen zur Kariesprophylaxe, 2013
Leitlinie der GD. Dermokosmetika gegen Hautalterung, 2010
Martini B. Die richtige Pflege für die Haut beim Sonnenbad. Dtsch. Apoth. Ztg. 147, *29*: 3284–3288, 2007
Müller RH, Hildebrand GE. Pharmazeutische Technologie: Moderne Arzneiformen. 2. Aufl., Wissenschaftliche Verlagsgesellschaft Stuttgart, 1998
Müller-Bohn T. Akne – eine unterschätzte Erkrankung. Dtsch. Apoth. Ztg., *8*: 829–834, 1999
Mutschler E, Geisslinger G, Kroemer HK, Menzel S, Ruth P. Arzneimittelwirkungen. 10. Aufl., Wissenschaftliche Verlagsgesellschaft Stuttgart, 2012
Neubert R, Eggert F. Fluoridhaltige Zahnpasten. Dtsch. Apoth. Ztg., *1*: 40–44, 2001
Neubert R, Wohlrab W, Marsch W. Dermatopharmazie. Vehikel-Wirkstoffe – Pharmakologie. Wissenschaftliche Verlagsgesellschaft Stuttgart, 2001
N. N. Aktuelle Trends in der Dermokosmetik. DermoTopics 2, *1*, 2001
N. N. Ansätze zur Verzögerung der Hautalterung. DermoTopics 1, *3*, 2001
N. N. Badeöle, Duschöle und Duschcremes – Eine Rückfettung ist nicht automatisch gewährleistet. DermoTopics 1, *2*, 2001
N. N. Bringt Finasterid die Haarpracht zurück? Dtsch. Apoth. Ztg., *3*: 263–265, 1999
N. N. Creme mit Derma-Membran-Struktur. DermoTopics 1, *1*, 2001
N. N. Den Soorpilz dauerhaft vertreiben. PTA heute, *1*: 44–46, 2002
N. N. Entzündungsprozesse mit Dexpanthenol behandeln. Dtsch. Apoth. Ztg., *51/52*: 5904–5906, 2000
N. N. Hautreinigung bei trockener Haut – ein Problem? DermoTopics 1, *1*, 2001
N. N. Hautschutz am Arbeitsplatz – Breites Anwendungsgebiet für eine multiple Emulsion. DermoTopics 1, *2*, 2001
N. N. Nagelpilz – in vielen Fällen hilft die topische Behandlung. Dtsch. Apoth. Ztg., *8*: 930–931, 2001
N. N. Neue Empfehlungen zur Anwendung von Fluoriden. Dtsch. Apoth. Ztg., *35*: 3966, 2000
N. N. Neue Methoden der tierversuchsfreien Kosmetikaprüfung. DermoTopics 1, *4*, 2001
N. N. Parsol R SLX – the next generation UVB-filter. Euro cosmetics 10, *5*, 2002
N. N. Pimecrolimus unterbindet Ekzemschübe. Dtsch. Apoth. Ztg., *13*: 1654, 2002
N. N. Ronacare R Ectoin. Merck Darmstadt N. N. 1999, 2001

N. N. Sonnenbrand-Präventionskampagne „safer sun". Dtsch. Apoth. Ztg., *29*: 3353–3354, 2000
N. N. Tacrolimus erhält Zulassung zur Behandlung der atopischen Dermatitis. Dtsch. Apoth. Ztg., *12:* 1485–1486, 2002
N. N. Tensidfreie Emulsionssysteme als Grundlagen für innovative Dermatika und Kosmetika. DermoTopics 2, *1*, 2002
N. N. Was die Fingernägel verraten. Dtsch. Apoth. Ztg., *23*: 2762, 2002
N. N. Wirkungen von Dermokosmetika. DermoTopics 1, *4*, 2001
N. N. Mit nativer Hyaluronsäure zu mehr Spannkraft und Elastizität. Kongress Report aktuell. Ästhetische Dermatologie, 2002
N. N. Melanotan-Sonnenschutz und -bräune per Implantat. Dtsch. Apoth. Ztg., *51/52*: 6502, 2003
N. N. Sonnenschutzkleidung. Dtsch. Apoth. Ztg., *24*: 2738–2739, 2004
N. N. Haare – von nahem betrachtet. PTA heute extra, 2006
Otto S. Auch Orangensaft hilft gegen Orangenhaut. PTA heute, Sonderheft: 40–42, 2007
Otto S. Dermokosmetik – Babyhaut. PTA heute, *3*:103–104, 2005
Otto S. Dermokosmetik – Hautreinigung intensiv. PTA heute, *4:* 61–63, 2004
Otto S. Dermokosmetik – Wie Pigmentflecken entstehen. PTA heute, *9:* 85–86, 2004
Otto S. Cellulite – gibt es was Neues? PTA heute, Sonderheft: 40–42, 2005
Otto S. Dermokosmetik – Dehnungsstreifen. PTA heute, *10:* 108–110, 2005
Otto S. Dermokosmetik – Der Tag, die Nacht. PTA heute, *10*: 92–93, 2006
Otto S. Dermokosmetik – Enthaarung. PTA heute *5:* 100–101, 2006
Otto S. Dermokosmetik – IR-Strahlen. PTA heute, *17*: 54–55, 2007
Otto S. Dermokosmetik – Kosmetik von innen. PTA heute, *6*: 48–49, 2007
Otto S. Dermokosmetik – Meeressalz. PTA heute, *19*: 58–59, 2007
Pankstedt, W. Haarausfall bei Frauen. Dtsch. Apoth. Ztg. Extra, 2008
Petsitis X, Kipper K. Dekorative Kosmetik und Gesichtspflege. 2. Aufl., Wissenschaftliche Verlagsgesellschaft Stuttgart, 2013
Pflugshaupt C. Basisbehandlung des atopischen Ekzems. PZ Dermopharmazie, *46*, 1998
Proebstle T. Risiko UVA-Strahlung. PTA heute, *8*: 773–778, 1998
Raab W, Kindl U. Pflegekosmetik. 5. Aufl., Wissenschaftliche Verlagsgesellschaft Stuttgart, 2012
Rall B. Minoxidil jetzt auch für Frauen zugelassen. Dtsch. Apoth. Ztg., *11*: 1182–1184, 2004
Rippke F. Wirksamer Schutz vor Sonnenallergie. PTA heute, *8*: 841–842, 1999
Ritzmann G. Grundlagen, Farbstoffe, Wirkstoffe. PZ Dermopharmazie, *10*: 755–760, 2000
Schleyer R. Botulinumtoxin A – das Gift, das Schweiß und Falten bannt. Dtsch. Apoth. Ztg., *21*: 2516–2519, 2003
Schmidt, Ackermann, Engel, Schneider, Sengpiel. Friseurfachkunde beraten – pflegen – gestalten. Verlag Gehlen GmbH & Co KG, Bad Homburg 1999
Schmidt M. Kopfschuppen als Beratungsthema. PTA heute, *11:* 1171–1174, 1999
Schmidt M. Sommer, Sonne, Schweißausbrüche. PTA heute *8:* 30–33, 2006
Schmidt M. Kennzeichnung von Kosmetika. PTA heute, *19*: 25, 2007
Schmidt M. Vielseitige Hyaluronsäure. PTA heute, *7*: 18–24, 2003
Schöffling U. „High-tech" und „Bio" im Cremetopf. PTA heute, *2*: 8–18, 2002
Schöffling U. Volkskrankheit Hautkrebs. PTA heute, *7*: 18–24, 2004
Schumann C, Heppner A. Schneller und zuverlässiger Schutz mit Sonnensprays. Dtsch. Apoth. Ztg., *30*: 3509–3512, 2000
Schweig T. Reinigen, pflegen, stabilisieren: Hilfen für die trockene Haut. PZ, *43*: 3749–3754, 1998
Schweig T. Neurodermitis – Trockene Haut verlangt nach täglicher Pflege. PTA Forum 4, *33*: 5–7, 2002

Seydlitz von M. Der Cellulite zu Leibe rücken. PTA heute, *4*: 377–380, 1999
Seydlitz von M. Sonnenschutz im Sommer. PTA heute, *6:* 578–586, 1999
Stößer L. Zuckeraustauschstoffe. Dtsch. Apoth. Ztg., *39*: 3617–3620, 1998
Stumpf H. Makellos? PTA in der Apotheke, *10*: 100–101, 2013
Teichmann A. Hormonelle Behandlung der Akne bei Frauen. Dtsch. Apoth. Ztg., *25*: 2919–2922, 2000
Vogt T. Botulinumtoxin – ein sicheres Therapeutikum. Dtsch. Apoth. Ztg., *44*: 4962–4969, 2007
Voigt R. Pharmazeutische Technologie. 11. Aufl., Deutscher Apotheker Verlag, Stuttgart 2010
Wagner T. Hilfe, die Haare fallen aus! PTA heute *10:* 102–104, 2004
Wartenberg F. Kennzeichnung von Sonnenschutzmitteln. Dtsch. Apoth. Ztg., *23*: 2462–2464, 2006
Wasielewski S. Akne – Systemische Behandlung. PTA heute *8:* 10–14, 2000
Wasielewski S. Akne – Topische Behandlung. PTA heute, *7*: 23–26, 2000
Weber C. Haarausfall die Stirn bieten. PTA heute, *9*: 66–68, 2004
Weber C. Klimaanlage des Menschen. PTA heute, *11*: 18–22, 2000
Weber C. Pilze – die peinliche Infektion. PTA heute, *5*: 28–32, 2004
Weber C. Topische Glucocorticoidtherapie – Effektiv und nebenwirkungsarm. Dtsch. Apoth. Ztg., *37:* 4201–4204, 2000
Weber R. Aknebehandlung. Dtsch. Apoth. Ztg., *46*: 5296–5300, 2000
Deutsches grünes Kreuz. Schäden durch UV-Strahlung. Dtsch. Apoth. Ztg., *21*: 1952–1955, 1998
Industrieverband Körperpflege- und Waschmittel e. V. Kosmetika – Inhaltsstoffe – Funktionen. 1998
Industrieverband Körperpflege- und Waschmittel e. V. Empfehlungen zur Wirksamkeit und zur Auslobung von Sonnenschutzmitteln. 2007

Hinweise zu den verwendeten INCI-Bezeichnungen

INCI-Bezeichnung	Deutsche Bezeichnung	Verwendung
Aceton	Aceton	Lösungsmittel
Aesculus Hippocastanum Extract	Rosskastanienextrakt	pflanzliche Komponente
Agar	Agar	viskositätserhöhende Komponente, Bindemittel
Alcohol	Ethanol	Lösungsmittel
Algae	Algen	pflanzliche Komponente
Algin	Natriumalginat	viskositätserhöhende Komponente, Bindemittel
Allantoin	Allantoin	hautpflegender Wirkstoff
Aloe	Aloe Barbadensis Gel	Feuchthaltefaktor
Alpha Lipoic Acid	Alpha-Liponsäure	Antioxidans, Stoffwechselaktivator
Aluminium Chloride	Aluminiumchlorid	Antitranspirans
Aluminium Chlorohydrate	Aluminiumchlorohydrat	Antitranspirans
Aluminium Stearate	Aluminiumstearat	Emulgator
Aluminium Sulfate	Aluminiumsulfat	Antitranspirans
Aluminium Zirconium Tetrachlorohydrex Gly	Aluminium-Zirkoniumtetrachlor-hydrat/Glycin-Komplex	Antitranspirans
Arachis Hypogaea Oil	Erdnussöl	Lipidkomponente, Emolliens
Arbutin	Arbutin	Bleichmittel
Argania Spinosa Oil	Arganöl	Lipidkomponente, Emolliens
Ascorbic Acid	Ascorbinsäure	pH-Regulierungsmittel, Antioxidans
Ascorbyl Palmitate	Ascorbylpalmitat	Antioxidans
Benzoic Acid	Benzoesäure	Konservierungsmittel
Benzophenone-1	Dihydroxybenzophenon	UV-Breitbandfilter
Benzophenone-2	Tetrahydroxybenzophenon	UV-Breitbandfilter

INCI-Bezeichnung	Deutsche Bezeichnung	Verwendung
Benzophenone-3	Oxybenzon	UV-Breitbandfilter
Benzophenone-4	Sulisobenzon	UV-Breitbandfilter
Benzyl Alcohol	Benzylalkohol	Konservierungsmittel
Benzylidene Malonate Polysiloxane	Benzylidenmalonat Polysiloxan	UVB-Filter
Beta-Carotene	Seto-Carotin	Farbstoff, Radikalfänger
BHA	Butylhydroxyanisol	Antioxidans
BHT	Butylhydroxytoluol	Antioxidans
Biotin	Biotin	haut- und haarpflegender Wirkstoff
Bisabolol	Bisabolol	hautpflegender Wirkstoff
Borago Officinalis Seed Oil	Borretschsamenöl	pflanzliche Komponente
2-Bromo-2-nitropropane-1,3-diol	2-Brom-2-nitropropan-i,3-diol	Konservierungsmittel
Butyl Acetate	Butylacetat	Lösungsmittel
Butyl Methoxydibenzoyl Methane	Avobenzol	UVA-Filter
Butylparaben	Butylparaben	Konservierungsmittel
Butyrospermum Parkii Butter	Sheabutter	Lipidkomponente, Emolliens
Caffeine	Coffein	Fett abbauender Wirkstoff bei Cellulite
Calcium Carbonate	Calciumcarbonat	Weißpigment, Zahnpflegemittel
Calcium Hydroxide	Calciumhydroxid	pH-Regulierungsmittel
Calcium Thioglycolate	Calciumthioglykolat	Enthaarungsmittel
Calendula Officinalis Extract	Ringelblumenextrakt	pflanzliche Komponente
Camphor	Kampfer	pflanzliche Komponente
Candelilla Cera	Candelillawachs	viskositätserhöhende Komponente, Emolliens
Caprylic-/Capric Triglyceride	Capryl-/Caprinsäuretriglycerid	Lipidkomponente, Emolliens

INCI-Bezeichnung	Deutsche Bezeichnung	Verwendung
Capryloyl Salicylic Acid	Lipohydroxysäure	Keratolytikum
Carbomer	Polyacrylsäure	viskositätserhöhende und emulsionsstabilisierende Komponente, Gelbildner
Carnauba Wax	Carnaubawachs	viskositätserhöhende Komponente, Filmbildner
Carthamus Tinctorius Oil	Safloröl	Lipidkomponente, Emolliens
Cellulose	Cellulose	viskositätserhöhende und emulsionsstabilisierende Komponente, Gelbildner, Bindemittel
Cellulose Gum	Carboxymethylcellulose	viskositätserhöhende und emulsionsstabilisierende Komponente, Gelbildner, Bindemittel
Cera Alba	Bienenwachs	viskositätserhöhende Komponente, Emulgator, Emolliens
Cera Microcristallina	mikrokristalline Wachse, Paraffinwachse	viskositätserhöhende und emulsionsstabilisierende Komponente, Bindemittel
Ceresin	Ceresin	viskositätserhöhende und emulsionsstabilisierende Komponente, Bindemittel
Ceteareth-3 bis -33	Polyoxyethylencetylstearylether	Emulgatoren, teilweise waschaktive Substanzen
Cetearyl Alcohol	Cetylstearylalkohol	viskositätserhöhende und emulsionsstabilisierende Komponente, Emulgator
Cetearyl Glucoside		Emulgator
Cetyl Alcohol	Cetylalkohol	viskositätserhöhende und emulsionsstabilisierende Komponente, Emulgator
Chamomilla Recutita Extract	Kamillenextrakt	pflanzliche Komponente
Chlorhexidine	Chlorhexidin	Konservierungsmittel, Antiseptikum

INCI-Bezeichnung	Deutsche Bezeichnung	Verwendung
Chlorhexidine Digluconate	Chlorhexidindigluconat	Konservierungsmittel, Antiseptikum
Cholesterol	Cholesterin	Emulgator, hautpflegender Wirkstoff, Emolliens
CI 77163	Bismutoxidchlorid	Farbstoff
CI 77489	Eisenoxide	Farbstoff
CI 77713	Magnesiumcarbonat	Weißpigment
CI 77891	Titandioxid	Weißpigment
Citric Acid	Zitronensäure	pH-Regulierungsmittel, Komplexbildner
Ciclopirox Olamine	Ciclopirox	Antimykotikum
Climbazole	Climbazol	Antimykotikum
Cocamidopropyl Betaine	Kokosfettsäureamidopropylbetain	waschaktive Substanz
Coco Glucoside		waschaktive Substanz
Cocos Nucifera Oil	Kokosöl	Lipidkomponente, Emolliens
Collagen	Kollagen	hautpflegender Wirkstoff, Feuchthaltefaktor, Haarkonditionierungsmittel
Collagen Amino Acids	Kollagenaminosäuren	hautpflegender Wirkstoff, Haarkonditionierungsmittel
Decyl Oleate	Decyloleat	Lipidkomponente
Dehydroacetic Acid	Dehydracetsäure	Konservierungsmittel
Diammonium Citrate	Diammoniumcitrat	Komplexbildner, pH-Regulierungsmittel
Diazolidinyl Urea	Diazolidinylharnstoff	Konservierungsmittel
Dihydroxyacetone	Dihydroxyaceton	hautbräunende Komponente
Dimethicone	Dimethylpolysiloxan	Lipidkomponente, Entschäumungsmittel
Dimethicone Copolyol	Polysiloxan/Polyglycol-Copolymer	Lipidkomponente, Haarkonditionierungsmittel
Dimethyl Ether	Dimethylether	Treibmittel, Lösungsmittel

INCI-Bezeichnung	Deutsche Bezeichnung	Verwendung
Disodium EDTA	Dinatriummethylendiamin-tetraacetat	Komplexbildner
Disodium Lauryl Sulfosuccinate	Dinatriumlaurylsulfosuccinat	waschaktive Substanz
DMDM Hydantoin	1,3-Methylol-5,5-dimethyl-hydantoin	Konservierungsmittel
Drometrizole Trisiloxane	Mexoryl® XL	UV-Breitbandfilter
Ectoin	Ectoin	Feuchthaltefaktor
EDTA	Ethylendiamintetraessigsäure	Konservierungsmittel
Equisetum Arvense Extract	Schachtelhalmextrakt	pflanzliche Komponente
Erythrulose	Erythrulose	hautbräunende Komponente
Ethylparaben	Ethylparaben	Konservierungsmittel
Farnesol	Farnesol	desodorierende Substanz
Formaldehyde	Formaldehyd	Konservierungsmittel, nagelhärtende Substanz
Fructose	Fructose	Feuchthaltefaktor
Glucose	Glucose	Feuchthaltefaktor
Glycerin	Glycerin	Feuchthaltefaktor, Feuchthaltemittel zum Produktschutz, Lösungsmittel
Glyceryl Isostearate	Isostearinsäuremonoglycerid	Emulgator, Emolliens
Glyceryl Laurate	Laurinsäuremonoglycerid	Emulgator, Emolliens
Glyceryl Linoleate	Linolsäuremonoglycerid	Emulgator, Emolliens
Glyceryl Linolenate	Linolensäuremonoglycerid	Emulgator, Emolliens
Glyceryl Monopentadecanoate	Pentadecansäuremonoglycerid	Haarwuchsfördernder Wirkstoff
Glyceryl Oleate	Ölsäuremonoglycerid	Emulgator, Emolliens
Glyceryl Stearate	Stearinsäuremonoglycerid	Emulgator, Emolliens
Glycine	Glycin	hautpflegender Wirkstoff, pH-Regulierungsmittel

INCI-Bezeichnung	Deutsche Bezeichnung	Verwendung
Glycine Soja Oil	Sojaöl	Lipidkomponente, Emolliens
Glycolic Acid	Glykolsäure	hautpflegender Wirkstoff (Fruchtsäure), pH-Regulierungsmittel
Glycosylrutin	α-Glycosylrutin	Antioxidans
Hamamelis Virginiana Extract	Zaubernussextrakt	pflanzliche Komponente
Helianthus Annuus Seed Oil	Sonnenblumenöl	Lipidkomponente, Emolliens
Hexetidine	Hexetidin	Konservierungsmittel, Antiseptikum
Homosalate	Homosalat	UVB-Filter
Hyaluronic Acid	Hyaluronsäure	Feuchthaltefaktor
Hydrogenated Castor Oil	hydriertes Rizinusöl	Lipidkomponente, viskositätserhöhende Komponente
Hydrogenated Polyisobutene	hydriertes Polyisobuten	Lipidkomponente, viskositätserhöhende Komponente
Hydrolyzed Collagen	Kollagenhydrolysat	Feuchthaltefaktor, Haarkonditionierungsmittel
Hydrolyzed Elastin	Elastinhydrolysat	hautpflegende Komponente
Hydrolyzed Silk	Seidenproteinhydrolysat	hautpflegende Komponente, Haarkonditionierungsmittel
Hydrolyzed Wheat Protein	Weizenproteinhydrolysat	Haarkonditionierungsmittel
Hydroxypropylcellulose	Hydroxypropylcellulose	viskositätserhöhende und emulsionsstabilisierende Komponente, Filmbildner, Bindemittel
Hypromellose	Hydroxypropylmethylcellulose	viskositätserhöhende und emulsionsstabilisierende Komponente, Gelbildner

INCI-Bezeichnung	Deutsche Bezeichnung	Verwendung
Imidazolidinyl Urea	Imidazolidinylharnstoff	Konservierungsmittel
Inositol	Inosit	Feuchthaltefaktor, Haarkonditionierungsmittel
Iron Oxides	Eisenoxide	Farbstoff
Isoamyl-p -Methoxycinnamate	p-Methoxyzimtsäureisoamylester	UVB-Filter
Isopropyl Alcohol	Isopropylalkohol	Lösungsmittel, Entschäumungsmittel
Isopropyl Myristate	Isopropylmyristat	Lipidkomponente, Emolliens, Spreitungshilfe
Isopropyl Palmitate	Isopropylpalmitat	Lipidkomponente, Emolliens, Spreitungshilfe
Isopropyl Stearate	Isopropylstearat	Lipidkomponente, Emolliens, Spreitungshilfe
Juglans Regia Leaf Extract	Walnussblattextrakt	pflanzlicher Inhaltsstoff
Juglans Regia Shell Powder	Walnusschalenmehl	Abrasivum
Kaolin	Tonerde	Absorptionsmittel, Füllstoff
Ketoconazole	Ketoconazol	Antimykotikum
Lactic Acid	Milchsäure	Feuchthaltefaktor, pH-Regulierungsmittel, hautpflegende Komponente (Fruchtsäure)
Lanolin	Wollwachs, Lanolin	Emolliens, Emulgator, Lipidkomponente
Lanolin Alcohol	Wollwachsalkohole	Emolliens, Emulgator, Lipidkomponente
Laureth-2 bis -23	Polyoxyethylenlaurylether	Emulgatoren
Lawsone	Lawson (Henna)	Haarfärbemittel
Lecithin	Lecithin	Emulgator, Emolliens
Linoleic Acid	Linolsäure	hautpflegender Wirkstoff, Emolliens
Linolenic Acid	Linolensäure	hautpflegender Wirkstoff, Emolliens

INCI-Bezeichnung	Deutsche Bezeichnung	Verwendung
MacadamiaTernifoliaSeed Oil	Macadamiaöl	Lipidkomponente, Emolliens
Magnesium Carbonate	Magnesiumcarbonat	Absorbens, Füllstoff
Malic Acid	Äpfelsäure	hautpflegender Wirkstoff (Fruchtsäure), pH-Regulierungsmittel
Mentha Piperita Oil	Pfefferminzöl	pflanzliche Komponente
Menthol	Menthol	Aromastoff, Duftstoff
4-Methylbenzylidene Camphor	Methylbenzylidenkampfer	UVB-Filter
Methylchloroisothiazolinone	Methylchloroisothiazolinon	Konservierungsmittel
Methyldibromo Glutaronitrile	i,2-Dibromo-2,4-dicyano-butan	Konservierungsmittel
Methylene Bis Benzotriazolyl Tetramethylbutylphenol	Tinosorb® M	UV-Breitbandfilter
Methylisothiazolinone	2-Methyl-3-(2H)-isothiazolinon	Konservierungsmittel
Methylparaben	Methylparaben	Konservierungsmittel
MICA	Glimmer	Farbstoff
MIPA-Laurethsulfate	Monoisopropanolaminlaurylethersulfat	Waschrohstoff
Niacinamide	Nicotinsäureamid	haut- und haarpflegender Wirkstoff
Nitrocellulose	Nitrocellulose	Filmbildner
Octadecenedioic Acid	Octadecadiensäure	pigmentaufhellende Substanz
Octocrylene	Octocrilen	UVB-Filter
Octyl Dimethyl PABA	2-Ethylhexyl-p-dimethyl-aminobenzoat	UVB-Filter
Octyldodecanol	2-Ethylhexyldodecanol	Emolliens
Octyl Methoxycinnamate	2-Ethylhexyl-p-methoxycinnamat	UVB-Filter
Octyl Salicylate	2-Ethylhexylsalicylat	UVB-Filter

INCI-Bezeichnung	Deutsche Bezeichnung	Verwendung
Octyl Triazone	2-Ethylhexyltriazon	UVB-Filter
Oenothera Biennis Oil	Nachtkerzenöl	pflanzliche Komponente
Olea Europaea Oil	Olivenöl	pflanzliche Komponente
2-Oleamido-1,3-Octadecanediol	Diglucosyn	Glucosefänger bei Cellulite
Ozokerite	Ozokerit	viskositätserhöhende und emulsionsstabilisierende Komponente, Lipidkomponente
PABA	p-Aminobenzoesäure	UVB-Filter
Palmitoyl Pentapeptide-4	Palmitoyl-Lysin-Threonin-Threonin-Lysin-Serin	Stoffwechselaktivator
Panthenol	Panthenol	haut- und haarpflegender Wirkstoff
Paraffin	Hartparaffin	Lipidkomponente, viskositätserhöhende Komponente, Emolliens
Paraffinum Liquidum	Paraffinöl	Lipidkomponente, Emolliens
Parfüm	Parfüm	Duftstoff
PCA	Pyrrolidoncarbonsäure	Feuchthaltefaktor
Pectin	Pektin	viskositäts- und emulsionsstabilisierende Komponente, Bindemittel
PEG-2 bis -60 Castor Oil	Polyoxyethylenderivate des Rizinusöls	Emulgatoren, waschaktive Substanzen
Persea Gratissima Oil	Avocadoöl	Lipidkomponente, Emolliens
Petrolatum	Vaseline	Lipidkomponente, Emolliens
Phenoxyethanol	2-Phenoxyethanol	Konservierungsmittel
Phenylbenzimidazole Sulfonic Acid	2-Phenylbenzimidazol-5-sulfonsäure	UVB-Filter
Phenyl Trimethicone	Phenylmethylpolysiloxan	Entschäumungsmittel

INCI-Bezeichnung	Deutsche Bezeichnung	Verwendung
Piroctone Olamine	Piroctonolamin	Konservierungsmittel, Antiseptikum
Plankton Extract	Photolyase	DNA-Reparaturenzym
Poloxamer101 bis 407	Polyoxyethylenblockpolymere	Emulgatoren, waschaktive Substanzen
Polyethylene	Polyethylen	viskositätserhöhende und emulsionsstabilisierende Komponente, Bindemittel, Abrasivum
Polyglyceryl-3 Diisostearate	Triglyceryldiisostearat	Emulgator
Polyglyceryl-3 Dioleate	Triglyceryldioleat	Emulgator
Polyglyceryl-3 Methyl-glucose Distearate		Emulgator
Polyglyceryl-3 Oleate	Triglycerylmonooleat	Emulgator
Polyglyceryl-4 Isostearate	Tetraglycerylmonoisostearat	Emulgator
Polyquaternium-7, -10,-11, -22 und -44	Polyquaterniumverbindungen	Haarkonditionierungs-mittel, Filmbildner
Polysorbate 20	Polyoxyethylensorbitan-monolaurat	Emulgator, waschaktive Substanz
Polysorbate 60	Polyoxyethylensorbitan-monostearat	Emulgator, waschaktive Substanz
Potassium Abietoyl Hydrolized Collagen	Kollagen-/Abietinsäure-Kondensat, Kaliumsalz	waschaktive Substanz
Potassium Hydroxide	Kaliumhydroxid	pH-Regulierungsmittel
Potassium Sorbate	Kaliumsorbat	Konservierungsmittel
Potassium Stearate	Kaliumstearat	Emulgator, waschaktive Substanz
Propylene Glycol	Propylenglykol	Feuchthaltemittel zum Produktschutz, Feucht-haltefaktor, Lösungsmittel
Propyl Gallate	n-Propylgallat	Antioxidans
Propylparaben	Propylparaben	Konservierungsmittel,
Prunus Armeniaca Kernel Oil	Aprikosenkernöl	Lipidkomponente, Emolliens

INCI-Bezeichnung	Deutsche Bezeichnung	Verwendung
Prunus Amygdalus Oil	Mandelöl	Lipidkomponente, Emolliens
PVM/MA-Copolymer	Polyvinylmethylether/Maleinsäureanhydrid-Copolymer	Filmbildner, emulsionsstabilisierende Komponente, Zahnpflegemittel
PVP/VA Copolymer	Polyvinylpyrrolidon/Vinylpyrrolidon-Copolymer	Filmbildner, emulsionsstabilisierende Komponente
Pyridoxine	Pyridoxin	hautpflegender Wirkstoff
Pyridoxine HCl	Pyridoxinhydrochlorid	hautpflegender Wirkstoff
Quercus Extract	Eichenextrakt	pflanzliche Komponente
Retinol	Retinol	hautpflegender Wirkstoff
Retinyl Acetate	Retinylacetat	hautpflegender Wirkstoff
Retinyl Palmitate	Retinylpalmitat	hautpflegender Wirkstoff
Ricinus Communis Oil	Rizinusöl	Lipidkomponente, Emolliens
Rosmarinus Officinalis Extract	Rosmarinextrakt	pflanzliche Komponente
Rubia Tinctorum Extract	Krappwurzelextrakt	Farbstoff
Rutin	Rutin	Glucosefänger bei Cellulite, gefäßabdichtender Wirkstoff
Salicylic Acid	Salicylsäure	Keratolytikum
Salicyloyl Phytosphingosine	Salicyloyl-Phytosphingosin	Stoffwechselaktivator
Salvia Officinalis Extract	Salbei	pflanzliche Komponente
Selenium Sulfide	Selendisulfid	Anti-Schuppenmittel
Shorea Stenoptera Butter	Shoreabutter	Lipidkomponente, Emolliens
Silk Powder	Seidenpulver	Puderbestandteil
Silica	Siliciumdioxid	Abrasivum, Absorptiosmittel, viskositätserhöhende Komponente, Füllmittel
Simmondsia Chinensis Oil	Jojobaöl	Lipidkomponente, Emolliens

INCI-Bezeichnung	Deutsche Bezeichnung	Verwendung
Sodium Benzoate	Natriumbenzoat	Konservierungsmittel
Sodium Carbonate	Natriumcarbonat	pH-Regulierungsmittel
Sodium Cetearyl Sulfate	Natriumcetylstearylsulfat	waschaktive Substanz
Sodium Chloride	Natriumchlorid	viskositätserhöhende Komponente
Sodium Citrate	Natriumeitrat	Komplexbildner, pH-Regulierungsmittel
Sodium Cocoate	Natriumcocoat	waschaktive Substanz, Emulgator
Sodium Dehydroacetate	Natriumdehydroacetat	Konservierungsmittel
Sodium Fluoride	Natriumfluorid	Zahnpflegemittel
Sodium Hyaluronate	Natriumhyaluronat	Feuchthaltefaktor
Sodium Lactate	Natriumlactat	Feuchthaltefaktor
Sodium Laureth Sulfate	Natriumlaurylethersulfat	waschaktive Substanz
Sodium Lauryl Sulfate	Natriumlaurylsulfat	waschaktive Substanz
Sodium Monofluorophos-phate	Natriummonofluorphosphat	Zahnpflegemittel
Sodium PCA	Pyrrolidoncarbonsäure, Natriumsalz	Feuchthaltefaktor
Sodium Stearate	Natriumstearat	waschaktive Substanz, Emulgator
Sodium Tallowate	Talgfettsäure, Natriumsalz	waschaktive Substanz, Emulgator
Sorbic Acid	Sorbinsäure	Konservierungsmittel
Sorbitan Isostearate	Sorbitanmonoisostearat	Emulgator
Sorbitan Oleate	Sorbitanmonooleat	Emulgator
Sorbitan Stearate	Sorbitanmonostearat	Emulgator
Sorbitan Tristearate	Sorbitantristearat	Emulgator
Sorbitol	Sorbit	Feuchthaltemittel zum Produktschutz, Feuchthaltefaktor
Squalane	Squalan	Lipidkomponente

INCI-Bezeichnung	Deutsche Bezeichnung	Verwendung
Stannous Fluoride	Zinnfluorid	Zahnpflegemittel
Steareth-2 bis -25	Polyoxyethylenstearylether	Emulgatoren, teilweise waschaktive Substanzen
Stearyl Alcohol	Stearylalkohol	viskositätserhöhende und emulsionsstabilisierende Komponente, Emolliens, Emulgator
Stearyl Trihydroxyethyl Propylenediamine Dihydrofluoride	Aminfluorid	Zahnpflegemittel
Sulfur	Schwefel	Keratolytikum
Talc	Talkum	Absorptionsmittel, Füllstoff
Tartaric Acid	Weinsäure	hautpflegende Komponente (Fruchtsäure), pH-Regulierungsmittel
Terephthalylidene Dicamphor Sulfonic Acid	Terephthalylidendibornanon-sulfonsäure	UVA-Filter
Tetrapeptide-21	Glycin- Glutaminsäure-Lysin-Glycin	Stoffwechselaktivator
Tetrasodium-EDTA	Tetranatriumethylendiamin-tetra-acetat	Komplexbildner
Thioglycolic Acid	Thioglykolsäure	Enthaarungsmittel
Thymus Vulgaris Extract	Thymianextrakt	pflanzliche Komponente
Titanium Dioxide	Titandioxid	UV-Schutzsubstanz, Weißpigment
Tocopherol	Tocopherol	hautpflegender Wirkstoff, Antioxidans
Tocopheryl Acetate	Tocopherylacetat	hautpflegender Wirkstoff, Antioxidans
Tragant	Tragant	Bindemittel
Triclosan	Triclosan	Antiseptikum, Konservierungsmittel
Triethyl Citrate	Triethylcitrat	desodorierende Substanz
Trisodium-EDTA	Trinatriumethylendiamin-tetraacetat	Komplexbildner

INCI-Bezeichnung	Deutsche Bezeichnung	Verwendung
Triticum Vulgare Germ Oil	Weizenkeimöl	Lipidkomponente, Emolliens
Tussilago Farfara Extract	Huflattichextrakt	pflanzliche Komponente
Ubiquinone	Ubichinon Coenzym Q10	Antioxidans
Urea	Harnstoff	Feuchthaltefaktor, pH-Regulierungsmittel
Urtica Dioica Extract	Brennnesselextrakt	pflanzliche Komponente
Zea Mays Oil	Maiskeimöl	Lipidkomponente, Emolliens
Zinc Oxide	Zinkoxid	Lichtschutzsubstanz, Decksubstanz
Zinc PCA	Zink-Pyrrolidoncarbonsäure	talgregulierende Substanz
Zinc Ricinoleate	Zinkricinoleat	desodorierende Substanz
Zinc Stearate	Zinkmonostearat	Bindemittel

Sachregister

Die Autorin

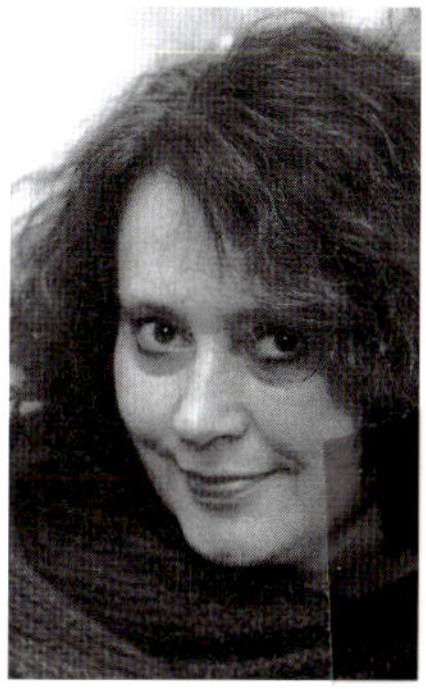

Sabine Bender

Sabine Bender studierte Pharmazie in Frankfurt/Main. Sie verfügt über langjährige praktische Erfahrung in der öffentlichen Apotheke. Von 1994 bis 2011 war sie an der Lehranstalt für Pharmazeutisch-Technische Assistenten in Darmstadt tätig. Dort unterrichtete sie zunächst das Fach Medizinprodukte. Mit Umsetzung der neuen Prüfungs- und Ausbildungsordnung für PTA führte sie Körperpflegekunde als Unterrichtsfach ein. Weitere Schwerpunkte ihrer Lehrtätigkeit waren die Fächer Galenik und Chemie. Seit 2011 ist sie Redakteurin bei der Fachzeitschrift „Die PTA in der Apotheke" und Stellvertretende Prüfungsausschussvorsitzende bei den PTA-Prüfungen in Frankfurt/Main.